华西医学大系

解读"华西现象"

讲述华西故事

展示华西成果

公立医院内部控制实践案例解析

GONGLI YIYUAN NEIBU KONGZHI SHIJIAN ANLI JIEXI

主　审　罗凤鸣

主　编　程南生　黄　进　刘　华

四川科学技术出版社
·成都·

图书在版编目（CIP）数据

公立医院内部控制实践案例解析 / 程南生, 黄进, 刘华主编. -- 成都 : 四川科学技术出版社, 2024. 12.

ISBN 978-7-5727-1597-6

Ⅰ. R197.32

中国国家版本馆CIP数据核字第2024V8V528号

公立医院内部控制实践案例解析

主　　审　　罗凤鸣

主　　编　　程南生　黄　进　刘　华

出 品 人　　程佳月

责任编辑　　吴　文　王　娇

助理编辑　　张雨欣

封面设计　　经典记忆

版面设计　　大　路

责任出版　　欧晓春

出版发行　　四川科学技术出版社

地　　址　　成都市锦江区三色路238号　　邮政编码：610023

成品尺寸　　156 mm × 236 mm

印　　张　　29　字　数　580 千

印　　刷　　成都蜀通印务有限责任公司

版　　次　　2024年12月第 1 版

印　　次　　2024年12月第 1 次印刷

定　　价　　88.00元

ISBN 978-7-5727-1597-6

本书编委会

《华西医学大系》总序

　　由四川大学华西临床医学院/华西医院（简称"华西"）与新华文轩出版传媒股份有限公司（简称"新华文轩"）共同策划、精心打造的《华西医学大系》陆续与读者见面了，这是双方强强联合，共同助力健康中国战略、推动文化大繁荣的重要举措。

　　百年华西，历经120多年的历史与沉淀，华西人在每一个历史时期均辛勤耕耘，全力奉献。改革开放以来，华西励精图治、奋进创新，坚守"关怀、服务"的理念，遵循"厚德精业、求实创新"的院训，为践行中国特色卫生与健康发展道路，全心全意为人民健康服务做出了积极努力和应有贡献，华西也由此成为了全国一流、世界知名的医（学）院。如何继续传承百年华西文化，如何最大化发挥华西优质医疗资源辐射作用？这是处在新时代站位的华西需要积极思考和探索的问题。

　　新华文轩，作为我国首家"A+H"出版传媒企业、中国出版发行业排头兵，一直都以传承弘扬中华文明、引领产业发展为使命，以坚持导向、服务人民为己任。进入新时代后，新华文轩提出了坚持精准出版、精细出版、精品出版的"三精"出版发展思路，全心全意为推动我国文化发展与繁荣做出了积极努力和应有贡献。如何充分发挥新华文轩的出版和渠道优势，不断满足人民日益增长的美好生活需要？这是新华文轩一直以来积极思考和探索的问题。

基于上述思考，四川大学华西临床医学院/华西医院与新华文轩出版传媒股份有限公司于2018年4月18日共同签署了战略合作协议，启动了《华西医学大系》出版项目并将其作为双方战略合作的重要方面和旗舰项目，共同向承担《华西医学大系》出版工作的四川科学技术出版社授予了"华西医学出版中心"铭牌。

人民健康是民族昌盛和国家富强的重要标志，没有全民健康，就没有全面小康，医疗卫生服务直接关系人民身体健康。医学出版是医药卫生事业发展的重要组成部分，不断总结医学经验，向学界、社会推广医学成果，普及医学知识，对我国医疗水平的整体提高、对国民健康素养的整体提升均具有重要的推动作用。华西与新华文轩作为国内有影响力的大型医学健康机构与大型文化传媒企业，深入贯彻落实健康中国战略、文化强国战略，积极开展跨界合作，联合打造《华西医学大系》，展示了双方共同助力健康中国战略的开阔视野、务实精神和坚定信心。

华西之所以能够成就中国医学界的"华西现象"，既在于党政同心、齐抓共管，又在于华西始终注重临床、教学、科研、管理这四个方面协调发展、齐头并进。教学是基础，科研是动力，医疗是中心，管理是保障，四者有机结合，使华西人才辈出，临床医疗水平不断提高，科研水平不断提升，管理方法不断创新，核心竞争力不断增强。

　　《华西医学大系》将全面系统深入展示华西医院在学术研究、临床诊疗、人才建设、管理创新、科学普及、社会贡献等方面的发展成就；是华西医院长期积累的医学知识产权与保护的重大项目，是华西医院品牌建设、文化建设的重大项目，也是讲好"华西故事"、展示"华西人"风采、弘扬"华西精神"的重大项目。

　　《华西医学大系》主要包括以下子系列。

　　①《学术精品系列》：总结华西医（学）院取得的学术成果，学术影响力强。②《临床实用技术系列》：主要介绍临床各方面的适宜技术、新技术等，针对性、指导性强。③《医学科普系列》：聚焦百姓最关心的、最迫切需要的医学科普知识，以百姓喜闻乐见的方式呈现。④《医院管理创新系列》：展示华西医（学）院管理改革创新的系列成果，体现华西"厚德精业、求实创新"的院训，探索华西医院管理创新成果的产权保护，推广华西优秀的管理理念。⑤《精准医疗扶贫系列》：包括华西特色智力扶贫的相关内容，旨在提高贫困地区基层医院的临床诊疗水平。⑥《名医名家系列》：展示华西人的医学成就、贡献和风采，弘扬华西精神。⑦《百年华西系列》：聚焦百年华西历史，书写百年华西故事。

　　我们将以精益求精的精神和持之以恒的毅力精心打造《华西医学大系》，将华西的医学成果转化为出版成果，向西部、全国乃至海外传播，提升我国医疗资源均衡化水平，造福更多的患者，推动我国全民健康事业向更高的层次迈进。

《华西医学大系》编委会

2018 年 7 月

目　录

第一章　公立医院内部控制总论　001

　　第一节　内部控制的起源与发展　001

　　第二节　公立医院内部控制概述　007

　　第三节　内部控制与公立医院发展建设现行政策关系　012

第二章　公立医院内部控制建设过程　020

　　第一节　内部控制建设准备阶段　020

　　第二节　内部控制初步建设阶段　027

　　第三节　内部控制运行维护阶段　035

第三章　风险评估　040

　　第一节　公立医院风险评估概述　040

　　第二节　公立医院风险评估程序　042

　　第三节　公立医院风险评估实务

　　　　　　——以某医院2020年度风险评估为例　044

第四章　单位层面内部控制建设　063

　　第一节　组织架构建设　064

　　第二节　工作机制建设　073

第三节　内部管理制度建设　077

第四节　关键岗位及人员建设　084

第五节　会计系统建设　088

第六节　信息系统建设　092

第五章　**业务层面内部控制建设**　104

第一节　预算业务内部控制　104

第二节　收入业务内部控制　126

第三节　支出业务内部控制　147

第四节　采购业务内部控制　160

第五节　资产业务内部控制　187

第六节　基本建设业务内部控制　215

第七节　合同业务内部控制　237

第八节　信息化建设业务内部控制　256

第九节　后勤业务内部控制　271

第十节　人力资源管理内部控制　289

第十一节　医疗业务内部控制　304

第十二节　科研业务内部控制　354

第十三节　教学业务内部控制　388

第十四节　医联体业务内部控制　403

第十五节　互联网医疗业务内部控制　413

第六章　**公立医院内部控制监督与评价**　429

第一节　内部控制监督与评价概述　429

第二节　公立医院内部控制评价　431

第三节　公立医院廉洁风险防控建设　440

第一章

公立医院内部控制总论

第一节　内部控制的起源与发展

一、内部控制的起源与演进

内部控制（简称"内控"）的起源可以追溯到古代商业活动的发展。在古代，随着商业交易和贸易活动的规模和复杂性逐渐增加，人们开始意识到需要一些方式和手段来保护自己的财产，减少风险，内部控制的意识开始萌芽。

工业革命时期工厂制出现，机械替代了人工，生产效率大大提高，生产规模和市场范围迅速扩大，工厂分成了生产车间、工段和班组，有了较为完整的管理系统。同时期，合伙制得到了迅速发展并成为主要组织形式。随着市场经济的进一步发展，企业逐渐成为独立的法人，拥有资产并面对市场，承担盈亏责任。工厂制和现代企业的出现，对提高生产经营效率，保障企业资产的安全和完整，防止欺诈和错误等内控措施的需求更加迫切，同时需要通过一系列措施来提高管理的规范性，增强风险抵抗能力，促进精细化管理。大体来看，内部控制理论与实践的演进分为五个阶段。

（一）内部牵制阶段（20 世纪 40 年代以前）

内部牵制是指以提供有效的组织和经营，防止错误和其他非法业务发生为目的的业务流程设计。其主要特点是以任何个人或部门不能单独控制任何一项或一部分业务权力的方式进行组织上的责任分工，每项业务通过正常发挥个人或部门的功能进行交叉检查或交叉控制。由此可见，内部牵制的基本思路是分工和牵制。内部牵制的不足之处在于人们还没有意识到内部控制的整体性，强调内部牵制机能的简单运用，不够系统和完善。

（二）内部控制系统阶段（20 世纪 40 年代至 20 世纪 70 年代）

这个阶段一分为二：前一阶段（20世纪40年代至20世纪60年代末），"内部控制"术语被正式提出，标志着内部控制从简单的内部牵制向更为系统的管理控制转变；后一阶段（20世纪70年代）内部控制结构逐渐演变，随着企业规模的扩大和组织结构的复杂化，内部控制理论不断发展，以适应不断变化的企业实践需求。

内部控制系统阶段的主要特点是内部控制制度的出现，以及内部控制被划分为内部管理控制和内部会计控制，这两项共同构成了企业内部控制的完整体系；不足之处是在实践中，企业倾向于内部会计控制而忽略内部管理控制。

（三）内部控制结构阶段（20 世纪 80 年代）

1988年，美国注册会计师协会发布《审计准则公告第55号》，首次提出内部控制结构，指出内部控制结构包括为合理保证企业特定目标的实现而建立的政策和程序。通过建立科学的内部控制结构，有利于实现内部控制由零散到系统的转变和发展，同时也促进了内部控制从审计技术导向向企业管理导向的转变。该公告提出控制环境、会计制度和控制程序为内部控制结构三要素。

　　内部控制结构概念的提出是内部控制理论研究的一个重大突破：其一，首次将控制环境纳入内部控制的范畴；其二，不再区分会计控制和管理控制，而统一以要素来表述。内部控制结构阶段的不足是尽管理论上内部控制结构有了明确的定义和组成要素，但在实际应用中，企业面临将理论转化为有效实践操作的挑战。

（四）内部控制框架阶段（20 世纪 90 年代）

　　1992年，美国反虚假财务报告委员会下属的发起人委员会（The Committee of Sponsoring Organization of the Treadway Commission，COSO）发布的《企业内部控制——整体框架》指出，企业内部控制是由董事会、管理层和员工实施的，为实现运营效率、保证财务报告的可靠性以及相关法律法规的遵循性等目标提供合理保证。内部控制框架包括控制环境、风险评估、控制活动、信息与沟通、监督五个要素。这五个要素相互联系，形成了一个动态框架系统，保证了内控目标的实现。

　　《企业内部控制——整体框架》的颁布是内部控制发展历程中的一座重要里程碑，它对内部控制的发展所作出的最重要的贡献在于它对内部控制下了一个迄今为止最权威的定义。同时，由于信息技术的快速发展，内部控制系统的设计和实施迎来了新的挑战，需要不断更新以适应技术变革。

（五）内部控制风险管理阶段（21 世纪初至今）

　　"安然""世通""施乐"等会计丑闻的曝光，引起了投资者广泛的关注和对内部控制的重视。2004年9月，COSO发布了《企业风险管理——整合框架》，标志着内部控制进入风险管理阶段。这一阶段的显著变化是对内部控制的认识上升至全面风险管理的高度。基于这一认识，COSO提出了战略目标、经营目标、报告目标和合规目标四类目标，并指出风险管理包括八个相互关联的构成要素：内部环境、目标设定、事项识别、风险评估、风险应对、控制活动、信息与沟通、监控。同时，这一阶段也面临着执行难度大、全球化和技术变革新挑战以及法规与实践差距较大的问题。

这些问题的解决对于提高企业的管理效率和风险防控能力具有重要意义。

二、国内内部控制发展历程

我国的内部控制思想和实践起步于1985年《中华人民共和国会计法》对会计稽核所作出的规定——会计机构内部应当建立稽核制度。这一规定标志着我国内部控制制度的初步建立。进入21世纪，随着经济的快速发展和市场环境的复杂化，我国内部控制也受到了越来越多的关注，开始朝着更加规范、有效和健全的方向发展。按照政策法规的不同，我国的内部控制发展可以分为企业内部控制发展和行政事业单位内部控制发展两条脉络。

（一）企业内部控制发展

随着改革开放的不断深入，市场经济逐渐取代了计划经济，企业面临着更多的市场竞争和经营风险；同时，国内企业的规模也在不断扩大，从传统小作坊、小企业到大型集团、跨国公司，业务复杂程度也在增加。尤其在20世纪90年代后期，我国经济犯罪案件频发，腐败现象较为严重，市场竞争激烈，企业效益不高，经营风险增加，引起了政府主管部门对内部控制制度建设的关注。为了整顿社会经济秩序，保护投资者权益，提高企业经济效益，防止错弊，杜绝腐败，建立健全与社会主义市场经济相适应的内部控制机制成为必然需求。为此，政府相关部门先后制定和发布了一系列法律法规。

1.会计控制建立

为了促进各单位建立健全内部会计控制，加强内部会计监督，维护社会主义市场经济秩序，2001年6月，财政部发布了《内部会计控制规范——基本规范（试行）》和《内部会计控制规范——货币资金（试行）》之后，又陆续发布了"采购与付款""销售与收款""工程项目""担保""对外投资"等内部会计控制规范。这些规范作为统一的会计制度的重要组成部分，全国所有企事业单位和政府机关都必须贯彻执行。虽然目前财政部发布的这些内部会计控制规范已失效，但在当时它们对内部会计控制的建立起到了决定性的引导作用。

2.上市公司试行

为了保护投资者利益，提高市场信心和稳定性，2006年，上海、深圳证券交易所先后发布《上市公司内部控制指引》，此指引的颁布为规范上市公司内部控制起到了关键性的作用。

3.内部控制建设全面展开

为了促进企业建立，实施和评价内部控制，规范会计师事务所内部控制审计行为，财政部会同证监会、审计署、银监会、保监会于2007年发布了《企业内部控制规范——基本规范》（以下简称《基本规范》）。2010年，在《基本规范》的基础上，制定了《企业内部控制应用指引》（含组织架构、人力资源、合同管理等十八项内容）、《企业内部控制评价指引》和《企业内部控制审计指引》三个配套指引。

《基本规范》的颁布为国内企业内部控制建设提供了标准化的框架，三个配套指引更是涵盖了企业资金流、实物流、人力流和信息流等各项事务和事项，帮助企业在实际操作中有针对性地建立和执行内部控制措施；《企业内部控制评价指引》和《企业内部控制审计指引》为企业内部控制的评价和审计提供了办法和标准，有助于企业内部控制的自我完善和持续改进。

总之，《基本规范》及三个配套指引为国内企业内部控制建设提供了全面的理论指导和实践框架，在提升企业的管理水平、防范风险能力、增强市场竞争力等方面发挥着重要作用。至此，国内企业的内部控制建设全面展开。

（二）行政事业单位内部控制发展

1.国家层面对行政事业单位内部控制建设的要求

2014年，党的十八届四中全会对依法治国提出了全方位的论述，明确提出加强对内部权力的制约，要求"对财政资金分配使用、国有资产监管、政府投资、政府采购、公共资源转让、公共工程建设等权力集中的部门和岗位实行分事行权、分岗设权、分级授权、定期轮岗，强化内部控制流程，防止权力滥用"，为行政事业单位加强内部控制建设指明了方向。

2019年，党的十九届四中全会进一步提出"健全分事行权、分岗设权、分级授权、定期轮岗制度，明晰权力边界，规范工作流程，强化权力制约"。其内涵就是内部控制建设。

2021年，《会计改革与发展"十四五"规划纲要》对各类组织的内部控制建设提出了要求，提出要修订完善内部控制规范体系，加强内部控制规范实施的政策指导和监督检查，强化上市公司、国有企业、行政事业单位建立并有效实施内部控制的责任。这说明，未来国家还会继续出台相关配套政策，与内部控制建设相关的专项检查也会随之而来。

2.行政事业单位内部控制建设启动和发展

（1）启动

2012年11月，为了进一步提高行政事业单位内部管理水平，规范内部控制，财政部发布了《行政事业单位内部控制规范（试行）》（以下简称《规范》），要求行政事业单位从2014年1月起，实施内部控制建设。《规范》作为行政事业单位内部控制建设的纲领性文件，打响了行政事业单位内部控制建设的发令枪，对行政事业单位的内部控制建设影响深远。

一是明确了行政事业单位内部控制建设的职责分工。《规范》要求单位建立内部控制领导小组、工作小组，并明确内部控制牵头部门、评价监督部门以及其他相关部门在内部控制体系建设中的职责分工，有助于确保内部控制的各项任务能够得到有效的执行和监督。二是建立了内部控制体系。《规范》的制定和实施有助于行政事业单位建立起一套完整的内部控制体系，包括控制环境、风险评估、控制活动、信息与沟通以及内部监督等关键环节。三是提升了单位风险管理能力。根据《规范》的指引，通过内部控制的实施，单位能够更好地识别和管理经济活动中的风险。四是推动了单位持续改进和发展。《规范》的实施是一个动态的过程，它要求单位不断地进行自我检查、自我评价和自我完善，从而推动单位的持续改进和发展。总之，《规范》对行政事业单位内部控制建设起到了基础性和指导性的作用，有助于行政事业单位内部控制建设的规范化、系统化和科学化，持续有效推动整体治理能力的提升。

（2）发展

2015年12月，为贯彻落实党的十八届四中全会精神，财政部发布了《关于全面推进行政事业单位内部控制建设的指导意见》，要求所有行政事业单位须在2016年底前完成内部控制的建立和实施工作，并明确内部控制应当覆盖所有的业务活动。内控建设开始从针对经济活动发展为所有经济、业务活动。

2017年1月，财政部发布《行政事业单位内部控制报告管理制度（试行）》，要求行政事业单位根据本单位当年内部控制建设工作的实际情况及取得的成效，以能够反映内部控制工作基本事实的相关材料为支撑，按照财政部发布的统一报告格式编制内部控制报告，经本单位主要负责人审批后对外报送。内控报告的实质是评价，评价的灵魂在于标准，核心在于结果运用。经过几年的内控报告编制报送工作，主管部门也从最初的关注内控建设过程变为关注内控建设成效、从关注内控报告本身变为关注内控实施情况。

以上文件的陆续颁布使我国行政事业单位内部控制建设从无到有，从框架到细化，为行政事业单位内控建设奠定了坚实的制度基础。

第二节 公立医院内部控制概述

一、公立医院内部控制建设的背景

公立医院属于事业单位，是政府举办的纳入财政预算管理的医院，其主要宗旨是提供公益服务，而非追求利润最大化。这意味着公立医院的收入归国家财政所有，同时国家会根据需要对医院进行财政拨款，以保证医疗服务的公益性和可及性。

随着医疗行业的发展和公立医院规模的扩大，经济活动、业务活动日益复杂，医院所面临的风险日益增多，包括医疗风险、财务风险、法律风险等，在这样的背景下，公立医院对规范经济活动、防范运营风险有了更高的需求。1995年，国家卫生部发布了《医疗机构内部控制规定》，这是我国第一个针对医疗机构内部控制的法规。此后，各地陆续出台了一系列的内部控制法规和标准，如《医疗机构财务管理规定》《医疗机构会计制度》等，为我国医疗机构内部控制的建设提供了较为明确的指导和规范。

二、公立医院内部控制建设发展历程

2012年，随着《规范》的发布，公立医院也和其他行政事业单位一样，在其要求下开始了内部控制建设。

2015年，根据《关于全面推进行政事业单位内部控制建设的指导意见》的要求，公立医院内部控制建设从经济活动向所有业务活动全面铺开。

2017年，国家卫生和计划生育委员会财务司印发《关于贯彻执行行政事业单位内部控制报告管理制度的通知》，要求各级各类公立医院每年通过内控报告填报系统上报内控建设情况，从而达到以报促建、持续推进、完善内控的效果。

2020年，由于卫生健康行业鲜明的行业特色以及公立医院高质量发展的自身需求，为进一步强化内部控制，国家卫生健康委员会出台了《公立医院内部控制管理办法》（以下简称《办法》）。该《办法》适用于全国各级各类公立医院，并且提出了医院内部控制应当覆盖医疗、教学、科研等业务活动和经济活动。至此，直接指导公立医院的内部控制建设的上级文件正式落地。

2023年，为了提升公立医院内部治理水平和公共服务效能，财政部、国家卫生健康委员会、国家医疗保障局、国家中医药管理局联合印发《关于进一步加强公立医院内部控制建设的指导意见》（以下简称《指导意见》）；同时提出力争到2025年底，建立健全权责清晰、制衡有力、运行有效、监督到位的内部控制体系。《指导意见》从优化内部控制环境、加强风险评估工作、完善重点业务及高风险领域的内部控制措施、提升信息化水平、强化评价与监督五大任务和三十项具体措施对公立医院内控建设进行了细化和指导，旨在通过具体可行的行动方案，推动公立医院内部控制建设向更深层次发展。

　　总的来说，我国公立医院内部控制发展历程经历了从无到有，从简单到复杂，从传统到现代的过程。在这个过程中，我国卫生监管部门不断完善内部控制的法规和标准，加强内部控制的监管力度，推动公立医院内部控制的创新和发展。未来，随着我国医疗卫生体制改革的深入推进，公立医院的内部控制建设也将进一步加强和完善。

三、公立医院内部控制基本理论

（一）公立医院内部控制定义

　　根据《规范》《办法》中的定义，公立医院内部控制是指在坚持公益性原则的前提下，为了实现合法合规、风险可控、高质高效和可持续发展的运营目标，医院内部建立的一种相互制约、相互监督的业务组织形式和职责分工制度，是通过制定制度，实施措施和执行程序，对经济活动及相关业务活动的运营风险进行有效防范和管控的一系列方法和手段的总称。

（二）公立医院内部控制目标

　　根据《办法》《指导意见》的规定，医院内部控制的目标主要包括：保证医院经济活动及相关业务活动合法合规，保证资产安全和使用有效，保证财务信息真实完整，有效防范舞弊和预防腐败，提高资源配置和使用效益。

　　1.保证医院经济活动及相关业务活动合法合规

　　公立医院的各项活动必须在各项法律法规允许的范围内进行，严禁一切违法行为、违规行为的发生，这是公立医院内部控制最基本的目标，是另外四项控制目标得以实现的保障。为了保证这项目标的实现，医院应当建立与实际情况相适应的各项规章制度，明确各项活动的范围、程序，明确各岗位人员的职责范围，使经济活动的开展有序进行、有据可依。

2.保证资产安全和使用有效

货币资金、设备、药品、耗材等资产是医院正常运转的物质基础和财力保障。公立医院的资产属于国有资产，在管理和使用这些资产的过程中，一是要通过落实资产管理人责任，加强资产的日常管理，定期或不定期地清查盘点等措施，保证资产安全，避免国有资产被挪用、侵占、流失；二是要合理配置资产，避免资产的浪费使用，提高每万元资产产生的效益。

3.保证财务信息真实完整

公立医院财务信息包括财务报告、预算报告、决算报表等一系列与医院经济活动相关的能以货币计量的信息，是对医院资产状况、运营活动效率和效果的客观、综合的反映。此项控制目标需要医院提供真实、准确、完整的财务报告及相关信息，这就要求医院加强预算、核算、决算等环节的内部控制，确保财务信息能真实反映医院预算执行情况及运行管理情况，为管理层提供可靠的决策依据。从另一方面来讲，保证财务信息的真实性也是一种长久有效的约束机制，有利于医院各类人员严格遵守财务相关法规，正确履行职责，提升内部管理水平。

4.有效防范舞弊和预防腐败

公立医院拥有大量的公共资源和资产，因此在采购等环节要坚持公平、公正，达到资源的优化配置；保证患者在就医入院等环节能尽量享受就医公平；避免关键岗位人员利用手中的职位权力或者执业权力损公肥私，从微腐败最终走向犯罪深渊。因此，防范舞弊和预防腐败是公立医院内部控制建设一个特别重要的目标，此目标具有很强的现实意义。

5.提高资源配置和使用效益

此项控制目标是公立医院高质量发展的要求。要强化成本消耗关键环节的流程管理，降低万元收入能耗支出，提高每万元资产产生的效益，需要优化资源配置，降低资源浪费，提高资源使用效益。

（三）公立医院内部控制原则

1.全面性原则

公立医院内部控制应当贯穿医院所有活动的决策、执行和监督全过程，实现对经济活动和业务活动的全面控制。《办法》第七条明确指出，公立医院内部控制应当覆盖医疗、教学、科研等业务活动和经济活动，要把内部控制要求融入单位制度体系和业务流程，贯穿内部权力运行的决策、执行和监督全过程，形成内部控制监管合力。因而公立医院内部控制建设，也从最初包括的预算管理、收支管理、采购管理、资产管理、基建管理、合同管理六大经济活动板块扩展到了医疗业务、科研管理以及教学管理等业务板块，而《指导意见》更将公立医院内控建设延伸至诊疗活动、医保基金、教育项目经费管理、生物安全管理。

2.重要性原则

在全面控制的基础上，公立医院内部控制应当关注医院重要经济活动、业务活动及其可能产生的重大风险。公立医院在内控建设中，应当突出重点，针对重要经济活动和业务活动存在的重大风险领域，业务流程中存在的主要风险点、关键岗位、关键人员，采取更加严格、更加有效的内控措施，避免风险的发生或将风险降低到医院能够接受的水平。

3.制衡性原则

内部控制应当在医院内部的部门管理、职责分工、业务流程等方面形成相互制约和相互监督的工作机制。这种制衡包括横向和纵向两方面。从横向上来讲，完成某项工作需由两个或两个以上相互独立的部门或人员共同完成，起到相互监督、制约、证明等作用；从纵向上来讲，完成某项工作需经过互不隶属的两个及以上的岗位或环节，形成上级监督下级、下级牵制上级的监督制约机制，任何人均不得凌驾于内部控制权力之上。

4.适应性原则

内部控制应当符合国家有关法律法规和医院实际情况，并随着外部环境变化、经济或业务活动特点的变化和管理要求的提高不断修订和完善。因此，公立医院内部控制是一个不断建设、运行、维护、改善的过程。首先，当公立医院所处的政策环境、经济环境、社会环境以及技术环境发生变化时，公立医院的内部控制建设需要随之做出调整，以适应这些环境的变化；其次，公立医院的内部控制建设不是对其他医院或者行政事业单位内控建设成果的照搬照抄，而是需要从公立医院实际情况出发，与公立医院现实情况相适应，只有这样才能使控制目标得以实现。

第三节　内部控制与公立医院发展建设现行政策关系

2017年和2021年，国务院办公厅先后发布了《关于建立现代医院管理制度的指导意见》（以下简称《现代医院管理制度指导意见》）和《关于推动公立医院高质量发展的意见》（以下简称《公立医院高质量发展意见》）。公立医院的内部控制建设与这两份文件有着密切的联系。

一、内部控制与现代医院管理制度

（一）《现代医院管理制度指导意见》出台的背景

随着社会的发展和人民对健康需求的提高，在维护公立医院公益性的前提下，为了实现社会效益与运行效率的有机统一，提高公立医院工作的效率和质量，充分调动医务人员积极性，实行民主管理和科学决策，强化公立医院引领带动作用，实现公立医院治理体系和管理能力现代化，《现代医院管理制度》应运而生。

（二）《现代医院管理制度指导意见》出台的目的

现代医院管理制度是指以现代化管理理念和方式为指导，建立和完善医院各项管理制度和流程，实现医院科学化、规范化、专业化管理的一种新型管理模式。这种管理模式旨在提高医院的效率、质量和安全，确保医疗资源的合理利用，并为患者提供高质量的医疗服务。

1.提高医院的管理水平和效率

《现代医院管理制度》强调科学化、规范化、专业化管理，通过建立和完善各项管理制度和流程，规范医院的各项工作，提高医院的管理水平和效率。例如，通过完善的财务管理制度，可以实现医院财务管理的透明化和规范化，避免财务风险和损失；通过科学的人力资源管理制度，可以提高医院员工的工作效率和工作质量。

2.保障医院的服务质量和安全

《现代医院管理制度》注重风险管理和质量控制，通过对医院各种风险的识别、评估和管理，保障医院的服务质量和安全。例如，通过建立完善的医疗质量管理体系，可以对医疗服务的质量进行全程监控和管理，及时发现和纠正问题，确保患者的权益和安全。

3.促进医院的信息化建设和数字化转型

《现代医院管理制度》强调信息化、数字化管理，通过引入先进的信息技术和管理工具，实现医院信息化建设和数字化转型。例如，通过建立电子病历系统、医疗信息平台等，可以实现医院信息的共享和交流，提高医疗服务的效率和质量；通过引入大数据、人工智能等技术，可以实现对医院内部控制的自动化、智能化管理，提高内部控制的有效性和效率。

4.推动医院的可持续发展

《现代医院管理制度》注重医院的可持续发展，通过对医院的经济、社会、环境等方面进行全面管理和规划，实现医院的可持续发展。例如，通过建立科学的投资决策机制，可以实现医院资源的合理配置和利用；通过推行绿色医疗、低碳医疗等措施，可以实现医院的环保和可持续发展。

总之，《现代医院管理制度》的目的在于形成维护公益性、调动积极性、保障可持续性的公立医院运行新机制和决策、执行、监督相互协调、相互促进的治理机制，推动各级各类医院管理规范化、精细化、科学化，基本建立权责清晰、管理科学、治理完善、运行高效、监督有力的现代医院管理制度。

（三）《现代医院管理制度指导意见》的内容

作为一种实现医院科学化、规范化、专业化管理的新型管理模式，《现代医院管理制度》包括以下内容。

1.治理体系和管理能力现代化

《现代医院管理制度》要求建立科学的治理体系，实现管理能力现代化。具体来说，应该建立党委会、院长办公会等决策机构，制定科学的发展规划和预算计划；建立院长领导下的行政管理机构，负责具体执行工作；建立独立的监督机构，对医院的各项工作进行监督和评估。

2.权责清晰、管理科学、治理规范

《现代医院管理制度》要求权责清晰、管理科学、治理规范。具体来说，应该明确医院各级管理人员的职责和权力范围，确保各级管理层的责任落实到位；建立健全管理制度和流程，实现管理工作的规范化和标准化；加强内部控制，防范各种风险隐患。

3.信息透明和风险可控

《现代医院管理制度》要求信息透明和风险可控。具体来说，应该建立完善的信息系统和数据共享平台，实现医院内部各部门之间信息的共享和交流；加强对医院的风险管理和控制，建立健全风险管理体系和应急预案，及时发现和处理各种风险隐患。

4.推进医院信息化建设

《现代医院管理制度》要求推进医院信息化建设，实现信息共享和交流。具体来说，应该建立电子病历系统、医疗信息平台等，实现医院信息的自动化管理；推广移动医疗、远程医疗等新技术新模式，提高医疗服务的效率和质量。

5.加强医疗质量和安全管理

《现代医院管理制度》要求加强医疗质量和安全管理，提高医疗服务的效率和质量。具体来说，应该建立健全的医疗质量管理体系，对医疗服务的质量进行全面监控和管理；加强对医疗设备、药品等的管理和使用，确保医疗安全；加强对医务人员的培训和管理，提高医疗技术水平。

总的来说，现代医院管理制度要求医院治理能力达到一定的标准，以确保医院能够高效、公平、可持续性地为社会提供公益医疗服务。

（四）公立医院内部控制与现代医院管理制度的关系

内部控制与现代医院管理制度作为医院运营中非常重要的组成部分，两者相辅相成，共同构建了医院管理的整体框架，对医院的正常运作、高效管理和风险控制起着至关重要的作用。

1.内部控制是现代医院管理制度的组成部分

内部控制是现代医院管理制度的一个重要方面，它通过确保医院各项经济活动及相关业务活动的正常运作来支持医院的整体管理目标的实现。内部控制的有效实施有助于提高医院的运营效率和服务质量，同时也是医院风险管理的关键。

2.内部控制与现代医院管理制度的目标一致

两者都旨在提高医院的管理水平和服务质量，确保医院的稳定发展。内部控制通过规范医院的经济和业务活动，防范风险的发生；现代医院管理制度则为医院提供了一个更为全面的管理框架，包括组织结构、决策机制、人力资源等方面。

3.内部控制与现代医院管理制度的相互促进

健全的内部控制能够为现代医院管理制度的顺利实施提供支持，反之，现代医院管理制度的完善也能够为内部控制的有效运行提供必要的组织保障和制度基础。

除此之外，内部控制与现代医院管理制度都强调了治理能力的重要性，主要体现在系统思维、问题导向、动态适应、维护公益性、调动积极性、保障可持续性等方面。这些要求共同构成了医院管理的整体框架。

二、内部控制与公立医院高质量发展

（一）《公立医院高质量发展意见》出台的背景

公立医院作为我国医疗服务体系的主体，近年来，为持续改善基本医疗卫生服务公平性和可及性，保障人民群众生命安全和身体健康发挥了重要作用。公立医院在高速发展的同时，为了将发展方式从规模扩张向提质增效转变，运行模式从粗放管理转向精细化管理，资源配置从注重物质要素向更加注重人才技术要素转变，提供更加优质高效的医疗卫生服务，防范化解重大疫情和突发公共卫生风险，国务院办公厅发布了《公立医院高质量发展意见》。

（二）《公立医院高质量发展意见》出台的目的

公立医院高质量发展是指公立医疗机构不断提高服务质量、医疗水平和管理效率，以满足人民群众对优质医疗服务的需求，同时推动医疗卫生事业的可持续发展。其目的主要体现在以下几点。

1.构建公立医院高质量发展新体系

通过以推动国家医学进步为目标，打造国家级和省级高水平医院；按照网格化布局管理，发挥公立医院在城市医疗集团中的牵头作用；按照城乡一体化、乡村一体化原则，积极发展以县级医院为龙头的紧密型县域医共体；依托现有资源，建立健全分级、分层、分流的重大疫情救治体系。

2.引领公立医院高质量发展新趋势

以满足重大疾病临床需求为导向，加强临床专科建设；面向国家战略需求和医院卫生领域重大科学问题，推进科学创新；推广多学科诊疗模式，推进医疗服务模式创新；强化信息化支撑作用。

3.提升公立医院高质量发展新效能

整合医疗、教学、科研等业务系统和人、财、物资源系统，建立健全医院运营管理体系；以医院战略发展规划和年度计划目标为依据，加强全面预算管理；以业务管理和经济管理的重大风险、重大事件、重要流程为重点，完善内部控制制度；坚持和强化公益性导向，健全绩效评价机制。

4.激活公立医院高质量发展新动力

通过改变人事管理制度，改革薪酬分配制度，健全医务人员培养评价制度，深化医疗服务价格改革，深化医保支付方式改革等方式，激活公立医院高质量发展新动力。

5.建设公立医院高质量发展新文化

通过强化患者需求导向，建设特色鲜明的医院文化，关心关爱医务人员，建设公立医院高质量发展新文化。

（三）《公立医院高质量发展意见》中关于内部控制的内容

《公立医院高质量发展意见》提出，从健全运营管理体系、加强全面预算管理、完善内部控制制度、健全绩效评价机制四个方面达到提升公立医院高质量发展新效能的目标。其中，对内部控制建设的要求包括：完善内部控制制度，以业务管理和经济管理的重大风险、重大事件、重要流程为重点，开展风险评估和内部控制评价，强化内部授权审批控制、预算控制、资产控制、会计控制、政府采购控制、信息公开控制等，防范财务风险、业务风险、法律风险和廉政风险；强化成本消耗关键环节的流程管理，降低万元收入能耗支出；推广医院后勤"一站式"服务。

1.建立健全内部控制制度

公立医院内部控制制度建设是提升医院管理水平的基础。应建立健全内部控制制度，包括财务管理制度、采购管理制度、工程项目管理制度、资产管理制度等，确保各项业务活动依法依规进行。

2.强化风险防控意识

公立医院内部控制建设应注重风险防控，提高医院抵御各类风险的能力。应加强对医疗安全、质量、服务等方面的风险识别和评估，制定相应的风险防范措施，加强对医疗纠纷、医疗事故等风险事件的应急处置和后续处理，降低医院的法律和经济风险。

3.提高管理效率

公立医院内部控制建设应关注管理效率的提升，以提高医院的运营效益。应加强对医院内部各部门和岗位的协调和沟通，形成良好的工作协同机制；加强对医院各项工作的监督和考核，确保各项工作按照既定目标和计划推进；加强对医院信息化建设的支持，提高医院管理的信息化水平。

4.强化内部监督

公立医院内部控制建设应关注内部监督能力的提升，以确保医院的廉洁自律。《公立医院高质量发展意见》要求，公立医院应加强对医院领导班子和领导干部的监督，防止滥用职权、徇私舞弊等行为；加强对医院财务、采购、工程等重点领域的监督，防止腐败和贪污现象的发生；加强对医院员工廉洁从业的教育和培训，提高员工的廉洁自律意识。

（四）内部控制与公立医院高质量发展的关系

公立医院高质量发展与内部控制建设密切相关，内部控制建设是公立医院良好管理的基础和保障，对于实现高质量发展起到重要的作用。两者相辅相成、紧密联系，具体体现在以下四个方面。

1.提升效能方面

内部控制建设是公立医院规范管理、优化决策和提升治理水平的重要手段。通过建立健全的内部控制体系，明确责权利、规范流程、加强监督，可以有效提升公立医院的管理效能，提高决策的科学性和合规性，进而推动医院的高质量发展。

2.风险管理方面

公立医院面临多种风险，包括财务风险、合规风险、安全风险等。内部控制建设可以帮助公立医院识别、评估和控制各类风险，通过合理的内部控制措施和制度，降低风险的发生概率和影响程度，确保医院的正常运营和可持续发展。

3.资源配置与利用效率方面

内部控制建设有助于公立医院优化资源配置和提高资源利用效率。通过明确工作职责、规范流程、加强监督，可以避免资源的浪费和滥用，提高资源的利用效率，使有限的资源得到最大化的利用，为医院的高质量发展提供良好的支撑。

4.信任与透明度方面

内部控制建设有助于增强公立医院的信任度和透明度。通过建立完善的内部控制制度和程序，加强财务信息披露和内部监督，可以提高公立医院的透明度，增强社会对医院的信任，推动医院的高质量发展。

因此，公立医院的高质量发展离不开内部控制建设的支持和推动。公立医院应当注重内部控制建设，不断完善内部控制机制，提高管理水平和效能，以实现医院的可持续发展，为大众提供更好的医疗服务。

第二章

公立医院内部控制建设过程

《规范》阐释了内控建设的构建与优化逻辑：目标—风险—控制—评价，即以目标为导向，识别影响实现目标的风险，针对性设计、执行控制活动，再通过评价监督获取影响内部控制有效性的反馈信息，最后采取纠偏、优化控制措施，合理保证内部控制目标的实现，如此循环，进而持续提升内部控制有效性。

按照上述逻辑，内控建设从启动就会伴随公立医院的持续运营而持续进行。基于此，可将公立医院内控建设过程分为三个阶段，即内控建设准备阶段、内控初步建设阶段和内控运行维护阶段。本章阐述了公立医院内控建设的工作框架以及公立医院内控建设在不同阶段的目标和主要工作任务。

第一节　内部控制建设准备阶段

"兵马未动，粮草先行"，医院在启动内控建设工作时，需要做好充分的准备工作，包含但不限于思想准备、组织准备以及知识准备。

一、内部控制建设工作的思想准备

思想引领行动，只有树立正确的内控意识，才能主动、系统地将内控管理理念逐步导入医院的日常运行管理中，将内控管理方法嵌入医院的制度流程、信息系统中，从而有效防范和化解风险，合力保证医院运行目标的实现。内控建设工作的思想准备要做的是消除医院各层级人员的认知误区，理解内部控制的本质、方法以及作用，增进对内部控制的认同。

内控建设的初始阶段，在公立医院内部，不同层级的人员均存在一些认识误区，比如：有人认为内控建设是另做一套强有力的政策和程序，或认为内控是一个仅针对负面情况列出的不应做事项的清单，或认为内控是对过去事项的一次性检查；员工将内控视为增加工作量，占用工作时间的负担；内设职能单元之间认为内控仅仅是财务和审计部门的责任；领导层希望内控能对各类风险防控提供绝对的保证等。面对诸如此类误区，如果医院忽视了有关的思想准备，应有的宣传、培训缺失或不到位，致使医院内部各层级人员对内控目标及相关内控工作要求的理解偏差太大，将很难达成内控建设的目标。特别是医院管理层的思想准备若不充分，会导致医院整体参与度不够，内控建设所需的组织、制度支撑以及资源配置不足，进而影响医院建设良好内部控制环境等。

内部控制覆盖的是医院整体，包含医院所有活动单元。《规范》将其划分为单位、业务和信息三个层面的内控建设，因此，内控建设需要得到从领导班子到一般员工各类人员的认同与理解。医院在铺开内控建设之前，为消除认知误区，可将院内各类人员的内控认知纳入医院内控现状调查和整体评估中，通过个人访谈及填写问卷等调研形式，全面了解领导层、科室负责人、重要岗位人员和一般员工等各类人员对内控建设的认知和对医院内部控制管理现状的评价。根据调查结果，选择适当的宣传形式并设计培训内容，增强医院各层级人员对内部控制的认同，引导医院广大干部员工自觉提高风险防范意识；同时，让各层级人员清晰自身责任以及在医院内控建立健全不同阶段所要承担的主要工作任务，为医院内控建设工作的全面推进创造出适宜的土壤。

医院可采用的宣传形式有务虚会、头脑风暴、专家讲座、专题讨论、全院性宣贯等，还可利用信息化手段召开电话会议、视频会议，尽可能保证受众范围。设计培训内容时应区分不同层级的人员：对内控专员以及一般员工的培训，应重点关注具体知识及技能的培训，落实知识的传递与储备，如理解业务活动、梳理业务流程、评估风险等；对中层干部的培训，需要传达医院领导对内控建设的决心和信心，并了解内控任务的工作分配与主要方法等；对领导班子成员的培训，则集中在领会国家政策、规章制度、上级部门的要求，认识内部控制的理念与内控在医院管理中的意义与作用。

做好内控建设工作的思想准备是非常重要且必要的，全院全员明晰事理，才能统一认识、统一行动。

二、内部控制建设工作的组织准备

内控建设工作的组织准备是在明晰内部控制事理的基础上，做好人与事的匹配，目的是解决内部控制所涉具体工作由谁来做的问题，科学、充分的组织准备是内控建设与实施的重要保障。要保障内控建设工作的顺利实施和推进，需要医院切合自身的实际来搭建内控工作组织架构，在设置内部控制领导小组、内部控制工作小组、风险评估小组，确定内部控制建设牵头部门，指定内部控制监督评价部门时，应将内控建设的责任、主要工作任务与医院自身的业务性质、业务范围、内设机构、管理层级、岗位职责权限、权力运行规程等有效结合，各小组、各部门、各层级岗位人员既要各司其职，又要信息互通，共同优化完善内部控制工作流程和标准。

鉴于医院与医院之间的差异化存在，医院搭建内控工作组织架构并没有通用模板，彼此间并不能完全复制照搬。下面以某医院组织架构搭建为

例，介绍其思路，以供借鉴。图2.1为某医院在内控建设准备阶段所搭建的
医院内控工作组织架构。

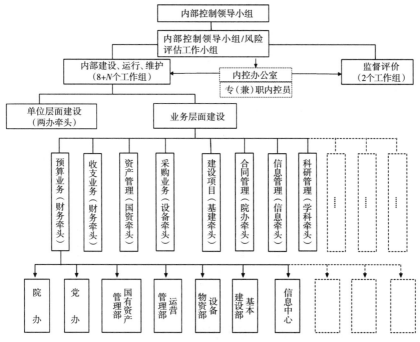

图2.1 某医院内部控制建设工作组织架构

该医院搭建的内控工作组织架构层级清晰、责任明确、分工细化，既
遵循了《规范》等制度要求，又符合自身实际。具体而言有以下几方面。

（一）健全领导机制

按《规范》等制度要求，成立医院内部控制领导小组、内部控制工作
小组暨风险评估小组，统筹协调全院内控工作。

（二）落实工作机制

划分两条工作线：一是建设、运行、维护；二是监督评价。结合自身
内设机构设置与职能划分，明确分工。

在初步建设阶段，围绕内控双线工作细化分工，分别指定了不同层
面、不同业务板块的牵头部门，进一步落实落细工作任务。在内控建设、

运行、维护方面，设立8+N个工作小组（N指未来的规划、逐步推进），其中，单位层面设1个工作小组，由两办（党办、院办）牵头；业务层面按划分的8个业务板块设8个工作小组，并分别确定牵头部门，由牵头部门协同该板块业务所涉及的职能部门开展相关内控建设、运行、维护，如预算业务板块的内控建设，由财务部牵头，在全面预算管理的理念下，财务部协同多个部门共同完成预算业务的内控建设。

在内控监督评价方面，指定由审计处牵头。内部控制评价由审计处对医院内部控制建立和实施的有效性进行评价，出具评价报告；内部控制监督则由审计处、内部纪检监察等部门对医院内部控制建立和实施情况进行监督。

（三）完善内控信息沟通机制

医院在内控工作小组暨风险评估工作小组下设内控办公室，负责内控工作中的日常组织协调，开好内控工作会议，收集与传递内控信息，编制年度报告以及做好专（兼）职内控员的培训等工作。

（四）以制度明晰、固化职责

医院制定《内部控制建设实施办法》，明确组织架构、人员组成、岗位职责。

1.医院内部控制领导小组

该院内部控制领导小组（以下简称"领导小组"）设双组长，由党委书记和院长担任，其他院领导列入小组成员。领导小组的主要职责：对医院内控建设的基本思路进行规划，并制定工作重点；建立健全内部控制建设组织体系，通过文化宣传及知识培训等，常态化内控建设工作；审定医院内部控制工作规范、标准和年度计划；统筹安排单位层面内部控制建设工作；其他有关医院内部控制的全局性、方向性工作。

在医院内控建设中，党委发挥领导作用，医院主要负责人对内控建立健全和有效实施承担首要责任，领导班子其他成员抓好各自分管领域的内控建设工作。

2.医院内部控制工作小组暨风险评估工作小组

该院成立内控工作小组暨风险评估工作小组（以下简称"工作小组"），由相关院领导任工作组长，相关职能部门负责人任小组成员；工作小组设内控办公室，配专职人员；工作小组成员部门设专（兼）职内控员。工作小组的主要职责包括：研究建立内部控制制度体系，制定医院内部控制工作手册、规范、标准和年度计划，报内部控制领导小组审批；组织、协调医院内控建设与实施工作；定期组织编制医院内控年度报告；负责将内控建设过程中发现的重大问题及时向内控领导小组汇报，及时总结内部控制的工作经验；定期组织风险评估，开展内控评价，建立健全内部控制持续完善与优化的长效机制；推动内控信息化建设；完成内控领导小组交办的其他工作。

3.内部控制建设、运行、维护小组

内部控制建设、运行、维护小组的牵头部门以及配合部门，应当按照院内分工和内部控制的建设、运行、维护要求，全面梳理业务流程，明确业务环节，识别、分析风险隐患，制定风险应对策略；有效运用不相容岗位相互分离、内部授权审批控制、归口管理、预算控制、财产保护控制、会计控制、单据控制、信息内部公开等内部控制基本方法，加强不同层面、不同业务板块的内部控制建设以及运行、维护，以保证内部控制体系的有效运行。

医院内部各部门（含科室）是本部门内部控制建设和实施的责任主体，部门负责人对本部门的内部控制建设和涉及本部门的跨部门内部控制建设实施的有效性负责，应对相关业务和事项进行梳理，确定主要风险、关键环节和关键控制点，制定相应的控制措施，对内控评价揭示的内控缺陷纠偏。

4.内部控制监督评价小组

医院审计部门负责内部控制监督评价，相关工作职责：制定并实施年度自我评价和监督检查工作计划；在内部控制自我评价的基础上开展独立监督检查工作；编写评价报告；反馈监督检查结果并督促整改。

三、内部控制建设工作的知识准备

医院内控建设准备阶段的知识储备与传递也是非常重要的工作任务，内控建设工作的知识储备就是使内部控制岗位人员通过培训获得内控工作需要的技能与知识。其目的：一是为即将参加内部控制建设工作的岗位人员赋能，使之了解内部控制初步建设相关具体工作；二是为内部控制的持续建设、运行、维护储备专业人才。若医院内控建设专业人才匮乏，在内控建设初期可以考虑引入"外脑"，借助外部专业机构或专家的力量完成内控建设。

内控工作是将内控理念融入医院的运营管理，其实质就是医院的运营管理。医院的持续运营需要内控的持续性建设，长期来看，内控工作需要逐步实现自力更生，降低对外部力量的依赖，因而医院必须将内控培训纳入内控建设规划，有计划地实施内控知识储备与专业队伍建设。一支专业的内控队伍将为内控工作的持续推进提供源源不断的动力。图2.2为某医院专（兼）职内控员岗位职责。

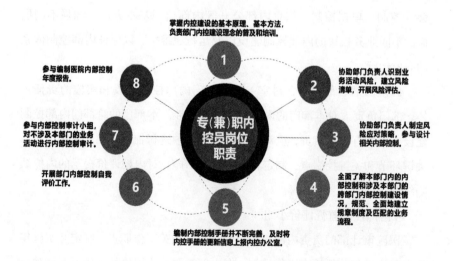

图2.2　某医院专（兼）职内控员岗位职责

该医院在启动内控建设的初期就结合自身的需要，有预见性地建立了一支专（兼）职内控员队伍，并制定了八条岗位职责，对内控员提出了很高的要求。该院的内控员队伍由各部门指定的业务骨干组成。该院要求各部门内控员不得随意更换，且须保证内控员有足够的时间和精力参与内控培训、建设和维护。

该医院为了帮助内控员掌握内部控制的理论、方法，完成内控知识、技能储备，不断提升内控工作胜任能力，从2017年开始，每年的财政预算都会单列内控员培训经费，在每年的内部控制工作计划中列入内控教育培训安排，包括购买并组织学习内控书籍、聘请外部专家授课、设计各类不同主题的内控交流以及外部参访等。同时，在内控建设、运行、维护全过程中，强化知识传递，组织内控员针对一般管理人员和执行人员开展多种形式的培训，在各层级组织召开内控工作专题会议，使医院全体人员理解内部控制的理念，掌握其方法，并将其运用到日常工作中；医院要保证单位各层级人员一定课时的内控学习时间，通过持续不断的宣贯、培训，将风险管理和内控理念融入医院文化，促进医院的卓越运营。

在医院内部控制准备阶段，通过思想准备，明晰内控事理，理解内控的本质、方法以及作用；通过组织准备，确定内控建设、运行、维护以及评价监督的执行者；通过知识准备，明晰具体的内控工作，并储备内控专业人才。

第二节 内部控制初步建设阶段

通过前期的准备，医院各层级人员对内控事理有了充分了解，医院内控建设即可正式启动。医院内控初步建设阶段的主要工作任务：搭建医院内控初步建设框架，制定内控建设工作方案，完成内控建设方案实施的关键工作。内控建设方案实施包括：技术方案—工作路线图；组织方案—分工进度；关键工作：风险识别与评估，流程划分与流程图绘制，确定关键控制点—确认风险点，构建控制矩阵；将建设成果集结成内部控制手册；优化内部控制手册；内部控制信息化。

一、搭建医院内控初步建设框架

要搭建医院内部控制初步建设框架，应在遵循内部控制建立与实施原则的基础上，对单位各类经济活动风险进行系统分析，识别并确定风险点，并对业务流程进行梳理，明确业务环节，选择恰当的风险应对策略，从而建立健全单位各项内部管理制度，并督促相关工作人员认真执行，实现对单位层面、业务层面相关内容的全面摸底。在梳理过程中，应遵循四大原则：全面性原则、重要性原则、制衡性原则、适应性原则。

单位层面需要了解梳理的内容包括医院的组织架构、工作机制、内部制度、关键岗位及工作人员、会计系统、信息系统等。

业务层面需要了解梳理的内容包括预算管理、财务收支、采购业务、资产管理、工程建设、合同管理以及后勤、信息化建设、人力资源、医疗、科研、教学、医联体和互联网医疗等其他业务与经济活动。

最终形成如图2.3所示的内控建设框架。

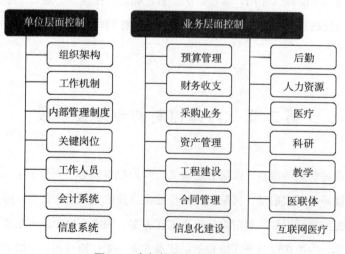

图2.3　内部控制规范框架图

只有摸清医院运营的现状才能搭建适合自己的内控体系，否则就会走入内控搭建的误区，导致建立的内控体系不符合实际情况，花费大量人、财、物建起来的内控体系和医院的实际运营变成"两张皮"。

二、制定内部控制建设工作方案

制定内控建设工作方案包括两部分内容：一是制定技术方案，二是制定组织方案。

制定技术方案，即理清工作路线，编制技术工作路线图，具体路径如图2.4所示。

第一步	第二步	第三步	第四步	第五步	第六步	第七步
工作步骤 理解主要业务活动、流程及参与部门	根据流程的范围，对流程进行划分	获取并阅读现有流程文档以及相关制度	与流程具体执行人员进行访谈，了解流程现状	绘制流程图，识别流程主要风险点	识别流程关键控制点	完成风险控制矩阵
工作要求 明确流程的起点和终点，以及关键节点和先后次序	明确各子流程的起点和终点，以及与其他流程的接口	尽可能利用现有基础开展下一步工作	获取对流程较为细致的理解	关注流程中可能出错的地方	检查流程中的控制活动与风险是否匹配	对流程中的控制活动与风险进行记录

图2.4　内部控制技术工作路线图

制定组织方案，即结合医院内控初步建设框架和医院搭建的内控工作组织架构，做好各参与部门的分工。任何工作项目都要规划确定起始和完成时间，在确定内部控制工作路线图后，就需要讨论内控建设工作项目中各项工作的组织实施方案、分工进度，制定内部控制工作进度表，明确各项工作的起始时间和完成时间，监控各项工作的进度，确保工作项目的顺利进行。

三、方案实施

内控建设工作方案实施的具体工作主要包括：风险识别与评估，流程划分与流程图绘制，确定关键控制点，构建风险控制矩阵，将建设成果集结成内部控制手册并根据审核与审批后的内控手册对员工开展培训。

（一）风险识别与评估

风险即未来的不确定性。风险是客观存在的，但判断往往带有主观性，不同单位的风险容忍与风险偏好是不同的。对风险的识别与评估是开展内部控制工作的重要前提。

1.工作路径

开展风险识别与评估应遵循以下工作路径：建立风险评估基础—目标设定—初始信息搜集—风险识别—风险分析—风险应对。

第一是建立风险评估基础。即明确风险容忍度和风险偏好的概念，构建风险类型，确立评估风险的标准。

第二是目标设定。即明确医院各项经济活动的控制重点和原则。目标设定通常包括：发展战略目标、经济运营目标、财务目标、合法合规目标。

第三是初始信息搜集。即搜集单位层面和业务层面的各类初始信息，包括预算业务、收支业务、采购业务、固定资产管理、基建项目、合同管理等主要业务，涉及计划编制、业务执行过程以及总结评估等方面的资料信息。

第四是风险识别。即根据现状调研获得的业务信息建立风险分类框架，识别每个经济活动风险对应的风险事件，对风险事件的类别、成因、影响及责任部门等进行描述，形成医院风险事件库。风险识别需要确定风险分类、风险因素、风险识别技术。

第五是风险分析。即分析和描述风险发生可能性的高低以及风险发生后对医院造成的影响程度。风险分析需要掌握风险分析方法、风险发生可能性的评估标准、风险影响程度的评估标准。

第六是风险应对。即根据自身条件和外部环境，围绕经济活动目标、风险偏好和风险可接受程度、风险发生的原因和风险重要性水平，制定风险应对策略。通常采取风险承受、风险分担、风险降低、风险回避这四种应对策略。

2.风险描述

得到识别与评估的风险应该予以记录，即对风险进行描述。风险描述不仅仅是对事实进行描述，还应明确风险发生可能性的高低以及风险发生后对单位造成的影响程度。

（二）流程划分与流程图绘制

医院业务事项和工作流程梳理可以按照"上下结合"的方式进行：根据类别或项目将业务进行划分，交由不同的责任人或责任科室组织人员梳理具体的工作流程。具体工作中，由各职能科室首先列出各自经管业务的清单，避免遗漏。内控建设小组汇总所有科室的清单后，对业务进行归类、梳理，形成内控业务事项列表。梳理具体业务的基本原则是与医院管理实际相适应的，可以按照不同类型和不同维度将业务划分为多个级次，一般采用三级分类的方法。

1.流程划分

流程划分，即对各业务流程进行梳理、划分，形成流程划分表。如将业务分为预算管理、收入管理、支出管理、资产管理等。资产管理可划分为流动资产管理和非流动资产管理；流动资产管理可再划分为货币资金管理、存货管理等

2.流程图绘制

内控流程图是对医院整个控制系统的程序和过程的描述，是对每一步处理过程的图形化表示，包括文件的准备、授权和保管等。流程图可分为：水平流程图和垂直流程图。水平流程图，又称系统流程图，是将程序中所涉及的部门或职能以水平的方式描述在页面上，通常代表某一部门或职能所应承担的活动、应遵守的控制制度和文件资料的流程反映在同一泳道内。垂直流程图则以从上到下的形式反映某程序的连续步骤，不能清晰地反映系统所涉及的各个部门以及部门的职能。

流程图绘制过程中需要使用特定的图例，流程图中填写的流程编号和名称与流程划分表中的一、二、三级流程编号、名称对应。

（三）确定关键控制点

关键控制点指向业务活动中的要害，是内控活动的重点，其设计和执行情况是决定内部控制有效性的关键因素。识别并把握住关键控制点，需要基于风险评估的结果，对比分析各内控活动有效控制目标的能力。关键控制点的确认与风险点的确认存在对应关系（不完全一一对应），并伴随着控制方法的设计与对关键控制点的描述。

1.设计控制方法

根据《规范》，常见的有如下八大控制方法。

（1）不相容岗位相互分离。合理设置内部控制关键岗位，明确划分职责权限，实施相应的分离措施，形成相互制约、相互监督的工作机制。如会计和出纳不能由同一人担任，这就是最典型的不相容岗位相互分离。

（2）内部授权审批控制。明确各岗位办理业务和事项的权限范围、审批程序和相关责任，建立重大事项集体决策和会签制度。相关工作人员应当在授权范围内行使职权、办理业务。如医院根据业务活动的金额大小确定不同的授权批准层次，10万元以下由分管院领导审批，10万元及以上50万元以下由院长审批。

（3）归口管理。根据本单位实际情况，按照权责对等的原则，采取成立联合工作小组并确定牵头部门或牵头人员等方式，对有关经济活动实行统一管理。如院办统筹合同管理、招采中心统筹采购管理等。

（4）预算控制。强化对经济活动的预算约束，使预算管理贯穿于单位经济活动的全过程。如医院的收支、采购、建设项目等各项经济活动，都要严格遵循无预算不支出的原则。

（5）财产保护控制。建立资产日常管理制度和定期清查机制，采取资产记录、实物保管、定期盘点、账实核对等措施，确保资产安全完整。财产保护控制的控制方法在资产管理部门使用较多，最典型的就是定期盘点。

（6）会计控制。建立健全本单位财会管理制度，加强会计机构建设，提高会计人员业务水平，强化会计人员岗位责任制，规范会计基础工作，加强会计档案管理，明确会计凭证、会计账簿和财务会计报告处理程序。会计控制主要涉及财务部门。

（7）单据控制。要求单位根据国家有关规定和单位的经济活动业务流程，在内部管理制度中明确界定各项经济活动所涉及的表单和票据，要求相关工作人员按照规定填制、审核、归档、保管单据。如医院差旅费报销申请表中的栏次是固定的，需要填写完整才能报销，这就是利用了单据控制这一控制方法。

（8）信息内部公开。建立健全相关信息内部公开制度，根据国家有关规定和单位的实际情况，确定信息内部公开的内容、范围、方式和程序。如医院职称评审时设计公示环节，加强内部监督，可降低不符合要求的人通过评审的风险。

2.控制描述

对控制描述的原则可以参考记叙文六要素，即"5W1H"：①Who，控制活动主体；②When，控制发生的时间或频率；③Where，控制执行是由系统还是手工；④What，控制活动的客体；⑤Why，控制的目的；⑥How，具体操作和控制执行过程。

（四）构建风险控制矩阵

在完成控制点的识别与确认后，需要构建风险控制矩阵，通过汇总流程中所涉及的风险和对应的内部控制措施，补充完善缺失的控制环节，最终形成健全完整的控制程序。

在构建风险控制矩阵过程中，需建立所有关键控制点与控制目标和风险之间的对应关系，建立所有关键控制点与重要会计科目和信息披露相关的会计报表认定之间的对应关系，分析关键控制点的性质以决定后续测试的方法和样本量。最终形成的风险控制矩阵具有九点要素（图2.5），包括控制点编号、流程目标、风险、控制点描述、控制发生的频率、控制的类型，以及是否为反舞弊控制，是否为资产保护的控制，还有对应的会计报表认定。

控制点编号	流程目标	风险	控制点描述	控制发生的频率	控制的类型	是否为反舞弊控制	是否为资产保护的控制	对应的会计报表认定
	【注1】	【注2】	【注3】	【注4】	【注5】	【注6】	【注7】	【注8】
注1：控制点所对应的流程目标								
注2：流程层面影响流程目标实现的风险								
注3：对与财务报告相关的内部控制点的描述								
注4：控制发生的频率，包括每年/每季/每月/每周/每天/频繁发生/按需不定期等								
注5：控制的类型，包括侦探性/预防性、人工控制/自动控制，以及具体的控制分类，包括授权及批准、核对、系统设置、关键绩效指标、例外情况报告和预警报告、配置帐项映射控制系统、系统访问权限、管理层审阅、职责分工等								
注6：是否是用来控制可能对公司的财务报告产生重大影响的舞弊风险的控制措施								
注7：是否为预防或及时发现可能会对财务报告产生重大影响的未经授权地获得、使用或处置公司的资产提供合理保证的控制								
注8：与特定会计科目的存在和发生、完整性、权利和义务、计价和分摊、表达和披露等会计认定的对应关系								

图2.5　风险控制矩阵图

（五）编制和利用内部控制手册

内控手册是内控建设成果的总结汇编，是医院优化改进内部控制的依据，也是医院开展经济活动内部控制的指导。它是将单位各项经济活动涉及的管理制度、业务流程和风险控制措施汇总编制形成的指导文件，一般包括总则、内控框架、单位经济活动风险评估、单位层面内控设计、业务层面内控设计及内控评价与监督等组成部分（图2.6）。

1.编制内部控制手册

医院内控手册一般包括内部控制的组织结构、管理职责、日常维护、风险评估、评价与监督、持续改进要求等内容，内控手册中要特别明确评价与监督的原则、依据、内容、方法和具体实施等。

内控建设强调一个理念，即内控建设是管理者自身的责任。医院各部门负责人对本部门内部控制和涉及本部门的跨部门内控建设承担具体责任，并编写相应的控制手册，当发生制度修订、岗位职责变动、业务流程变动等情况时，要及时对内控手册相关部分进行修订。

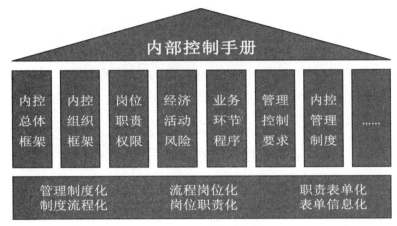

图2.6 内部控制手册结构

2.审核、审批与培训

根据内部控制建设成果集成内部控制手册后,应由内部控制领导小组对手册的内容进行审核,通过审批后,应将内部控制手册下发至参与内部控制工作的各部门,并根据手册开展多层次的培训工作。

第三节 内部控制运行维护阶段

在《规范》指导下,医院沿着"目标—风险—控制"的路径完成内部控制的初始构建后,须进行内部控制的运行与维护。《规范》要求,内部控制的建立与实施,均要遵循全面性、重要性、制衡性、适应性的原则。当医院内部控制初步建成并投入运行后,医院应在全面执行内控管理手册的基础上,持续关注医院各层级是否按照内控管理手册执行内部控制,重要经济活动和经济活动涉及重大风险的是否产生变化,内部是否对职责分工、业务流程、部门管理等有调整,内控手册是否与医院的实际情况和国家政策规定相适应,并随着内外环境的变迁,对手册的内容持续进行优化与完善。基于此,医院在内控运行维护阶段,除了全面执行内控管理手册,还需持续完成下述常态化工作任务。

一、定期开展内控评价，提升内部控制体系的有效性

定期开展内控评价，对内部控制的运行情况进行监督检查，识别、揭示内控体系的设计缺陷、执行缺陷，并及时纠偏优化，有利于提升内控体系的有效性。

（一）定期开展内控评价的动因

第一，医院初步构建的内控体系的设计、运行的有效性有待检验。

医院在构建内控体系时，因自身内控环境的复杂性，受组织架构和内部管理、专业跨度的限制，不同层面、不同业务板块以及不同岗位专业知识储备等原因，可能存在业务理解不全面、流程划分不清晰、风险识别不准确甚至有盲区等情形，进而影响关键控制点的准确判断与把握，导致风险防范措施不够完善和健全。因而，设计的控制活动是否符合业务活动的实际运行情况，执行时是否有效，都有待在运行中进行检验。

内控评价实施的测试程序通常是从风险控制矩阵出发，以医院内部控制手册作为内控评价的量尺（即评价依据）来验证、判断控制活动设计、执行是否有效。通过内控评价报告揭示发现的设计、执行缺陷，提出改进建议，落实纠偏工作后，将优化结果再汇集纳入医院的内控手册，持续提升医院内控体系的有效性（图2.7）。

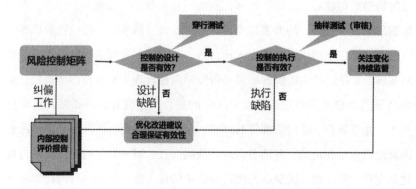

图2.7　内部控制测试图

第二，内控评价是提升医院内部控制有效性的核心驱动力。

内控评价关注的核心是内部控制的有效性，医院组织专业部门（人员）定期对内部控制运行情况实施全面、系统、专业的检查与测试，目的是发现相关业务活动在决策、执行、监督全过程中的关键环节、核心节点以及重大风险事项管控中的漏洞和不完善之处、执行不到位以及未执行的情况，找到内控体系设计和执行中存在的缺陷。通过工作会议以及纠偏通知等方式反馈内控设计和实施中的重大、重要缺陷信息，督促纠正影响内控系统有效性的缺陷，优化和改进制度、流程、控制活动的设计并保障有效实施，提升内控系统的整体有效性。只有建立全面的内控评价机制、监督机制并定期实施，才能沿着内部控制有效性持续提升的方向不断前行。

（二）公立医院内控评价监督的执行者

《规范》第六十三条明确指出，"医院应当指定专门部门或专人负责内控评价工作"；第六十四条明确指出，"行政事业单位内部控制的建立和实施情况要接受国家各级审计机关的监督"。

在实践中，医院通常指定内部审计机构或内审人员负责内控评价工作。医院内控评价的组织方式，可以由内审机构自行组织实施，也可以委托中介机构实施。委托实施时，医院内审机构或内审人员应对中介机构的工作质量进行监管。

二、定期开展风险评估，改善内部控制体系的适应性

为了保持内部控制对组织内外环境变化的良好适应性，应定期或根据需要及时开展风险评估，动态调节和改善医院内部控制的适应性。

（一）开展风险评估的动因

《规范》第八条规定："单位应当建立经济活动风险定期评估机制，

对经济活动存在的风险进行全面、系统和客观评估。经济活动风险评估至少每年进行一次；外部环境、经济活动或管理要求等发生重大变化的，应及时对经济活动风险进行重估。"

就公立医院及其构建的内部控制而言，外部环境以及自身内部环境的动态变化使得医院面临的风险也处在动态变化中。在时间维度上，内控建设以及维护都滞后于内外环境的变化，即原有内控体系的适应性会随时间的推移衰减，因此对内部控制进行维护是必需的。

（二）医院开展风险评估的执行者

《规范》第九条规定：单位开展经济活动风险评估应当成立风险评估工作小组，单位领导人担任组长。经济活动风险评估结果应当形成书面报告并及时提交单位领导班子，作为完善内部控制的依据。在实践中，医院通常会以《规范》为指导，成立以医院负责人为组长的风险评估工作小组，对医院的风险评估工作进行统筹安排。

医院在内控建设、运行、维护过程中的风险评估与内审机构在审计监督工作中的风险评估存在一定的区别：一是实施主体不同，前者是由风险评估工作组主导，后者是由审计组主导；二是工作目的不同，前者是为完善内部控制提供依据，后者是为审计组制定具体审计方案、为审计程序提供依据。

三、固化新增内控建设成果，动态更新内部控制手册

对内部控制优化是一项持续的常态化工作，驱动内控优化常态化的动能是建立定期开展内控评价、风险评估的工作机制。《规范》对风险评估、内控评价工作所作出的强制规定，其隐含目的是以风险评估、内控评价要素为核心，建立提升内部控制体系有效性和改善内部控制体系适应性的调控机制。医院依据风险评估报告、内控评价报告对内部控制现有状况的改善、内控缺陷的纠正措施、随环境变化的适应性调整、

有效技术和信息的利用等，都属于内部控制系统优化而新增的内控建设成果。

内控手册是医院内控建设成果的集成载体，为医院的日常运营管理提供依据。在内控运行维护阶段，医院要及时收集、固化医院内控系统优化而新增的内控建设成果，动态更新内控手册，及时为各类业务活动的开展提供全面、全过程的操作指导。

第三章
风险评估

第一节　公立医院风险评估概述

一、风险评估定义

风险是指事件发生的不确定性，风险评估则是对风险事件的识别、分析、评价的全过程。针对公立医院而言，内部控制工作中的风险评估是指医院全面、系统和客观地识别、分析本单位经济活动及相关业务活动存在的风险，确定相应的风险承受度及风险应对策略的过程。风险评估是为了更加准确地把握、识别风险，进而采取相应的控制措施应对风险，减轻或避免损失。

在公立医院运营管理过程中，审计监督工作也会涉及风险评估，但其与内部控制工作中的风险评估有着显著不同：内部控制的风险评估是针对医院所有风险进行的全面、系统的评估，与医院整体的建设规划和内部控制目标的实现息息相关。审计工作中的风险评估是评估内部控制有效性的过程，是为审计项目服务的，更具有针对性。通过识别和评估潜在的审计风险，审计人员能够合理地确定审计重点、资源分配以及审计程序的性质、时机和范围，从而提高审计效率和准确性。

二、风险的特征

（一）风险存在的客观性和普遍性

风险是普遍和客观存在的，是不以人的意志为转移的，只能通过改变风险发生、形成和进展的条件，在一定程度上降低风险事件发生的概率和损失，而不能彻底消除风险。

（二）风险的主观性

由于每个主体对风险的认知不同，对风险的偏好和容忍度也不同，风险存在主观性，每个主体通过对客观风险的主观认知来进行行为决策和风险管理。

三、风险分类

（一）按照来源分类

公立医院风险可以分为外部风险和内部风险。外部风险是指来自医院外部环境因素引发的风险，如政策变动、经济环境等；内部风险主要指医院在开展医疗、教学、科研、管理等活动时所面临的风险，如管理方面的组织架构设计风险、决策、执行和监督机制风险，医疗方面的医疗质量控制风险、医疗安全风险，教学方面的招生风险、教育质量风险等。

（二）按照影响程度分类

风险可以按照影响程度、损失金额、危害覆盖面、声誉影响大小等标准，被划分为重大风险、重要风险和一般风险三类。

（三）按照风险管理手段的有效性分类

按照风险管理手段的有效性，风险被分为固有风险和剩余风险，即采取了控制措施后的风险属于剩余风险。相对地，未采取控制措施的风险为固有风险。

四、风险评估方法

常用的风险评估方法包括定性评估和定量评估。定性评估是基于专家判断和经验的评估方法，通过调查、观察和讨论等方式，识别和评估风险。这种方法适用于风险较为复杂、数据不完备的情况，其优点是简单易行，能够快速识别风险，但缺点是主观性较强，结果可能受到个人偏见的影响。定量评估是基于数据分析和模型建立的方法，通过收集和分析相关数据，量化风险的可能性和影响程度。这种方法适用于风险较为明确、数据较为完备的情况，其优点是客观准确，能够提供具体的风险指标和数据支持，缺点是需要较多的数据和专业知识。

在实务中，需根据具体情况选择合适的评估方法，也可以结合使用多种不同的方法，以获得更全面和准确的评估结果。

第二节　公立医院风险评估程序

一、风险管理目标设定

公立医院应当根据设定的控制目标，全面、系统、持续地收集相关信息，结合实际情况，及时进行风险评估。这里的控制目标主要是指《办法》中规定的内部控制五目标，即保证医院经济活动合法合规、资产安全和使用有效、财务信息真实完整，有效防范舞弊和预防腐败，提高资源配置和使用效益。

二、风险识别

风险识别是收集、整理和记录所有可能影响控制目标实现的风险，在公立医院内部控制建设和实施过程中，应定期识别风险，将各类风险进行分类整理，形成风险清单，作为制定内控措施和决策的参考。风险识别可采取列表法、问卷调查法、专家调查法等多种方法相结合来识别，确保完整不遗漏，并且准确反映风险点。

三、风险分析

风险分析是指针对识别出来的风险，分析其发生原因、发生的可能性和影响程度的行为，应重点关注较大的风险以及通过采取控制措施可以有效防控的风险。单位开展风险分析，应组建专业团队，采用规范的程序以及高质量的方法，确保风险分析结果的准确性。

风险的定性分析，是指通过观察与分析，借助于经验和判断对风险进行分析的方法。定性分析主要通过发放问卷、组织专家会谈或研讨等形式开展，不需要运用大量的统计资料，简单易行，但非常依赖于专家的经验和判断，主观性较强。在不需要进行量化，或者进行定量分析需要的数据无法取得，以及出于成本效益原则考虑采用定量分析方法不经济时，一般应采用定性分析。

风险的定量分析，是指收集一些可以衡量和评估风险的业务数据，运用数据分析模型，量化分析风险的大小。定量分析的结果较为直观，更为精确，在决策者进行应用时更为方便。但是，定量分析需要收集大量数据，并且进行较为复杂的分析，对技术能力和专业能力要求较高，多应用于较为复杂的经济活动分析中。

四、风险应对

风险应对是指单位根据风险分析的结果，选择合适的风险应对策略，包括风险规避、风险降低、风险分担和风险承受四种策略。风险规避是指对超出风险承受度的风险，选择终止相关的业务活动以避免损失的策略；风险降低是指采取合适的控制措施降低风险，将风险控制在风险承受度之内的策略，也就是进行内部控制；风险分担是指借助外部力量如购买保险等方式，将风险部分转移至第三方进而达到控制风险目的的策略；风险承受是指考虑到风险在可承受范围内，遵循成本效益原则而不采取控制措施降低风险的策略。

第三节　公立医院风险评估实务——以某医院 2020年度风险评估为例

一、某医院风险评估背景

某医院在构建内部控制体系的过程中，同步开展了风险评估工作。该院对业务风险的识别与评估范围，随着内部控制覆盖面的拓展而持续深化，确保逐步实现全面覆盖。起初，某医院以《规范》中的关键经济业务为切入点，完成了预算业务、收支业务、采购业务、资产管理业务、建设项目业务、合同管理业务的风险评估。随后，某医院逐年扩大评估范围，将科研、医疗、医保、营养膳食以及监督管理等业务领域纳入风险评估的范畴。

二、某医院风险评估组织体系建立

根据《办法》的规定，"医院由内部审计部门或确定其他部门牵头负责本单位风险评估和内部控制评价工作，制定相关制度，组织开展风险评估"，某医院以此成立风险评估工作小组，党委书记及院长为组长，成员包括党委办公室、院长办公室、财务部、设备物资部、纪委办公室·监察处、国有资产部、基建运行部、信息中心、科技部、成果转化部、临床研究管理部、学科建设部、医保办公室、膳食中心、临床营养科、临床药学部。风险评估工作组办公室设在审计处，主要职责为定期组织开展医院风险评估并编制风险评估报告；当外部经济环境、经济活动或管理要求等发生重大变化的，需及时对医院经济活动风险进行重新评估。

三、某医院风险评估工作方案

（一）风险评估范围

某医院根据《办法》的要求以及自身内部控制建设的进程，选择风险评估的范围为单位层面和业务层面，其中业务层面风险涵盖预算、收入、支出、采购管理、资产管理、建设项目、合同管理、信息系统管理、科研管理、医保管理、膳食管理、临床营养业务管理12个板块。

（二）职责分工及风险评估调查对象的选择

某医院风险评估工作由审计处牵头，审计处主要负责编制《风险评估清单》，发放并收集风险调查问卷，汇总分析问卷调查结果，最终编制风险评估报告并向医院内部控制领导小组汇报。风险评估工作小组的其他成员部门作为问卷调查对象参与问卷调查。每个部门整体作为一个调查对象提交一份调查问卷，调查问卷需部门负责人签字。

（三）风险评估目标设定

风险评估作为内控建设工作的重要环节，评估的是影响医院内部控制目标实现的风险。某医院根据《规范》对内部控制建设的目标进行了设定，在拟定风险发生的影响程度评价标准时，对以下五个目标进行全面考虑，即贯彻执行国家的法律法规，保障医院资产的安全完整，确保会计资料的真实准确，提高办医效果和效率以及有效防范舞弊和预防腐败。

（四）风险识别

某医院2020年度风险评估从单位和业务两个层面分别开展风险识别。单位层面的风险识别由某医院审计处对标《规范》及《办法》中的相关要求，结合医院运营面临的内外部环境完成。业务层面的风险识别由已参与内控建设的各职能部门结合内部控制手册中的流程图、风险控制矩阵，采用流程图法完成，即通过分析具体业务流程图的关键节点识别存在的风险。在进行业务层面的风险识别时，审计处将列表法和调查法相结合，将医院《内部控制手册》识别的风险形成《2020年度风险清单》，请各职能部门在此基础上填写《某医院2020年度风险调查表》（表3.1），以确保风险识别不遗漏当年度因内外部经济环境、经济活动或管理要求等发生重大变化而带来的新增风险。最终，形成了《某医院2020年度风险清单》，共235项风险。各板块风险数量分布见表3.2。

表 3.1　某医院 2020 年度风险调查表

序号	风险描述	风险发生的可能性	风险发生的影响程度
1			

包括但不限于以下重大变化引起的风险。

1. 法律环境：相关部门颁布了新的法律法规，出台了新的监管措施或者采取了新的考核方式给部门所涉及的业务带来的风险。

2. 机构与人员：包括内设机构调整、人才流失、员工知识更新与技能更新不及时、员工违规等因素的变化给部门所涉及的业务带来的风险。

3. 财务状况：包括医院的财务状况、设备等资产的运转情况、信息系统更新换代等因素的变化给部门所涉及的业务带来的风险。

4. 管理流程：内部管理流程的变动给部门所涉及的业务带来的风险。

5. 其他：其他由于内外部因素变化或管理过程中新识别出来的可能会给部门所涉及的业务带来的风险。

表 3.2 风险类型和数量分布

风险类型		风险数量	牵头部门
单位层面风险（编号1~12）		12	—
业务层面风险（12个板块）	预算风险（编号13~25）	13	财务部
	收入风险（编号26~47）	22	财务部
	支出风险（编号48~55）	8	财务部
	采购管理风险（编号56~74）	19	设备物资部
	资产管理风险（编号75~107）	33	国有资产管理部
	建设项目风险（编号108~136）	29	基建运行部
	合同管理风险（编号137~147）	11	院办
	信息系统管理风险（编号148~155）	8	信息中心
	科研管理风险（编号156~200）	45	科技部
	医保管理风险（编号201~208）	8	医保办公室
	膳食管理风险（编号209~222）	14	科技部、成果转化部、临床研究管理部、学科建设部
	临床营养业务管理风险（编号223~235）	13	膳食中心、临床营养科
合计		235	

注：每一类风险后面的编号为《某医院2020年度风险清单》中的风险编号。

以预算业务板块为例，某医院2020年度预算风险调查问卷的内容见表3.3。

表 3.3 某医院 2020 年度预算风险调查问卷

风险类型	编号	风险分类	风险描述	风险发生的可能性	风险发生的影响程度
预算风险	13	预算管理体系风险	预算管理组织不健全，相关部门及人员职责不明晰，致使预算管理松散、随意，预算编制、执行、考核等各环节流于形式，预算管理作用不能发挥		

续表

风险类型	编号	风险分类	风险描述	风险发生的可能性	风险发生的影响程度
预算风险	14	预算战略规划风险	预算未与医院事业发展战略规划匹配，预算与资产配置计划相脱节，导致资源无法得到有效配置，影响医院年度工作计划的完成，或事业发展目标的实现		
	15	预算编制及审批风险	预算编制资料不充分，编制方法不专业等原因可能导致预算不科学、不合理，影响医院年度工作计划的开展，或事业发展目标的实现		
	16		预算编制的过程短，时间紧张，准备不充分，可能导致预算编制质量低		
	17	预算编制及审批风险	预算项目不细化、编制粗糙、随意性大、可能导致预算约束力不够		
	18		预算审批流程不健全，导致预算未经适当审批，或预算审批流于形式；未对预算方案进行有效评估导致出现重大预算偏差，无法指导业务开展及目标实现		
	19	预算指标分解风险	预算指标分解不当，缺乏执行和控制依据，导致内部各部门业务计划与资金需求不匹配，造成的资金浪费或闲置，影响部门职责的履行和资金的使用效率，不能保证年度工作计划的开展		
	20	预算执行与分析风险	预算执行不规范、缺乏刚性、预算执行进度缺乏有效监控，造成的资金浪费或闲置，不能保证年度工作计划的开展		
	21		预算执行没有进行及时分析，没有建立有效的沟通机制，可能导致预算执行进度偏快或偏慢		
	22	预算调整风险	预算调整依据不充分、方案不合理，可能导致预算调整随意、频繁，使预算失去严肃性		
	23		预算调整审批程序不严格，无法保证预算调整的准确性、合理性		

续表

风险类型	编号	风险分类	风险描述	风险发生的可能性	风险发生的影响程度
预算风险	24	决算与报表分析风险	会计核算不规范，会计决算信息不真实、不完整、不准确、不及时，没有及时反映预算执行情况；决算报表分析不深入、不全面，可能导致财务信息无法客观反映和呈现医院实际情况，造成决策失误		
	25	预算考核风险	未开展或未实施规范的预算绩效评价工作，可能导致预算目标难以实现、预算管理流于形式		

（五）风险评估方法

某医院2020年度风险评估采用评分法。在使用评分法时，将风险发生的可能性分为五种情况，分别为非常高、较高、中等、较低和非常低，指标分值分别为5、4、3、2、1，各部门通过对比表中对发生概率、针对的大型事件和针对日常运营的发生频率的描述，对风险发生的可能性进行评估和打分（表3.4）。

表 3.4　风险发生的可能性评价标准

可能性	指标分值/分	发生概率/%	针对大型事件类	针对日常运营
非常高	5	≥95	今后1年内至少发生1次	常常会发生
较高	4	50～<95	今后1年内可能发生1次	较多情况下发生
中等	3	30～<50	今后2～5年内可能发生1次	某些情况下发生
较低	2	5～<30	今后5～10年内可能发生1次	极少情况下才发生
非常低	1	<5	今后10年内发生的可能少于1次	一般情况下不会发生

　　本次风险评估将风险发生的影响程度也分为五种情况，分别为重大影响、较大影响、重要影响、一般影响和较小影响，指标分值分别设定为5、4、3、2、1，参照日常运营、财务、医院声誉、法律合规和员工五个维度的描述，对风险发生的影响程度进行评估和打分（见表3.5）。

表3.5　风险发生的影响程度评价标准

影响程度	重大影响	较大影响	重要影响	一般影响	较小影响
指标分值/分	5	4	3	2	1
日常运营	部门无法达成所有重要运营或业绩指标	部门无法达成部分重要运营或业绩指标	部门较难达成部分运营或业绩指标	有一定影响，但经过控制后不妨碍运营或业绩指标的达成	不影响部门运营或业绩指标的达成
	造成普通的业务/服务中断且恢复时间需超过12个月	造成重要的业务/服务中断且恢复时间大于等于3个月且小于等于12个月	造成个别业务/服务中断，恢复时间小于3个月	对日常业务有一定影响，但情况立刻受到控制，不影响医院日常业务	对运营影响微弱，未导致服务/业务的中断
	日常业务运营效率大幅度下降	日常业务运营效率下降	日常业务运营效率有所降低	日常业务运营效率有所降低，但幅度不大	日常业务运营效率受到轻微影响
财务	对年度经营结余产生严重影响	对年度经营结余产生较大影响	对年度经营结余产生中等程度影响	对年度经营结余产生较小影响	对年度经营结余产生轻微影响
	导致重大的财务损失，且损失长时间不能恢复	导致严重的财务损失，且损失较长时间内不能恢复	导致一定程度的财务损失，且损失一段时间内不能恢复	导致较小的财务损失，且损失短时间内不能恢复	导致轻微的财务损失，且损失几乎不产生影响

续表

影响程度	重大影响	较大影响	重要影响	一般影响	较小影响
指标分值/分	5	4	3	2	1
医院声誉	负面消息引起中央政府部门或监管机构的高度关注并开展调查	负面消息引起中央政府部门或监管机构的关注	负面消息引起地方政府部门或监管机构的关注，需管理层做出解释说明	负面消息引起地方政府部门或监管机构的关注	负面消息未引起相关政府部门或监管机构的关注
医院声誉	负面消息受到世界媒体的报道，引起公众极大关注，对医院声誉产生极大损害	负面消息受到国内主流媒体关注报道，对医院声誉产生重大损害	负面消息在本地或行业内受到关注，对医院声誉产生一定损害	负面消息在医院内部流传，对医院声誉产生轻微损害	负面消息未引起媒体和社会的关注
法律合规	发生重大纠纷、诉讼，导致医院无法持续经营	发生重大纠纷、诉讼，对医院持续经营产生严重影响	发生一般性的纠纷、诉讼，对医院经营造成一定负面影响	发生一般性的纠纷、诉讼，对医院经营造成轻微负面影响	发生轻微的纠纷、诉讼，不会对医院经营造成负面影响
法律合规	严重违反法律、法规，导致中央政府或监管机构的调查，并处罚款或罚金，或被限令行业退出等	违反法律、法规，导致地方政府或监管机构的调查，并处罚款或罚金，或被责令停业整顿等	违反法律、法规，导致地方政府或监管机构的调查，并处罚款或罚金，或造成一定损失等	违反法律、法规，导致地方政府或监管机构的调查，造成轻微损失等	违反法律、法规，但可以及时弥补

续表

影响程度	重大影响	较大影响	重要影响	一般影响	较小影响
指标分值/分	5	4	3	2	1
员工	管理层及核心团队15%以上流失，或20%以上普通员工集体流失	管理层及核心团队10%以上15%以下流失，或10%以上20%以下普通员工集体流失	管理层及核心团队5%以上10%以下流失，或5%以上10%以下普通员工集体流失	管理层及核心团队5%以内流失，或5%以内普通员工集体流失	员工流失方面产生微小影响
	对整体员工的积极性、责任感等造成极大的负面影响	对大部分员工的积极性、责任感等造成严重的负面影响	对部分员工的积极性、责任感等造成一定程度的负面影响	对少数员工的积极性、责任感等造成较小的负面影响	对个别员工的积极性、责任感等造成轻微的负面影响
	员工能力及技能极大落后于行业情况及医院发展需求	员工能力及技能在某些领域极大落后于行业情况及医院发展需求	员工能力及技能在某些领域明显落后于行业情况及医院发展需求	员工能力及技能在某些领域稍许落后于行业情况及医院发展需求	员工能力及技能产生的影响微小

（六）风险分析

　　某医院2020年度风险评估共返回17份风险清单。总体来看，本次风险评估呈现以下特点：第一，对于业务层面的风险，多数部门只针对自己牵头的板块进行了评价，纪委办公室·监察处则对每个风险都进行了评价。第二，各职能部门在对自己牵头的业务板块进行评估时，倾向于认为相关风险发生的可能性和影响程度都较小，得分普遍较低；而监督部门则会从风险控制和防范的角度进行风险评估，得分普遍更高。第三，多数问卷对于单位层面的风险给出了较高评分。根据谨慎性原则，审计处在统计结果时，每个风险两个评价维度的得分取所有参评部门给出的最高分。

1.单位层面的风险

《某医院2020年度风险清单》包含单位层面的风险12个，风险类别见表3.6。

表3.6　单位层面风险清单

控制环境类风险（8个）	发展规划风险、治理结构风险、组织架构风险、议事决策机制风险、岗位责任制风险、内部管理制度风险、人力资源风险、文化建设风险
风险评估类风险（1个）	风险评估机制风险
控制活动类风险（1个）	会计控制风险
信息与沟通类风险（1个）	信息系统规划风险
内部监督类风险（1个）	内部监督机制风险

将评分绘制成风险坐标图，其中，横坐标代表风险发生的可能性，纵坐标代表风险发生的影响程度，横线、空白、斜线区域分别代表低风险、中风险和高风险区域，再将每个风险的序号对应到坐标图中，可以清晰直观地展示风险的分布情况。单位层面的风险坐标图如图3.1，可以看出，单位层面的风险全部属于中、高风险，且大部分为高风险，表明单位层面的风险管理涉及面广、综合性强，具有较高的难度。

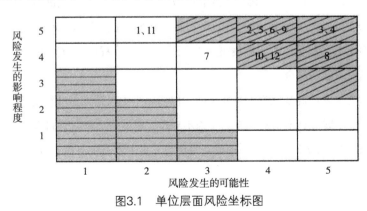

图3.1　单位层面风险坐标图

注：表中数字对应《某医院2020年度风险清单》中的风险编号。

（1）控制环境类风险

控制环境直接影响医院员工的控制意识，包括医院的目标、组织架构、决策机制、人力资源政策、权责分配办法、文化建设等方面，良好的控制环境能够帮助组织更有效地应对风险。

在所梳理的控制环境类风险中，评分结果显示，除发展规划风险为中风险外，组织架构风险、议事决策机制风险、治理结构风险、岗位责任制风险、内部管理制度风险、人力资源风险和文化建设风险都属于高风险。组织架构风险是指未确定内部控制职能部门或牵头部门；未建立各部门在内部控制中的沟通协调和联动机制；内部机构设计不科学，权责分配不合理，权责不对等，可能导致机构重叠、职能交叉或缺失、推诿扯皮、运行效率低下。议事决策机制风险是指未建立健全明确的议事决策规则，没有采用集体研究、专家论证和技术咨询相结合的议事决策办法，导致决策失败；"三重一大"事项在执行前未经过集体决策，导致"一支笔""一言堂"；未建立议事决策问责机制，或虽然建立了，但可操作性不强，执行力度不够，导致无法及时发现并纠正决策失败的问题。治理结构风险是指治理结构不完善，经济活动的决策、执行和监督未实现有效分离，增加舞弊和腐败风险。岗位责任制风险是指岗位设置不合理，岗位职责不明确，未建立岗位责任制，可能导致关键岗位缺失控制和监督，产生控制风险。内部管理制度风险是指内部管理制度制定程序不规范，质量不高，制度变更频繁，制度公开程度不够等问题导致内部管理制度不健全。

虽然发展规划风险不是高风险，但仍属于中风险，不可忽视，因为如果医院发展规划不明确或规划实施不到位，可能导致医院盲目发展，脱离实际，造成资源浪费，难以形成竞争优势，丧失发展机遇和动力。

（2）风险评估类风险

风险评估类风险属于高风险，主要风险是风险评估意识薄弱，风险评估机制不够健全和完善，风险评估工作开展困难；风险评估方法不适当，标准不明确、范围不完整，未能发现医院运营中的主要风险；未能根据风险评估结果制定适当的风险应对策略及方案，关键风险未得到有效控制。

（3）控制活动类风险

控制活动类风险属于中风险，主要风险包括审批、授权、查证、核对、复核、资产保护和职责分工等控制活动未按照相关政策或制度正确有效地实施。

（4）信息与沟通类风险

信息与沟通类风险属于高风险，主要风险是未建立各部门在内部控制中的沟通协调和联动机制，沟通不畅导致信息传递不到位，导致医院决策执行有偏差、有错误，造成医院损失。

（5）内部监督类风险

内部监督类风险属于中风险，主要风险为未建立反舞弊机制，或反舞弊工作流于形式，导致无法对舞弊事项及时识别、处理；未建立完善的内部控制建设评价机制，未能及时发现内部控制缺陷，导致内部控制目标无法实现。

2.业务层面的风险

某医院2020年度风险评估涉及的业务层面包括预算、收入、支出、采购管理、资产管理、建设项目、合同管理、信息系统管理、科研管理、医保管理、膳食管理、临床营养业务管理12个板块，各业务板块风险情况如图3.2所示。经统计，在223个业务风险中，高风险有58个，约占26%，其分布情况如图3.3。

风险发生的影响程度	1	2	3	4	5
5		24、46、47、108、124	114	110、111、113、115、118、165、191	103、104、105、109、137
4	52、53、75、210	14、49、68、83、86、90、128、131、132、168、211、212	15、55、57、60、65、66、70、98、112、117、121、122、126、133、140、141、143、144、145、148、151、153、155、167、183、189、194、213、214	22、23、48、56、58、59、63、64、85、88、89、91、94、96、106、116、119、120、123、127、138、139、146、147、149、150、152、154、181、182、184、185、186、188、190、192、195~200、209	97、166
3	13、41、42、175、179、208	25、38、45、76、80、84、87、102、125、135、171、176、178	37、50、54、61、62、67、69、71、72、73、77、78、79、81、82、92、99、107、170、177、180、220	17、18、19、20、26、27、44、74、134、142、162、169、187、193	
2	93、129	39、40、95、156、159、160、161、164、173、233、234	29、31、34、35、43、51、101、136、157、163、172、174、216、217、218、219、221、222、226、228	16、21、36、100、130、158、215、235	
1		30、33	32、224、225、227、229、230、232	28、203~207、223、231	201、202

风险发生的可能性

图3.2　业务层面风险坐标图

注：表中数字对应附件《某医院2020年度风险清单》中的风险编号。

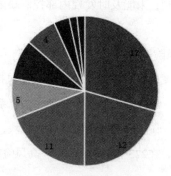

■科研管理　■建设项目　■资产管理　■采购管理　■合同管理
■信息系统管理　■预算　　■支出　　■膳食管理

图3.3　业务层面高风险分布图

（1）科研管理风险

某医院2020年度风险评估中，科研管理风险的高风险事项涉及范围较广，如实验室内部和园区暂存点实验废弃物未能及时转运，容易发生挥发及渗漏情况，造成环境污染，甚至发生爆炸，造成人员伤亡。在院内临床研究项目的评审、立项、经费管理、跟踪、结题阶段都存在高风险事项，如研究者发起的临床研究（investigator initiate trial，IIT）涉及科研合同签订和经费资助时，如未严格按照经费管理办法进行审核、签批，可能引起合同纠纷或导致经费管理混乱。

（2）建设项目风险

某医院2020年度风险评估中，建设项目风险的高风险事项主要包含基建前期管理风险、工程采购管理风险和工程实施管理风险，基建前期管理风险中，如对项目的可行性论证不客观，为院领导决策提供不科学的依据，未对项目建议书或可研报告按议事决策机制进行，甚至个人决策改变集体决策；工程采购管理风险中，如招标方式选择不当、招标文件编制不当，导致中标人实质上难以承担工程项目；工程实施管理风险中，审核签证时把关不严格，不遵守签证制度，存在少做多签的行为，损害医院利益。

（3）资产管理风险

某医院2020年度风险评估中，资产管理风险的高风险事项主要包含固定资产管理风险、无形资产管理风险和对外投资管理风险，如固定资产管理风险中接受社会捐赠事项，审批权限不恰当，或相关审核部门未严格按照制度要求进行审核，未进行集体讨论决策，可能导致违规接受捐赠事项或存在商业贿赂行为；无形资产管理风险中，未建立专利权属界定审核标准，可能会引起专利权相关纠纷；对外投资管理风险中，医院未建立对外投资相关管理制度，可能导致投资事项决策不当。

（4）采购管理风险

某医院2020年度风险评估中，采购管理风险的高风险事项主要包含采购执行管理风险、采购方式选择风险、资质审核管理风险。采购执行管理风险中，采购申请审查不严，无采购计划、无预算，或采购计划和预算编制不合理，可能导致资源的重复购置或闲置浪费；采购方式选择风险中，没有选择恰当的招标方式，规避政府采购监管，可能导致采购业务未按正规流程进行；资质审核管理风险中，厂商资质审核阶段，放宽或限制厂商准入标准，可能导致采购公正性缺失，出现廉政风险。

（5）合同管理风险

某医院2020年度风险评估中，合同管理风险的高风险事项主要包含合同订立风险、合同保险风险和合同纠纷处理风险。如合同订立风险中，医院未制定合同管理制度，制度的缺失或不完善，可能影响合同的有效性，增加合同的经营风险和法律风险，并存在潜在的舞弊风险。

（6）信息系统管理风险

某医院2020年度风险评估中，信息系统管理风险的高风险事项主要包含数据利用风险、系统使用风险、网络管理风险和数据安全风险。如系统使用风险中，因权限设置与授权管理不当等原因导致重大差错、舞弊、欺诈，给医院造成损失。

（7）预算风险

某医院2020年度风险评估中，预算风险的高风险事项为预算调整风险。如预算调整依据不充分、方案不合理，可能导致预算调整随意、频繁，使预算失去严肃性。

（七）出具风险评估报告

根据以上评估结果，某医院最终形成了《2020年度风险评估报告》，并得出了如下结论：本次纳入风险评估的共有235个风险，其中单位层面的风险12个，业务层面的风险223个。经统计，高风险共67个，约占28%，中风险140个，约占60%，低风险28个，约占12%。单位层面的高风险有9个，中风险3个。业务层面的高风险有58个，中风险137个，低风险28个。

四、某医院风险评估成效

（一）落实上级部门要求

落实《规范》和《办法》对风险评估的要求，某医院每年至少进行一次风险评估，并提交风险评估报告。

（二）提高医院职能部门对风险评估的认识和重视程度

在风险评估过程中，审计处发现各部门对风险评估的认识还不到位，一些部门仍然认为风险即问题，存在整体降低风险评分，以防被问责的趋势。某医院通过定期开展培训，逐步提升医院各部门对风险评估的认识，并采取一系列内部控制措施降低风险。

1.单位层面风险的控制措施

针对控制环境类风险中的组织架构风险，某医院根据职能目标，结合各项具体工作的内容和性质，在横向上设置机构部门，在纵向上划分管理层次，确定各部门间的分工协作关系，构建了一套完整合理的组织架构。另外，医院还根据单位决策、执行和监督工作的需要设置了内部管理机构或专设岗位，包括预算委员会、装备委员会、采购小组等。针对控制环境类风险中的议事决策机制风险，某医院严格执行国家对医院"三重一大"事项集体决策的相关要求，宏观层面，制定了《议事决策规则及会议制度》，明确了党委常委会、院长办公会的职责权限和议事决策规则；中观层面，在部分业务流程中设计了专家论证和技术咨询等控制活动；微观层面，设置了各类工作小组以集体讨论的形式对重要事项进行商议和决策。针对控制环境类风险中的内部管理制度风险，某医院制定了《机构设置管理办法》，印发了制度汇编，进一步健全了内部制度和机构设置，并做好制度的定期修订和更新。

针对内部监督类风险，某医院建立了反舞弊机制，纪委办公室·监察处负责纪检监察，财务部负责财会监督，国有资产管理部负责医院资产和下属企业的监督，审计处在对经济业务开展专业监督的同时，对内部控制进行评价，并将内部控制评价结果视为审计发现问题进行管理。

2.业务层面风险的控制措施

（1）科研管理控制措施

某医院发布了《科研实验室安全与环保管理制度》，成立了生物安全委员会，进一步规范了科研实验室安全与环保管理，对实验室安全风险进行了有效管控。某医院建立了院科两级学术审查机制和风险分级伦理审查机制，制定了国际标准临床研究方案、伦理申请和知情同意模板，且在合同签订时，优化合同审查机制和签订流程，降低合同纠纷概率。

（2）建设项目管理控制措施

某医院制定了《基本建设项目院内比选管理办法》《基本建设项目公开招标及政府采购管理办法》《基本建设项目合同管理办法》等多项制度，进一步完善了基本建设制度，推进招标规范化，合同管理标准化，并建立了院外专家咨询库，对招标文件、技术条款、招标控制价等内容进行专业论证和评审，降低建设项目风险。

（3）资产管理控制措施

某医院印发了《国有资产使用管理办法》《知识产权管理办法（试行）》，从制度上进一步规范了国有资产使用管理，提高资产使用效益，防止国有资产流失，保证国有资产安全与完整。

（4）采购管理控制措施

某医院制定了《设备物资院内采购执行工作规范》《设备物资政府采购执行工作规范》以及《信息类产品采购执行实施细则》，完善了采购制度及流程，建立了多部门协同的评估论证机制，提高了论证和采购质效。

（5）合同管理控制措施

某医院设法律事务办公室，职责是对合同内容进行合规性审查，在内部线上平台建设"合同登记"功能，要求登记合同签订主体、涉及主要事项、合同金额、付款方式、合同生效时间等主要要素，提高了合同管理的信息化水平。

（6）预算管理控制措施

某医院按照上级部门的要求，全面贯彻落实预算一体化总体要求，转变预算管理理念，强化预算管理，提升资源配置质效。国家力量的加持，极大程度地改变了预算管理面临的风险环境，倒逼医院预算管理水平提升，相关风险得以降低。

（三）对风险进行排序和统一管理

某医院全面了解医院的整体风险现状后，评估可能性及影响程度，确定风险管理优先等级，统一医院各个层面对风险的认识，并系统性地采取措施进行管理。

五、某医院风险评估工作评议

（一）某医院风险评估工作的亮点

1.风险涵盖板块较全面，参与部门多

鉴于某医院在内部控制建设中涵盖了关键经济业务板块，并持续拓展其覆盖范畴，相应的风险评估工作也呈现出广泛性。这种评估不仅涉及承担内部控制建设和风险管理的本部门，还吸纳了行政部门和监督部门等多方参与，从而确保了评估工作的多维度和结果的客观性。

2.客观反映出某医院的高风险领域

通过风险评估识别出的高风险业务板块，比如科研管理风险、建设项目风险、采购风险、资产管理风险、合同管理风险、信息系统管理风险等，均系某医院在业务领域、审计工作中或内部控制评价中识别出的易于出现问题的风险领域。这些风险领域的发现体现了评估结果与实际情况的高度一致性，反映出了评估过程的客观性和严谨性。

（二）某医院风险评估优化空间

1.调查对象的优化

鉴于本次调查以部门整体为单位进行，且多数部门仅对其负责的业务板块进行评价，导致每个风险的评分样本数量较少。因此，某医院依据谨慎性原则，选择最高评分作为最终评分。为了优化调查对象，医院可以从以下两个维度入手：一是人群的横纵向拓展。在纵向上，应该涵盖从院领导到基层员工的各个层面；在横向上，12个业务板块牵头部门之外的其他部门也可参与评估。二是调查对象以人为单位，可以在一定程度上避免个体意见被集体意志统筹。调查对象优化后，每个风险将得到来自院领导、业务牵头部门、业务一线员工、业务服务对象等多个人群的评估，从而增强评估结果的客观性。

2.调查方式有待优化

由于某医院采用的是记名调查的方法，多数职能部门对其牵头业务以外的风险进行评估时有所顾虑，出现了大多数职能部门在评估时"自扫门前雪"的现象。解决这一问题的方法是采用无记名问卷调查的方式，打消调查对象的顾虑，调动他们参与医院风险评估的积极性，充分发表自己的意见。

3.风险评估的范围未包含重要的业务板块

虽然某医院内控建设涵盖了大部分经济业务板块，但医疗业务、教学业务、医联体医务、互联网医疗业务板块还未涉及，不满足《办法》的要求。不论相关板块的业务是否已纳入内部控制手册，为保证风险评估的全面性，风险识别时，医院均需要全盘考虑，不能遗漏任何业务板块。

4.风险评估结果的应用有待提高

某医院的风险评估报告中暴露的高风险领域多为医院管理的难点、痛点，相关的管理改革本就在艰难地推进中，医院并未专门根据风险评估结果有针对性地安排后续的内部控制建设工作，长此以往将导致风险评估流于形式，风险评估结果的应用有待提高。医院风险评估工作小组可根据风险评估报告，提出内部控制建设重点任务清单，报医院决策机构审议通过后执行。

第四章

单位层面内部控制建设

　　单位层面的内部控制在医院管理体系中占据着至关重要的地位。其不仅是医院内部控制的顶层设计，还为业务层面的内部控制提供了一个坚实的基石与优越的环境。单位层面的内部控制直接决定了业务层面内部控制能否有效实施与顺畅运行，对于整个单位内部控制效果的发挥和控制目标的实现起着关键性作用。从过往的内部控制实践经验来看，内部控制建立和实施效果较好的单位，无一不得益于领导的高度重视、组织结构的合理配置、切实可行的制度体系以及完善的决策机制等。因此，为了全面提升和优化医院的内部控制体系，医院应特别关注单位层面的内部控制建设，以确保其稳固与高效。

　　本章主要从组织架构建设、工作机制建设、内部管理制度建设、关键岗位及人员建设、会计系统建设及信息系统建设六个方面，以理论与案例相结合的形式讲述如何进行单位层面的内部控制建设。

第一节 组织架构建设

一、医院组织架构概述及建设要求

（一）组织架构概述

医院组织架构是为实现医院功能、战略目标而设计的一种分工协作体系，它通过职责规划和机构、岗位的设置来搭建医院最基本的职、责、权运行框架，明确约定医院内部机构、岗位的性质以及彼此之间的关系，是清晰界定医院每个内设机构、岗位在组织中具有什么地位、拥有什么权力、承担什么责任、发挥什么作用的基本依据。医院组织架构是否合理，对于医院功能的实现和医院的生存发展起着至关重要的作用。通常，医院在组织架构设立的同时就确定了医院功能和战略归属、内设机构组合和对应职责、授权路径、管控跨度以及管理流程等。因此，医院组织架构也是医院进行科学决策、高效运行和权力制衡的基础。

（二）组织架构的建设要求

1.科学合理设置组织架构

《办法》明确指出，单位层面内部控制建设包括内部管理机构设置及职责分工。医院组织架构设置是单位层面内部控制的顶层设计，是决定内部环境、开展风险评估、实施控制活动、有效信息沟通和进行内部监督的重要载体。同时，《规范》第三章第十三条要求，单位应当单独设置内部控制职能部门或者确定内部控制牵头部门，负责组织协调内部控制工作，充分发挥财务、设备、基建、科技、国资等关键部门在内部控制中的作用，使其积极配合对涉及本部门的经济活动及业务流程进行风险评估和梳理。

2.完善医院内部控制治理结构

从完善医院内部控制治理结构而言，就是要确保内部权力运行的全过程中，决策权、执行权及监督权既相互协调配合，又相互分离、相互制约、相互监督。组织架构设置的目的是服务于组织的功能和战略实现，其核心就是对组织内部的权责进行分配，通过运用归口管理、授权管理、不相容职务分离等方法将相关业务活动的决策、执行和监督三权在内设机构之间和不同岗位之间进行合理分配。

根据决策、执行和监督三类权力在内设机构之间的分配情况，可将医院的内设机构划分为三类，即医院决策机构、医院执行机构及医院监督机构。

（1）医院决策机构

决策机构是医院权力的中心，对保障内设机构高效运行起着关键作用。医院可成立各类工作委员会，对工作中的重大问题进行研究。同时，通过建立健全议事决策制度确保涉及医院"三重一大"的各项决策程序符合要求。

（2）医院执行机构

执行机构是医院决策的具体承办部门，负责梳理本部门的业务活动和流程，对风险进行识别评估并采取有针对性的控制措施，并确保各项制度及要求的执行。

（3）医院监督机构

监督机构是医院内部控制得以有效实施的重要保障。监督机构发挥监督职能，是及时发现问题并进行纠正与改进的关键。

二、医院组织架构建设案例

某医院结合其"十四五"发展规划，实施横向划分临床医技科室与行政职能部门，同时纵向设立决策机构、执行机构及监督机构的组织架构建设，以达到合理、稳定、完整的组织架构目标。其中关于决策机构的具体内容，在本章第二节中有更详细的阐述。

（一）某医院内部机构设置融入内部控制理念

某医院根据实际业务特点和管理要求，按照"职责明确、分工合理、机构精简、权责一致"的原则设置内设机构。该医院的执行机构包括61个临床医技科室（含专病中心）和39个职能部门。

临床医技科室的主要职责：依法组织开展学科范围内的相关医疗执业活动，为患者提供诊疗、护理、康复和健康咨询等服务；负责提高本科室质量管理和患者服务水平；开展学科建设、医学教育、人才培养和科研工作；承担医院交办的其他工作。

职能部门的主要职责：执行医院管理决定；执行、细化医院在医疗、教学、科研、护理、信息、行政、后勤等方面的管理制度；为医院业务发展及学科建设提供决策依据与管理支持。该医院的职能部门又可以分为党群和行政两类，如图4.1和图4.2所示。在职能部门中，该医院单独设立监督部门。纪委办公室依据党章和党内法规，对该医院党风廉政建设和反腐败工作履行监督责任；监察处依法对监察对象进行遵纪守法、廉政勤政的工作效能进行监督；审计处依法独立行使审计职权，对该医院的经济活动进行审计。

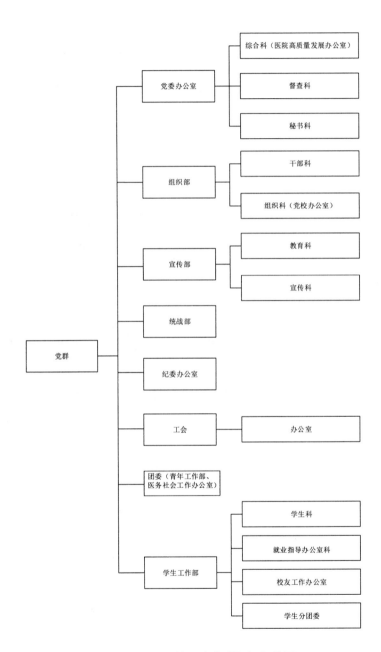

图4.1　某医院党群组织架构图

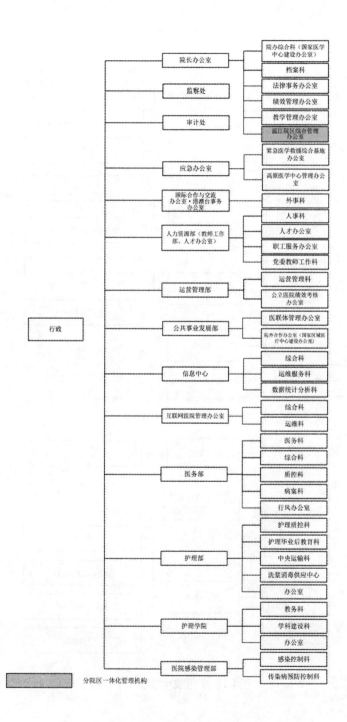

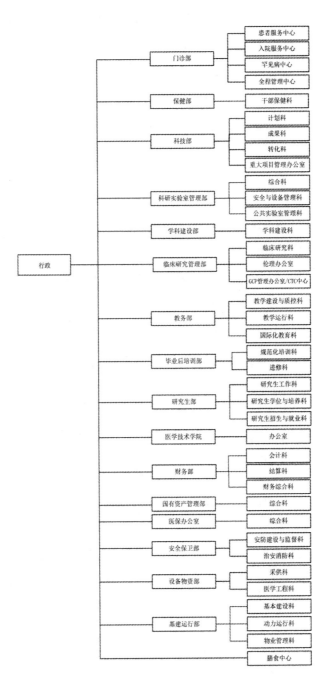

图4.2 某医院行政组织架构图

（二）某医院领导班子成员职责权限融入内部控制理念

某医院实行党委领导下的院长负责制。医院党委发挥把方向、管大局、作决策、促改革、保落实的领导作用，党委书记主持党委全面工作，是医院党建工作的第一责任人，医院党政领导班子其他党员成员严格落实"一岗双责"。院长是医院运营管理的第一责任人，在医院党委领导下，全面负责医院医疗、教学、科研、行政管理工作，副院长负责协助院长分管相关工作。医院纪委在医院党委和上级纪委的领导下，全面落实监督执纪问责职责，纪委书记是履行医院党风廉政建设监督责任的第一责任人。领导班子成员职责划分充分考虑了决策权、执行权和监督权的分离，各领导班子成员分工如表4.1：

表 4.1　某医院院领导分管职能部门图

职务	负责职能	分管部门
党委书记	主持党委全面工作	党委办公室、组织部
党委常务副书记	学生思政教育工作	学生工作部，协助分管组织部
党委副书记兼纪委书记	纪检监察工作	纪委办公室·监察处
党委副书记	宣传思想、意识形态、群团工作	宣传部、统战部、工会、团委·青工部·医务社工办，协助分管党委办公室
院长	主持行政全面工作	审计处、院长办公室、运营管理部、保健部
常务副院长A	人事和科研工作	人力资源部、科技部、科研实验室管理部
常务副院长B	信息化建设、医联体建设及对外联络与合作、财经工作	信息中心、公共事业发展部、财务部、互联网医院办公室，协助分管运营管理部
副院长A	医疗保险、国资管理和科技产业、基本设施建设与运行工作	医保办公室、国有资产管理部、院属企业、基建运行部

续表

职务	负责职能	分管部门
副院长B	医学教育和国际交流合作工作	护理学院、医学技术学院、国际合作与交流办公室·港澳台事务办公室、教务部、研究生部、临床技能中心
副院长C	医疗服务和行风建设工作	医务部、护理部、医院感染管理部、行风办公室、应急办公室
副院长D	学科建设、门诊医疗服务与互联网医疗、毕业后与进修生教育工作	学科建设部、门诊部、毕业后培训部
副院长E	临床研究和服务保障工作	临床研究管理部、安全保卫部、设备物资部、膳食中心

（三）某医院院级议事协调机构融入内部控制理念

某医院为推进治理体系和治理能力现代化，促进医院议事协调机构运行规范高效，设立了71个院级议事协调机构，每一个院级议事协调机构均明确了人员组成、工作职责，并通过发布红头文件确保议事协调机构的权威性。

如某医院为推进医院药品采购流程运行高效与规范，严格按照规定要求成立了药事管理委员会（图4.3）。该委员会负责讨论和决策医院药事领域的重要问题，并对药品的科学管理和合理用药进行监督与指导。

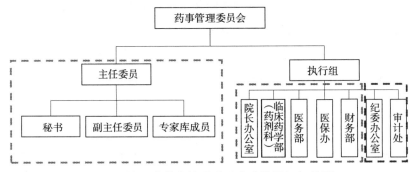

图4.3　某医院药事管理委员会建设组织架构图

1.医院药事管理的决策机构

该院药事管理委员会（以下简称"药管会"）设主任委员1名，由医疗机构医疗业务主管负责人担任；副主任委员若干名，其中临床药学部主任（药剂科）必须任副主任委员；药管会专家库成员由具有高级技术职务任职资格的药学、临床医学、医院感染管理和医疗行政管理等方面的专家组成，包括但不限于各临床、医技科室的主任、书记，各亚专业的组长。

药管会讨论决定医院药品使用和管理方面的重要问题，包括质量安全监管、药品动态监测；根据医院实际用药需求，确定药品进选引进范畴和基本原则，审议遴选优质品种入选《医院基本用药目录》；讨论不适宜药品的退出；总结、检查、安排药事管理相关工作；定期分析本机构药物使用情况，组织专家评价本机构所用药物的临床疗效与安全性，提出淘汰药品品种意见。

在医院药事管理中，各项事务需通过召开药管会会议进行讨论和决策。出席委员在四分之三以上时，会议方可召开；会议决议获得参加会议的一半以上委员投票赞成，方可公布执行。

2.医院药事管理的执行机构

药管会下设执行组，执行组在其权限范围内履行相关职能。执行组人员与药管会的成员无重合，做到决策与执行的不相容岗位分离。比如，在新药遴选业务中，药管会决定引进新药品种后，各项工作按规定分别确定牵头部门，由牵头部门协同该流程所涉及的部门开展相关业务活动。新药资料接收环节由院长办公室主任负责，新药品种相关信息的复查与提供由临床药学部（药剂科）主任负责，医保信息的确认由医保办主任负责，新药初评工作由医务部部长负责，物价收费信息由财务部部长负责。

3.医院药事管理的监督

在监督方面，医院指定专职部门负责，以便及时发现医院药事管理在内部控制建设和实施过程中的问题以及薄弱环节，督促其整改完善。

比如，在新药遴选引进工作中，各环节主责部门履行职能监管责任，纪委办公室、审计处按照"权责分散，程序可控"原则履行专职监督责任。

第二节　工作机制建设

一、工作机制建设概述及建设要求

（一）工作机制建设概述

公立医院应当构建一个以内设机构为载体的工作机制，建立科学且高效的执行流程以及完善的制度规范，并通过监督和评价来激励程序和规范的有效执行，以此实现内部权力的平衡与制约。从单位整体层面看，医院应该设置"三权"分离、风险评估、议事决策、相关部门沟通协调等关键工作机制。

其中，"三权"分离工作机制是指决策权、执行权、监督权相互分离，决策、执行、监督的过程和岗位相互分离。风险评估工作机制是指定期对风险进行评估，明确风险点，采取必要措施控制风险，防患于未然。议事决策工作机制是指制定议事决策的工作流程，针对不同级别的决策事项明确审批权限，规定具体的决策原则。相关部门沟通协调工作机制是指内设部门横向之间及与下属单位间的衔接和联系机制，以保证内部控制在分权的基础上充分高效地协作。

（二）工作机制的建设要求

针对"三权"分离工作机制，《关于全面推进行政事业单位内部控制建设的指导意见》指出，要加强内部权力制衡，规范内部权力运行。单位应当根据自身的业务性质、业务范围、管理架构，按照决策、执行、监督相互分离、相互制衡的要求，科学设置内设机构、管理层级、岗位职责权限、权力运行规程，切实做到分事行权、分岗设权、分级授权，并定期轮岗。

针对风险评估机制，《办法》第十六条规定："风险评估至少每年进行一次；外部环境、业务活动、经济活动或管理要求等发生重大变化的，应当及时对经济活动及相关业务活动的风险进行重新评估。"第十七条规定："医院内部审计部门或确定的牵头部门应当自行或聘请具有相应资质的第三方机构开展风险评估工作，风险评估结果应当形成书面报告，作为完善内部控制的依据。"

针对议事决策机制，《规范》第十四条规定："单位应当建立健全集体研究、专家论证和技术咨询相结合的议事决策机制。重大经济事项的内部决策，应当由单位领导班子集体研究决定。重大经济事项的认定标准应当根据有关规定和本单位实际情况确定，一经确定，不得随意变更。"

针对相关部门沟通协调机制，《办法》第十九条规定："单位层面的风险评估应当重点关注的内容……是否建立部门间的内部控制沟通协调和联动机制等。"第三十二条至第三十七条对基本建设业务、合同业务、医疗业务、科研业务、教学业务、互联网医疗业务等方面提出建立沟通配合机制的要求。

二、医院工作机制建设案例

以议事决策机制为例。某医院作为国家卫生健康委委属委管医院，切实加强党的全面领导，推进医（学）院治理体系和治理能力现代化，推动会议决策科学化、民主化、制度化，根据上级有关文件精神，积极健全完善医院议事决策制度，包括议事成员构成，决策事项范围，投票表决规则，决策纪要的撰写、流转和保存规则，以及对决策事项贯彻落实的监督程序等。

（一）确定议事决策原则

在决策过程中，某医院始终坚持民主集中制原则。议事决策会议主要包括党员代表大会、全委会、常委会会议和院长办公会议。鉴于该医院与临床医学院实行"两块牌子、一套班子"的领导管理体制，临床医学院相关事宜由党政联席会会议进行讨论和决策。对于所有重大问题，该医院都遵循集体领导、民主集中、个别酝酿、会议决定的原则，在充分讨论的基础上，按照少数服从多数的原则形成决议或决定。

（二）明确议事决策范围

某医院根据《关于印发公立医院党委会会议和院长办公会议议事规则示范文本的通知》，结合自身实际，建立《议事决策规则及会议制度》，明确党委会会议、院长办公会议、党政联席会会议的决策范围。结合实际情况确定的重大经济事项主要包括职工薪酬分配及福利待遇和关系职工权益的重要事项；对外投资事项、年度财务预算方案、决算情况的审定和预算执行与决算审计；重要资产处置、重要资源配置；对医（学）院发展、规模条件等产生重要影响的项目安排及大额度资金使用事项，并明确一经确定，不得随意变更。

（三）执行议事决策程序

1.议事决策前

关于拟提交会议决议的事项，某医院在会前开展深入调查研究，并广泛充分听取各方面意见和建议。为确保政策的合法合规性，某医院进行了相应的审查和风险评估，同时也进行了充分的讨论，并征求有关院领导的意见。针对专业性、技术性较强的重要事项，某医院邀请了专家进行评估，并进行了技术、政策、法律等多方面的咨询。对于涉及医疗、教学、科研业务的重要事项，某医院充分听取专业委员会等学术组织和管理、咨询组织的意见。对于涉及职工切身利益的重要事项，某医院通过基层党组织、职工代表大会或其他方式，广泛征求了职工的意见和建议。在集体决定重大事项前，决策成员内部，包括党委书记、院长和有关领导班子成员，都进行了个别酝酿和充分沟通，并坚持院党委书记和院长定期沟通、院领导班子定期工作会商机制，以进一步提升决策质量和效率。

2.议事决策中

在决策过程中，某医院始终坚持民主集中制的原则。当讨论和决定问题时，某医院遵循少数服从多数的原则。为确保会议的合法性和有效性，会议的召开必须有半数以上应到会人员出席。与议题相关的人员可以列席会议，他们有权发表意见，但不具备表决权。在讨论时，某医院坚持一题一议的原则，逐项讨论并通过。由提出议题的部门分管院领导汇报，与会人员充分发表意见并明确表态。院党委书记末位发言表态后，会议主持人根据讨论的情况进行归纳和总结，提出明确意见。当决定重大问题时，某医院根据具体情况采取口头、举手、无记名投票或记名投票等方式进行表决。只有当赞成人数超过应到会人数的半数时，决策方可通过。为了确保透明和可追溯性，会议过程中将详细记录参与人员与相关意见。

3.议事决策后

关于重大经济事项的内部决策，某医院由医院办公室形成书面决策纪要，如实反映议事过程和每一位议事成员的意见，以确保责任的明确划分。在纪要完成后，某医院要求所有议事成员对内容进行核实，并在确认无误后签字认可。随后，相关人员对决策纪要及时归档，并妥善保管。会议通过相关决策后，应形成决议或决定文件。对于适合公开的内容应根据有关规定及时予以公开。未经授权，与会人员不得擅自向外传播或泄露会议内容。对于需保密的会议内容和尚未正式公布的会议决定，相关人员应当遵守保密规定，确保信息的安全性和机密性。

（四）议定事项执行与监督

某医院高度重视决策落实，通过建立健全督查评估和反馈机制，确保决策执行的效率和效果得到全程跟踪，防止决策流于形式，维护其权威性。同时，某医院建立决策问责制度，对经济活动中出现的重大决策失误、未履行集体决策程序和不按决策执行业务的行为，依规追究相关人员的责任。

某医院遵循集体领导和个人分工负责相结合的原则，院领导须根据分工，在各自职责范围内牵头负责决策的贯彻落实，并督促分管部门严格执行会议的决定。对执行不力的部门或个人，某医院依照有关规定问责追究，让决策效果与相关人员的职务升降和经济奖惩挂钩，以促进决策得以严格落实与执行；决策执行过程中需作重大调整的，需提交至会议进行决策；需要复议的，应重新提交议题进行讨论。

此外，某医院致力于构建多元化的监督体系。通过加强党委的全面监督，发挥党内监督及纪委的职能，同时充分利用教职工代表、民主党派和无党派代表人士及群团组织的行政监督力量，健全教职员工参与民主管理和监督的工作机制，充分发挥医（学）院党办督查科专责督查作用，坚持并完善责任追究制度，以确保医院各项工作的顺利进行。

第三节　内部管理制度建设

一、医院内部管理制度概述及建设要求

（一）医院内部管理制度概述

医院内部管理制度是医院为规范医疗技术、医疗服务、医院管理等活动所制定的各种规则的总称，是政府治理机制在医院管理的具体体现，更是医院实施科学管理、高效运营、高质量服务的保障。一个全面

而高效的医院内部治理制度体系必须在国家法律法规的框架之下，并与医院战略目标、医院文化相一致，覆盖党的建设、组织结构、决策机制、业务运行、患者服务、后勤保障和文化建设等多个方面。这一制度体系应具备全局性及系统性，既要科学、完整、规范，又要宽严适度、合理、可行、可操作。加强医院制度建设，规范医院制度管理体系，是医院由粗放型管理向精细化管理转变，实现医院可持续发展的重要保障。

（二）医院内部管理制度的建设要求

2016年8月，在全国卫生与健康大会上，习近平总书记将建立现代医院管理制度作为基本医疗卫生制度的五项重点任务之一。

2017年，国务院办公厅发布的《现代医院管理制度》开启了现代医院管理制度建设序幕，从完善医院管理制度、建立健全医院治理体系、加强医院党的建设三方面提出20项具体措施。其中，完善医院管理制度就有13项改革任务，要求医院应制定章程，规范内部治理结构和权力运行规则，提高医院运行效率；健全医院决策机制，保证党组织意图在决策中得到充分体现，发挥专家治院作用；健全民主管理制度，职工参与民主决策、民主管理和民主监督；健全医院医疗质量安全、人力资源、财务资产、绩效考核、人才培养培训、科研、后勤、信息等核心管理制度，提高医院科学管理水平；加强医院文化建设，塑造行业清风正气；全面开展便民惠民服务，构建和谐医患关系。

2020年12月，为规范公立医院经济活动及相关业务活动，有效防范和管控内部运营风险，建立健全科学有效的内部制约机制，国家卫生健康委员会和国家中医药管理局组织制定了《办法》，其中第二十一条指出，"单位层面内部控制建设主要包括：单位决策机制，内部管理机构设置及职责分工，决策和执行的制衡机制；内部管理制度的健全；关键岗位管理和信息化建设等"；第二十四条也指出，"医院应当建立健全内部管理制度，包括运营管理制度、组织决策制度、人事管理制度、财务资产管理制度、内部审计制度、安全管理制度等,并将权力制衡机制嵌入各项内部管理制度"。

二、医院内部制度建设案例

（一）规范化、体系化开展内部制度建设的背景

某医院作为一家职工人数上万的公立医院,其有序运营离不开与其发展相适宜的制度保障。某医院印发的制度汇编(2015版)包括了608个制度,有1 300多页。然而,在2017年,财政部发布通知,要求填报《2016年行政事业单位内部控制报告》,在建立健全内部控制制度情况板块需要勾选是否有经济业务相关的制度,如果有,还需填报制度的名称、制度制定的政策依据以及制度主要管控的风险点。

某医院在面临新要求时,暴露出制度质量不高的问题。为此,该医院趁此机会,积极推进制度建设的系统化和规范化进程。

（二）内部制度建设的过程及成效

为了实现对某医院各项规章制度的规范化管理,包括其制定、公布、解释及修改等环节,某医院领导班子决定由两办协同,共同制定制度制定的纲领性文件《规章制度制定的暂行办法》,统领医院各类制度的"废、改、立"工作。《规章制度制定的暂行办法》从流程和内容两方面为制度的制定做了示范。在流程方面,包括立项、起草、征求意见、审查、印发五个阶段;在内容方面,涵盖总则,规章制度的分类,规章制度的制定,规章制度的修改/废止,规章制度的发布、汇编、归档,规章制度的贯彻执行,附则共七章二十六条。第一章总则部分,明确了规章制度的制定依据、定义以及遵循的原则,规定了各职能部门及院内集体组织、分管院领导和两办的工作职责。第二章规章制度的分类,从性质和内容上明确某医院的规章制度分为四类,包括规定、办法、方案/指南/细则/规程/解释、补充规定,并进行了概念区分。第三章规章制度的制定,包含了立项、起

草、征求意见、审查、印发五个环节。第四章规章制度的修改/废止，明确了修改/废止规章制度的情形、流程、发布形式。第五章则是对规章制度的发布、汇编、归档进行了规定。第六章规章制度的贯彻执行阐述了主责部门的职责以及修改完善的情形等内容，第七章附则介绍了制度的解释部门及生效。

　　《规章制度制定的暂行办法》的制定过程，充分融入了内部控制的思想。形式上，该制度一是严格遵循国务院2017年修订的《规章制定程序条例》等相关法规，做到有据可依；二是经过制度发文流程，制度赋予文号并主动公开，体现了制度制定的严肃性和权威性。内容上，该制度涵盖了关键环节与关键管控点，体现风险意识与风险应对。例如，在立项环节，要求主责部门负责人对制度的立项进行初步审核，并由分管院领导进行再次审核；在起草环节，负责起草的部门经过内部充分论证后形成草案，部门负责人签字确认，以确保草案的科学性和合理性；在征求意见环节，明确不同制度的征求意见范围，并对收集到的意见进行回复，以降低制度执行难度；在审查环节，由两办对拟发文的规章制度送审稿进行形式和程序审查，以降低程序不合规导致制度失效的可能性；在印发环节，则是按照医院发文流程由主责部门拟稿人在OA中发起申请→拟稿部门负责人初核→院办综合科校核→院办主任审核→院领导签发→发文登记员编号→拟稿人校稿→文印室排版印制。在各环节中，运用了授权与审批、不相容职务相分离的控制方法。某医院将《规章制度制定的暂行办法》流程化，如图4.4所示；同时，该流程也进行了表单化，见表4.2和表4.3。

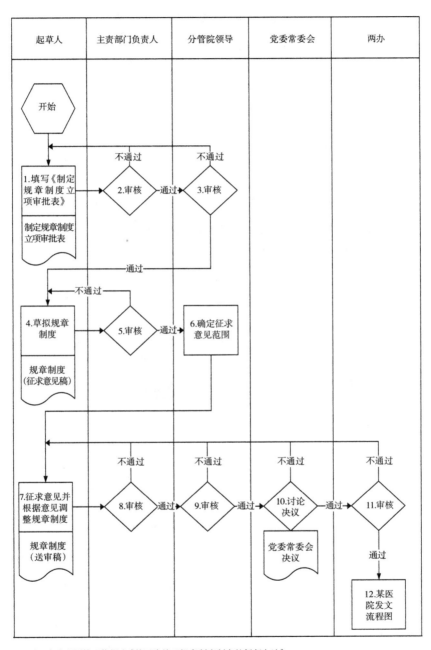

注: 本流程图管理依据为《某医院关于规章制度制定的暂行办法》。

图4.4 某医院规章制度制定流程图

表 4.2 某医院制定规章制度立项审批表

	主责部门		起草责任人		联系方式	
立项	拟制定规章制度名称					
	拟制定规章制度的背景和必要性					
	拟制定规章制度的依据					
	拟规章制度的主要内容	（若内容较多，可作为附件附于表后）				
	联合起草部门（如有）		联合起草责任人		联系方式	
	拟完成时间					
	立项审核	（是否同意立项） 主责部门负责人： 年　　月　　日		（是否同意立项） 分管院领导： 年　　月　　日			
起草	规章制度草案内容	（作为附件附于表后） 主责部门负责人： 年　　月　　日					
征求意见	征求意见范围	分管院领导： 年　　月　　日					
	送审稿审核	主责部门负责人： 年　　月　　日		分管院领导： 年　　月　　日			
审查	两办审查意见			年　　月　　日			

表 4.3　某医院修改／废止规章制度立项审批表

	□修改　　□废止				
立项	拟修改/废止规章制度名称				
	该规章制度生效时间				
	修改/废止的原因				
	拟修改条款、修改主要内容	（仅修改时填写）			
	主责部门		起草责任人	联系方式	
	联合起草部门（如有）		联合起草责任人	联系方式	
	拟生效时间				
	审核	（是否同意立项） 主责部门负责人： 　　　　年 月 日		（是否同意立项） 分管院领导： 　　　　年 月 日	
征征求意意见见	征求意见范围	分管院领导： 　　　　年　月　日			
	送审稿审核	主责部门负责人： 　　　年 月 日		分管院领导： 　　　年 月 日	
审查	两办审查意见	年　　月　　日			

第四节　关键岗位及人员建设

一、医院关键岗位及人员概述及建设要求

（一）关键岗位及人员概述

关键岗位是指在医院内部管理、业务开展、对外服务过程中对单位职能履行起重要作用，如承担重要工作责任，掌握单位业务所需关键技能，与单位管理目标的实现密切相关，并且在一定时期内难以通过内部人员置换和外部人才供给所替代的一系列重要岗位。关键岗位人员即是承担关键岗位工作的人员。

关键岗位与其他岗位相比具有以下几个特征：责任重，数量少，工作内容复杂，任职资格的要求高，可支配的资源多，对医院管理目标实现的贡献率高。识别关键岗位有如下重要意义：第一，能够使单位战略目标更明确地向关键岗位进行传递，从而充分发挥关键岗位员工管理、技术等方面的能力，确保单位战略目标最终实现；第二，有助于员工全面认识单位内部关键岗位设置，使内部岗位相对价值关系保持一致性，确保单位内部薪酬合理分配，并科学实施人力资源差异化管理；第三，有助于单位创建优秀的组织结构，有效避免单位关键岗位人才流失，进而避免单位因关键岗位人才缺位导致的运行异常。

公立医院关键岗位既是医院有效开展经济活动的重要保障，也是医院舞弊和腐败的高发领域，医院应当加强关键岗位控制，防范职务舞弊和腐败，提高医院运行效率和效果。

（二）关键岗位及人员的建设要求

针对关键岗位，《规范》第十五条指出："单位应当建立健全内部控制关键岗位责任制，明确岗位职责及分工，确保不相容岗位相互分离、相互制约和相互监督。单位应当实行内部控制关键岗位工作人员的轮岗制

度，明确轮岗周期。不具备轮岗条件的单位应当采取专项审计等控制措施。"内部控制关键岗位主要包括预算业务管理、收支业务管理、政府采购业务管理、资产管理、建设项目管理、合同管理以及内部监督等经济活动的关键岗位。《办法》在《规范》的基础上进一步指出，医院内部控制关键岗位还包括：运营管理、医保结算管理、绩效奖金核算管理、人力资源与薪酬管理、医教研防业务管理以及内部监督管理等。在预算、收入、支出、采购、资产管理四个业务板块，《办法》明确要求要配备关键岗位人员，明确岗位的职责权限，确保不相容岗位互相分离。

针对关键岗位工作人员，《规范》要求内部控制关键岗位工作人员应当具备与其工作岗位相适应的资格和能力，单位应当加强内部控制关键岗位工作人员业务培训和职业道德教育，不断提升其业务水平和综合素质。《办法》则要求医院加强关键岗位人员的管理和业务培训，明确岗位职责和业务流程，关键岗位人员应当具备与其工作岗位相适应的资格和能力，建立定期轮岗机制。

二、医院关键岗位及人员建设案例

医院设置关键管理岗位后，关键岗位人员的准入、能力提升、奖励、惩罚都是关键岗位及人员建设的重要内容。由于岗位风险发生的可能性和造成的影响都会更大，控制风险也是关键岗位及人员建设过程中的重要内容。本案例仅以轮岗为例，介绍某医院关键岗位人员的建设实践。

（一）某医院关键岗位人员轮岗背景

在2016年度行政事业单位内部控制报告编报工作要求中，仅考察重点领域关键岗位的轮岗情况，并勾选是否建立干部交流和定期轮岗制度。由于内部控制最早起源于财务内部控制，某医院的财务部门拥有较强的风险和内控意识，制定了某医院的《会计人员岗位轮换（轮岗）制度》，按时对会计人员进行轮岗和培训。财务轮岗制度及轮岗记录材料的报送，为某医院当年内部控制报告取得较高评级起到了正面作用。

随着内部控制建设对关键岗位轮岗重视程度的提高，在2018年度行政事业单位内部控制报告编报工作要求中，除了要求填报单位层面关键岗位定期轮岗情况外，还在业务层面内部控制板块考察包括预算、收支、政府采购、国有资产、建设项目、合同业务管理六个方面的关键岗位轮岗情况。彼时某医院尚未对轮岗机制建设给予足够的重视，有四个板块未进行轮岗，在内控报告系统自动评价中被认定为轮岗不到位，并被建议对重点领域的关键岗位进行干部交流和定期轮岗管理，对不具备轮岗条件的关键岗位采用专项审计等控制措施。某医院充分重视内控报告反映出的问题，随即系统性地开展了关键岗位人员轮岗管理工作。

（二）某医院关键岗位人员轮岗做法与成效

1.轮岗机制建设

2020年，某医院内控办公室在内控领导小组会议上汇报了近三年内控报告发现的问题以及问题可能产生的后果，使医院领导充分认识到重视关键岗位轮岗机制建立的重要性和必要性。某医院的主要负责人作为内部控制领导小组组长，积极支持建立健全医院内部控制关键岗位的轮岗制度，要求人力资源部牵头制定具有全局性的医院轮岗制度。轮岗制度要结合实际情况，一方面要遵循医院经济业务活动控制的重要性、制衡性原则，防范错误、舞弊，预防腐败；另一方面，也要考虑到部分业务流程较为复杂，涉及较多专业知识，相关岗位人员往往需要较长的学习期才能承担相关工作，若频繁轮岗会对相关业务工作的开展形成一定阻碍。

2.轮岗制度制定

对于轮岗，暂无上级制度明确规定各类人员的轮岗周期。某医院人力资源部在草拟制度前进行了大量调研，咨询了医院组织部、财务部、纪委办公室、监察处、审计处等部门，并依据《中华人民共和国监察法》《党政领导人员选拔任用工作条例》《事业单位领导人员管理暂行规定》等相关法规制度，结合医院工作实际，于2020年底印发了《某医院关键岗位工作人员交流轮岗暂行规定》（以下简称《交流轮岗规定》）。

　　《交流轮岗规定》明确了交流轮岗的范围与对象，从内部控制角度和监察角度对关键岗位进行了界定，并要求各部门根据自身职责，明确需要交流轮岗的关键岗位，确定交流轮岗的具体人员名单，统筹制定交流轮岗计划，经分管院领导同意后报送人力资源部审核，并由医院批准，批准结果分送医院人力资源部、纪委办公室、监察处、内控办公室以及相关部门备案。

　　《交流轮岗规定》对交流轮岗的条件和程序进行了规范，包括轮岗方案的制定、工作交接、报到、轮岗期工作考核，其中轮岗方案包括轮岗岗位、轮岗对象、轮岗开始时间、岗前培训安排、轮岗导师、沟通计划、工作目标、定期考核评估等内容。

　　3.对关键岗位的轮岗情况进行督查

　　为加强医院廉洁风险管理，强化对重点领域和关键岗位工作人员的管理与监督，《交流轮岗规定》发布后，在2021年下半年，经分管院领导批示后，某医院纪委办公室、监察处和审计处组成联合督查小组，向医院人力资源部下发《关键岗位交流轮岗工作专项督查的通知》，对2021年关键岗位交流轮岗情况进行督查。

　　1）明确督查要点

　　（1）某医院人力资源部是否按照文件规定，督促各部门/科室提出拟交流轮岗建议名单，并公布该名单。

　　（2）文件中规定的关键岗位相关部门/科室是否均已提交拟交流轮岗人员建议名单；如该部门/科室不涉及交流轮岗人员，是否存在客观、充分的理由并向人力资源部提供书面说明。

　　（3）已提交拟交流轮岗人员建议名单的部门/科室是否已按计划实行轮岗；有哪些部门/科室尚未按计划完成轮岗，未完成的原因和下一步工作计划是什么。

　　2）开展督查，形成督查结果

　　关键岗位轮岗工作的组织开展情况：某医院人力资源部通过人事信息

管理平台等渠道向各部门/科室发出交流轮岗通知，共有10个部门/科室提交拟交流轮岗建议名单或不适宜轮岗的情况说明，经院领导批示后，人力资源部公布了交流轮岗人员名单。已提交拟交流轮岗人员建议名单的部门/科室均已按计划实行轮岗。

3）督查反馈及结果追踪

经联合督查小组反馈和督促，人力资源部对关键岗位轮岗工作进行了查漏补缺，发布《关于整改"提交2021年拟交流轮岗人员名单"工作的通知》，要求未提交名单的部门/科室按文件要求整改和完善。

4）针对督查发现的不足，提出优化建议

在整改落实过程中，存在个别相关方未严格按照文件规定执行的情况，比如，相关部门未在规定时间提交、公布关键岗位轮岗计划等，未能较好地体现制度的刚性约束。鉴于本次交流轮岗工作是文件制定后第一次开展，督查小组建议医院人力资源部结合"三定"工作的推进，提前规划轮岗并严格执行。

第五节　会计系统建设

一、会计系统概述

（一）医院会计系统概述

会计系统是指医院会计机构、会计人员和会计工作的有机组合。会计系统控制是对会计系统实施的、以保证财务报告真实性和可靠性为主要目标的控制活动。

会计系统控制在医院内部控制中居于核心地位，其重要地位主要体现在以下两方面：第一，在内部控制理论发展的历程中，会计控制历史悠久，是现代内部控制的基础；第二，医院内部控制首先要围绕单位经济活动建立，旨在通过规范经济活动以提高资产使用效率，单位会计系统控制的建立健全是各项经济活动控制机制有效运行的前提。

（二）医院会计系统的建设要求

《办法》第二十六条规定："医院应当根据《中华人民共和国会计法》等法律法规的要求建立健全会计机构，明确会计机构的职责和权限，依法合理设置会计工作岗位，配备具备资格条件的会计工作人员，加强会计人员专业技能培训。"在设置会计机构、配置符合条件的会计工作人员的基础上，医院应严格按照法律法规规定，建立健全医院内部财务管理制度，对各项经济业务进行确认和账务处理，并按要求编制财务报告，以确保财务信息真实完整，为医院实现管理目标赋能。

二、会计系统控制建设案例

（一）依法建立会计机构，配置会计人员

某医院设置财务部，财务部是统一管理全院财务活动的职能部门，实行"统一领导，集中管理"的财务管理体制。作为三级医院，某医院按要求设置总会计师，财务部在院长及总会计师等的领导下，对医院财务活动实施集中管理。财务部下设会计科、结算科和财务综合科，根据国家财经法律法规要求及医院财务精细化管理需求，配置财务会计人员，定期组织财务人员进行业务学习及培训（表4.4），扩大对外交流学习，不断提高财务人员的业务素质，提高财务管理水平。

表 4.4　业务培训列举

中央预算管理一体化系统实施训	会计规范和会计业务知识培训
部门决算分析培训	数字化电子发票分享学习
银行对账管理工作分享	政府采购相关知识学习分享
科研经费管理工作分享	支付方式改革下的病种成本分析
住院结算培训	……

（二）建立健全财务管理制度，规范业务流程

某医院贯彻执行党和国家制定的法律法规，根据制度要求和医院经济管理要求，建立健全包括预决算管理、报销管理、医疗收入管理、支付管理和票据管理等财务管理制度，并在业务流程发生变化后，及时对其更新和修订，规范财务收支行为，降低运行成本，防范财务风险，预防腐败违规问题的发生。

（三）科学设置岗位，明确岗位职责

某医院科学设置各岗位，在遵循财务岗位不相容原则的基础上，依据工作内容及职责范围，设置包括预决算管理、医院经费管理、资产物资财务管理（含设备、基建、药品）、资金收付管理等岗位，明确预算编制与审核、预算审批与执行、决算编制与审核、收款和核算、业务经办和会计核算、支出申请与审批、支出审批与付款等岗位分离，定期更新岗位职责，建立职责清晰、层级明确的岗位责任体系。医院对财务关键岗位人员实行轮岗交流，有效防范由于长时间从事同一工作可能产生的财务舞弊行为。

（四）加强会计行为监督，提高会计信息质量

医院严格执行国家各项财经法律法规，对发生的各项经济活动按制度和流程进行核算，规范各项经费开支，完善各项核算及付款工作流程，做到账实、账账、账表、账卡相符，确保医院会计核算合法合规及资金资产安全；建立全面预算管理、决算管理制度，加强预决算管理的控制功效，实现医院资源优化配置，提高资源使用效率；确保医院所有收入及时、完整、真实、准确地反映与记录，支出真实、合法、有效；接受各级主管部门监督、检查，加强财务监督和财务分析管理，规范会计行为，提高会计核算工作质量，确保医院经济业务收支合法合规，并全部纳入医院财务体系统一管理。

（五）加强日常财务内部控制

财务综合科设置财务内部控制办公室，负责财务部门内部控制建设，具体开展以下工作：①拟定并实施财务部内部控制年度检查计划，建立财务管理风险定期评估机制，对经济活动存在的风险进行客观、全面、系统的评估；②定期进行对收费窗口库存现金、印章管理、收费环境安全性的检查工作，并使之常态化、制度化；③对付款审核等关键控制环节采取严格的监控措施，进行专项检查；④每年开展医院范围内"小金库"警示教育和自查工作，进行宣传教育，防止私设"小金库"给医院造成经济损失；⑤对检查中发现的问题及薄弱环节、缺陷等，建立整改记录，并进行后期的整改情况监督和反馈，对于检查中发现的重大缺陷或者重大风险及时向上级领导汇报；⑥不断加强内部控制管理、完善业务流程、堵塞漏洞、防控风险。

（六）强化业财融合一体化下信息化内控建设

随着业财融合一体化的推进，内部控制的部分控制节点采用线上控制，为适应新业务流程的要求，医院需要梳理业务风险点，将控制措施融入原有或新构建的信息系统中，逐步实现内控数字化、自动化，减少人为因素影响。为实现这一管理目标，医院需要打破各个线上系统的信息壁垒，建立数据钩稽关系，做到数据自动比对，加强不同部门之间信息的传递与沟通，实现部门间信息的互联互通，进而提高部门间的协作能力，提升数据信息质量，从而实现业财融合一体化下的会计系统控制。

通过将医院收支业务的制单、审核、记账、往来账、报表等业务通过信息化建设实现全覆盖，医院的内部控制关键控制点得以嵌入到信息系统中，进而实现医院财务、业务和数据的科学规范管理；同时，通过将财务核算系统与医院的医院信息系统（hospital information system，HIS）、物流管理系统、远程报销系统等对接，医院加强了收支业务核算、资产物流核算、部门科室核算等财务核算功能，确保了数据的统一和准确，提高了医院的财务核算效率和医院财务管理质量，降低人为因素对于医院收入和支出的影响，防范财务舞弊风险。

第六节　信息系统建设

一、医院信息系统概述及建设要求

（一）医院信息系统概述

信息系统是由计算机硬件、软件、数据通信装置、规章制度和有关人员等组成的人造系统，通过及时、正确地收集、加工、存储、传递和提供信息，单位得以系统性地管理单位活动有关的信息，以支持单位的各级管理决策与各项业务活动，从而支持单位的变革与发展。信息系统的功能包括信息处理功能、事务处理功能、计划控制功能、预测决策功能。

医院管理信息系统如财务系统、人事系统、住院病人管理系统、药品库存管理系统等是现代化医院建设不可缺少的基础设施与支撑环境，其主要目标是支持医院的行政管理与事务处理业务，减轻事务处理人员的劳动强度，辅助医院管理及高层领导决策，提高医院的工作效率，从而使医院能够以较少的投入获得更好的社会效益与经济效益。医院临床信息系统如医嘱处理系统、病人床旁系统、医生工作站系统、实验室系统、药物咨询系统等系统的主要目标是为医院医护人员在开展临床活动时收集和处理病人的临床医疗信息，便于其丰富和积累临床医学知识，并提供临床咨询、辅助诊疗、辅助临床决策，从而提高医护人员的工作效率，为病人提供更多、更快、更好的服务。

一方面，信息系统可以有效提高医院经济活动的效率、防范经济活动中存在的人为操作风险；另一方面，信息系统因其独有的特性，本身也构成了医院经济活动的风险要素。当前，随着医院信息系统的广泛使用，防范信息系统风险和规范信息系统管理是医院内部控制的一个重要内容。具体而言，信息系统控制包括信息系统开发控制、信息系统运维控制、信息系统安全控制、信息系统运用控制。

（二）医院信息系统建设要求

国家相关部门已针对医院信息系统建设出台了一系列政策。

《规范》第十八条规定："单位应当充分运用现代科学技术手段加强内部控制。对信息系统建设实施归口管理，将经济活动及其内部控制流程嵌入单位信息系统中，减少或消除人为操纵因素，保护信息安全。"

《办法》第二十七条规定："医院应当充分利用信息技术加强内部控制建设，将内部控制流程和关键点嵌入医院信息系统；加强信息平台化、集成化建设，实现主要信息系统互联互通、信息共享，包含但不限于预算、收支、库存、采购、资产、建设项目、合同、科研管理等模块；应当对内部控制信息化建设情况进行评价，推动信息化建设，减少或消除人为因素，增强经济业务事项处理过程与结果的公开和透明。"

《关于加强公立医院运营管理的指导意见》明确提出："要推进运营管理信息化建设，按照国家和行业已发布的医院信息化建设标准，加强医院内部运营管理信息系统建设，促进实物流、资金流、业务流、信息流四流合一；加强各个信息系统的有效对接，确保各类数据信息的规范性、完整性和有效性，支撑运营数据的统计、分析、评价、监控等利用；加强运营管理信息安全，完善信息保护技术措施和制度。促进互联互通，实现业务系统与运营系统融合。医院应当依托信息平台，加强信息系统标准化、规范化建设，强化数据的协同共享，实现临床与管理系统间的互联互通。"

《指导意见》指出："加强公立医院信息平台化、集成化建设，积极探索打通各类信息系统之间的壁垒，保障公立医院信息系统互联互通、信息共享，实现各类经济活动及相关业务活动的资金流、实物流、信息流、数据流有效匹配和顺畅衔接。"

1.医院信息系统建设步骤

医院的信息系统建设是一个系统性工程，需要充分考虑医院的实际情况和内部控制需求，通过规划、设计、开发、实施和持续改进等程序，将内部控制的理念与方法嵌入信息系统中，建立起有效的信息系统（图4.5），提升医院的管理效能和风险控制能力。主要步骤包括：①确定目标和需求。定义医院信息系统建设的目标和愿景，确定医院内部控制的需求和关键要素。②开展现状评估。评估医院目前的业务状况与内部控制状况，包括流程、制度、技术等方面，发现现有控制的弱点和改进空间。③制定建设方案。根据目标和需求，制定医院信息系统建设的战略和方案，确定信息系统建设的范围、重点和优先级。④系统设计与开发。设计信息系统的架构和功能模块；开发系统，包括软件开发、数据库设计等。⑤系统实施与部署。部署信息系统，并进行必要的技术配置和集成，对系统进

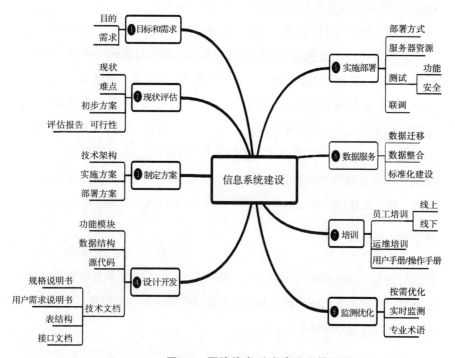

图4.5　医院信息系统建设思维导图

行测试、人员培训和上线准备。⑥数据迁移与整合。将现有的业务数据迁移到信息系统中；整合和清理数据，确保数据的准确性和一致性。⑦培训与推广。对医院员工进行信息系统的培训和指导，并推广信息系统的使用，提高员工对信息系统的接受和使用率。⑧监测与优化。监测信息系统在性能、安全等方面的运行情况，收集用户反馈，持续改进系统的功能和用户体验。

2.实现医院信息系统的主要功能

嵌入内部控制的医院信息系统通过建立用户及权限管理、内部流程管理、风险管理与控制、数据分析与决策支持、审计与监督以及数据安全与保护等系统功能，实现医院内部控制目标，帮助医院建立规范化、自动化和可追溯的流程，监测和预警关键风险，提供数据分析和决策支持，进行内部审计和监督，并确保数据的安全和保护。①用户及权限管理。建立用户管理系统，通过定义不同用户的功能权限和数据权限，实现岗位职责的分离和制衡，确保各用户在系统中的操作权限符合其职责要求。②内部流程管理。通过信息化系统对医院的各项经济和业务活动进行全流程管理，实现流程的规范化、自动化和可追溯性，提高工作效率和业务质量。③风险管理与控制。通过内部控制信息化系统对医院内部的关键环节、主要风险和控制指标进行监测和预警，实现风险的及时识别和控制，降低潜在风险对医院运营的影响。④数据分析与决策支持。利用信息化系统收集、整合和分析医院的各项数据，为管理层提供实时的数据分析和决策支持，帮助管理层作出科学、准确的决策，优化资源配置和提升医院绩效。⑤审计与监督。通过信息系统对医院的内部活动进行审计和监督，检查内部流程的合规性，发现问题并及时采取措施加以改进和纠正。⑥数据安全与保护。确保医院内部数据的安全性和保密性，通过信息化系统实施数据加密、权限控制、备份与恢复等措施，防止数据泄露、滥用或丢失。

为健全公立医院运营管理体系，提高运营管理科学化、规范化、精细化、信息化水平，推动实现公立医院高质量发展，医院的信息系统应该朝着公立医院运营管理信息化功能框架图（图4.6）中描述的方向进行建设。

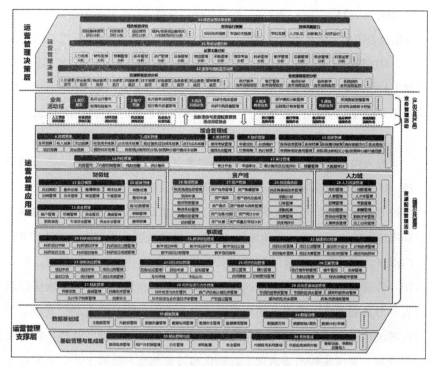

图4.6 公立医院运营管理信息化功能框架图

二、医院信息系统建设案例

医院为满足运营管理，开发多个信息系统，这些信息系统的正常、可靠、高效、安全运行，是正常开展业务的重要保障，因此，对在运作中的信息系统进行全面维护，是信息系统建设的重要工作。比如，医院的核心交换机和服务器24小时运作，其稳定性直接关系到整个医院的信息系统的通信和传输。如果发生故障，且没有完备的应急方案，将导致门诊系统、住院系统无法运行，进而中断与医疗保险中心的信息传输；病人就诊时，电脑无法读取医保卡信息，业务流程被迫中止。这种危害程度不亚于重大医疗事故，不仅会影响医患关系，有损医院形象，还会造成经济效益的损失。由此可见，医院信息系统运维环节的风险控制非常重要，本案例介绍F医院信息系统运维环节的内部控制。

（一）查找信息系统运维存在的突出问题

医院信息系统运维环节所涉内容繁多，问题既包括软硬件及网络技术，又涉及运维人员的责任划分和协调管理。这些问题所造成的影响和危害巨大，直接危及医院信息系统平台的稳定和安全。

通过查找，F医院发现信息系统运维环节比较突出的问题有两类。第一类问题是职责难明。当响应、维修不及时，用户满意度低，对医患关系产生负面影响。在此情况下，大量运维人员之间出现责任推诿现象，无人及时处理报修故障，从而影响运维服务质量。此外，运维人员考核不易量化，欠缺工作积极性，不利于部门建设。服务部门难以调动各种资源为用户提供优质服务，协调各部门间关系及分派任务同样不易。信息技术管理部门承担全部运维责任，而各级管理部门对信息技术知识的掌握与参与程度低，导致运维人员压力大，处理事务多。在职责划分上，管理部门与运维部门之间的界限模糊，难以明确各自职责。第二类问题是制度难行。在信息系统升级为先进管理平台后，由于部分原有的运维管理模式没有改变，业务流程不畅通，以及对系统运行安全保障措施中必要的硬件和软件的投入尚未受到重视等非技术因素，系统运行制度难以得到有效实施。在风险管理方面，安全预案和安全制度不完善，运维环节的风险应对主要依赖运维人员个人经验，缺乏详细制度和控制方法参考。应急预案制定不完备，应急措施难以有效执行。此外，这类问题还表现为技术人员由于能力有限或技术难度问题较高，在故障现场往往无法立即解决问题。运维故障处理的实际与理论脱节，处理时优先考虑部门间的人际关系而非计划的轻重缓急和时间顺序，事前预判不足，多以事后补救为主。

（二）分解信息系统运维环节工作

F医院的信息系统的运维，围绕技术、人员、流程三个基本元素展开。F医院把运维工作分解为多个工作单元，以便于查找与分析每个工作单元所涉及的风险。信息系统运维的工作分解结构如图4.7所示。

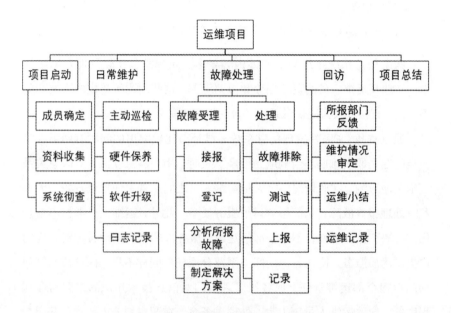

图4.7　信息系统运维的工作分解结构

（三）识别信息系统运维环节的风险

　　为了进一步探讨风险形成的原因并找到相应的解决方案，F医院对运维环节的主要风险进行分类，通过分解各工作单元主要风险分析发现，除外部环境或政策之类人为影响因素很小的风险以外，诸如责任风险、人员管理风险、项目组织结构风险之类的运维风险，分散出现在运维多个工作单元，其特征是普遍基于管理层面；而诸如硬件风险、软件风险、网络风险、系统风险、数据库维护风险之类的运维风险，集中体现在维护和故障处理的少数几个工作单元，其特征是普遍基于技术层面。经过运维组专家研究和集体讨论，均建议将运维环节的主要风险按照性质分为管理类风险和技术类风险，以便于查找风险主要原因见表4.5。

　　管理层面的风险，普遍被认为是各部门协调不足及责任划分不明确所致。在医院信息系统运维过程中，尽管运维组成员由专业人员组成，且其技术水平经过多层考核，但运维故障往往属于混合性的技术问题，需多个部门协同处理。若未明确责任分配，没有清晰的部门和成员之间运维协作关系，将导致互相推诿，无人主动承担责任的后果。即便易于解决的问题，也可能会因此被无故拖延甚至恶化，影响医院信息系统运维效果。

表4.5　运维环节风险分类描述

序号	风险属性	典型风险	预期发生阶段	特点
1	管理类	项目组织结构风险，人员管理风险，责任风险，质量风险，制度风险	成员确定，责任分配，资料收集，系统彻查，主动巡检，日志记录，故障受理，所报部门反馈，维护情况审定，运维小结，运维记录	基本贯穿于运维全过程
2	技术类	病毒风险，数据保密风险，硬件风险，软件风险，系统风险，网络风险，操作风险	硬件保养，软件升级，故障处理	集中体现在日常维护和故障处理的几个环节
3	其他	外部环境风险	不定期发生	人为影响因素小

技术层面的风险在医院信息系统中难以避免。整个系统搭载的网络，核心机房设备，各个工作站点的硬件设备，涉及门诊、住院、医药、医技、检验等多个部门应用的软件和各种操作系统，这些环节都存在大量技术风险。信息技术发展迅速，新的技术风险不断涌现，主要原因在于管理制度不完善，缺乏详细的安全预案和针对性强的应急措施等有效的风险控制方案。

（四）信息系统运维环节的内部控制

对于管理类风险和技术类风险，F医院采取了不同的措施以控制风险。

1.管理类风险的内部控制

针对管理类风险，F医院优化责任分配体系，明确管理职能的分工。F医院首先明确各方的工作范围，在此基础之上再明确各项任务的主办部门、协办部门和配合部门，接着明确各个单位或部门间所承担的不同的管理职能，最后采用责任分配矩阵的形式予以呈现（表4.6）。

表 4.6　信息系统运维环节责任分配矩阵

任务序号	任务名称	信息管理部门	技术支持部门	运维中心	服务提供部门	外部售后支持部门
1	项目启动					
1.1	成员确定	主要负责/共同负责				
1.2	责任分配	主要负责/共同负责				
1.3	资料收集		主要负责	共同负责		
1.4	系统彻查	批准执行	主要负责	共同负责		
2	日常维护					
2.1	主动巡检			主要负责		
2.2	硬件保养			主要负责		共同负责
2.3	软件升级			主要负责		
2.4	日志记录		主要负责	共同负责		
3	故障处理					
3.1	故障受理				主要负责	
3.1.1	接报				主要负责	
3.1.2	登记				主要负责	
3.1.3	分析所报故障			共同负责	主要负责	
3.1.4	制定解决方案	批准执行		主要负责	共同负责	
3.2	处理			主要负责		共同负责
3.2.1	故障排除			主要负责		
3.2.2	测试			主要负责		
3.2.3	上报	批准执行		共同负责	主要负责	
3.2.4	记录		主要负责	共同负责	共同负责	
4	回访					
4.1	所报部门反馈					
4.2	维护情况审定	主要负责/共同负责	主要负责	共同负责	共同负责	
4.3	运维小结	批准执行	主要负责	共同负责	共同负责	
4.4	运维记录	主要负责/共同负责	共同负责	共同负责	共同负责	
5	项目总结					

2.技术类风险的内部控制

F医院以问卷调查的形式确定了以"预防为主，监控为辅"的风险应对策略，并确定了风险处置→风险监控→风险应急的风险控制程序，建立运维环节风险控制体系。

（1）针对风险处置，F医院从五个主要方面入手对技术类风险采取了应对措施，包括物理环境技术风险处置、网络平台技术风险处置、主机系统技术风险处置、应用系统技术风险处置及数据安全技术风险处置（表4.7）。

表 4.7　F 医院信息系统运维技术风险监控表

类别	监控时机	责任人	监控方法	触发预警条件	应急计划
物理环境	规定时间段	张某	审核检查、软件监控	不符合评测规定的标准	马上整改，并启动应急预案，用冗余技术进行过渡
网络平台	全过程	王某	软件监控	网络设备稳定指标超过安全警戒范围，防非法攻击软件或防火墙出现警告	启动应急预案，对网络平台出现的非法攻击或严重异常迅速上报，并及时取得技术支持
主机系统	规定时间段	李某	审核检查	服务器出现宕机或非操作性重启，数据库出现严重数据异常	启动应急预案，利用系统备份恢复系统，利用数据库备份还原数据阵
应用系统	规定时间段	沈某	现场评价	检查发现存在安全隐患或已发生事故	分析原因，采取正确应对措施杜绝安全隐患，协助在应急处理方面建章立制，定期进行检查
数据安全	全过程	蒋某	软件监控	数据报错超过容错范围	及时分析原因，采取数据还原和快速恢复机制

（2）针对风险监控，F医院主要采用计算机软件进行分析。

在风险监控的过程中，可能出现未曾预料的新风险，针对此类情况，再次按照风险处置→风险监控→风险应急的程序进行风险控制。

（3）针对风险应急计划，F医院制定了信息系统运维技术风险应急计划制订总则（表4.8）。

表4.8　信息系统运维技术风险应急计划制订总则

应急方案实施责任制	建立安全运行领导小组、计算机部门、后勤部门、各行政和业务职能部门等机构
应急方案实施范围和时间	应急方案应适用于门急诊、医务、护理、财务、药剂、检验、放射、计算机、后勤等使用和维护医院HIS系统的各业务职能部门、临床科室和医技科室
	在故障持续15分钟后经报批全部或部分启动应急预案
应急方案实施通报制度	建立发现故障、排除故障、故障排除后的通报流程
系统故障一般应急措施	规定系统故障时的提示管理工作、系统故障时的业务操作方式、系统故障结束后的业务处理流程等内容

F医院建立的风险案例库收录了所有技术类风险所导致的损失经验，详尽记录了风险损失的经过与结果。此举旨在让后续的运维管理者和运维工程师能够借鉴过往的失误，将风险损失降至最低。

（4）F医院确定了以"预防为主,监控为辅"的风险策略和"风险处置→风险监控→风险应急"的风险控制程序,采用风险控制手册、风险控制程序文件以及辅助性措施三个层次的立体管理模式,建立起了运维环节的技术风险控制体系（图4.8）。

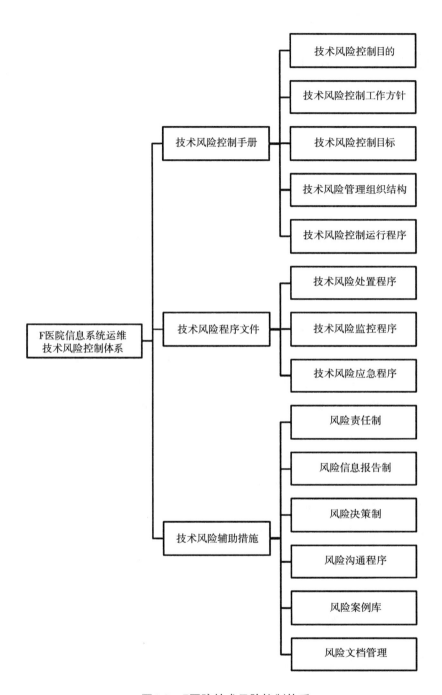

图4.8　F医院技术风险控制体系

第五章
业务层面内部控制建设

在众多行政事业单位中，公立医院由于其经济活动的复杂性和频繁性，以及受到众多政策的监管，需要对更多的业务板块进行内控建设。基于《规范》中明确提出的预算业务控制、收支业务控制、政府采购业务控制、资产控制、建设项目控制、合同控制六大基础板块，《办法》综合考虑了公立医院常见的业务活动，明确了医疗业务、科研业务、教学业务、互联网医疗业务、医联体业务、信息化建设业务也应纳入内部控制建设的范畴。同时，鉴于大型公立医院园区面积广阔、从业人员众多，后勤业务和人力资源管理也是重要的业务板块。因此，本章对内部控制建设各业务板块的框架进行简要介绍，并有针对性地提供具体的公立医院内控实践案例以供参考。

第一节　预算业务内部控制

一、预算管理业务概述

全面预算管理是指医院为了实现战略规划和经营发展目标，将全部收支都纳入预算管理，对预算编制、审批、执行、调整、决算、分析、考核等各环节进行管理的统称。医院全面预算管理要求以预算管理为抓手，对医院资源进行分配、考核、控制，以便有效地组织和协调医院的经营活动，完成既定的经营目标。

在国家层面，《中华人民共和国预算法》于1994年公布，并于2014年、2018年历经两次修订，提出要规范政府收支行为，强化预算约束，加强对预算的管理和监督，建立健全全面规范、公开透明的预算制度。2018年，《中共中央、国务院关于全面实施预算绩效管理的意见》提出，要加快建成全方位、全过程、全覆盖的预算绩效管理体系；2020年修订的《中华人民共和国预算法实施条例》，更是在预算收支范围、预算编制、预算执行、决算、监督、法律责任等方面对预算管理进行了更加深入的阐释。

在医疗卫生行业，2010年《医院会计制度》中明确提出，"医院要实行全面预算管理，建立健全全面预算管理制度，包括预算编制、审批、执行、调整、决算、分析和考核"；2015年，国家财政部、国家卫生计生委及国家中医药局联合下发了《关于加强公立医院财务和预算管理的指导意见》，其中明确提出，2016年底，所有公立医院要建立并实行全面预算管理制度；2018年底，全面预算管理制度进一步完善；2019年，政府会计制度改革，要求构建"财务会计与预算会计适度分离并相互衔接"的会计核算模式，促使公立医院加强预算管理，全面推进医院预算管理规范化、科学化、精细化。2021年，国家卫生健康委和国家中医药管理局制定了《公立医院全面预算管理制度实施办法》，明确指出全面预算管理制度是现代医院管理制度的重要内容，医院需对所有经济活动实行全面管理，并将其全部纳入预算管理范围。

公立医院预算业务内部控制是对预算编制、预算审批、预算执行、预算调整、预算分析和考核、决算等一系列预算管理行为的控制政策、程序和控制活动的总称。

建立内部控制体系和实现医院全面预算管理是相辅相成的，两者之间的关系主要体现在以下三个方面。

（一）目标的一致性

内部控制的各项措施与全面预算管理的各种方法在目标上具有高度的一致性，那就是确保医院战略目标的实现，两者都具有强化内部管理、促进部门间的沟通与协调、对内部活动实施跟踪监督、进行绩效评价等作用，确保医院的近期利益与长远目标有效结合，助力医院健康可持续发展。

（二）作用的互补性

内部控制通过明确预算管理各环节相关部门、科室、人员在组织中的作用，以及各部门、科室、岗位所承担的责任及享有的权利，以制度、流程的方式规范相关人员的行为，进而使全员能够自我约束、自我激励、自我完善，实现医院的管控目标。全面预算管理过程自身就是内部控制的一个重要节点，它与日常管理过程相互渗透、相互作用形成有效的管控手段，是优化整合医院资源的重要工具。

（三）效应的协同性

内部控制作为确保医院战略目标实现的重要手段，是决定医院生存与发展的关键所在。以内部控制为基础的全面预算管理，可以促使医院结合上级主管部门对卫生事业发展的要求以及医院战略发展目标，规范医院各管理层级的权、责、利，保障医院业务活动的有序高效开展，增强预算的执行效果。通过对预算的监测可以及时发现内部控制的薄弱环节，通过内控流程的完善可以使医院的预算管理机制更加严谨明晰，为医院的高质量发展提供有力的保障。

综上，科学严谨的预算管理可以给内部控制的有效实施提供健康有序的"软环境"，能更好地协调组织各科室、部门、人员的职责分工、业务协作和沟通互动，从而更有效地防范各类业务风险和廉洁风险的发生；系统有效的内部控制体系是医院有效运转、各部门高效联动相互协作的有力推手，可以对预算管理工作起到很好的保障和促进作用。预算管理与内部控制相辅相成、互为补充，公立医院内部控制措施需要靠全面预算管理来落实，做好全面预算管理对内部控制的建设也起到至关重要的作用。

二、预算战略规划内部控制

（一）控制目标

预算管理与战略管理存在着必然的联系和内在的逻辑。预算战略规划，强调的是医院预算目标设置、预算编制、预算执行以及预算绩效考评等必须站在医院整体的立场，系统考虑医院的长短期发展战略，结合短期经营目标和中长期战略规划来统筹布局预算管理活动。预算战略规划的内部控制就是要通过控制活动，促进预算与医院发展战略规划及年度计划相适应和匹配，以预算为抓手来保障医院可持续高质量发展的资金资源。

（二）主要风险

预算战略规划风险清单见表5.1。

表 5.1　预算战略规划风险清单

序号	风险点描述	风险定级	影响内控目标的类型				
			经济活动合法合规	资产安全和使用有效	财务信息真实完整	有效防范舞弊和预防腐败	提高资源配置和使用效益
1	预算未与医院事业发展战略规划匹配，预算与资产配置计划相脱节，导致资源无法得到有效配置，影响医院年度工作计划的完成，或事业发展目标的实现	重大		√			√

（三）关键控制活动

1.为保障预算目标的设置与医院整体战略目标的一致性，预算的管理须以医院的整体战略规划作为出发点。医院的发展定位和战略蓝图决定了预算的目标，而预算目标则是对单位发展战略的资金支持，体现为数字化的描述。

2.为保障预算目标与医院战略发展定位的一致性，预算的管理需体现不同地区、不同类型、不同发展阶段、不同管理级别医院的战略差异性。发展战略决定了一个单位的发展思路与方向，所以不同医院的目标与重点也存在一定的差异，而预算目标的设置、资源配置的方向、绩效指标的选择都需要适应和体现这种差异。

3.为保障预算目标与医院战略意图的一致性，需衔接医院的长期及短期预算计划。预算作为一种业务活动的安排以及对应资源的投入，使日常的经营活动和单位的战略部署得以融合。战略虽然明确了未来的具体目标，但只有通过预算定量化的指标体系下才能完成。

（四）案例解析——某医院预算战略规划内部控制建设

1.业务概况

某医院的预算管理委员会是医院预算管理的最高决策机构，预算管理委员会的主任为医院的主要领导。预算管理委员会下设预算管理办公室，一般设在财务部门，与相关部门共同组成预算的管理机构，而预算的执行机构则是由各临床业务科室、各行政后勤职能部门、各专项核算的中心机构组成。完善的组织架构是确保预算管理与医院发展战略相符的基本前提。

2.预算战略规划业务流程

预算战略规划要以医院管理层的事业发展战略规划为指挥棒。首先，医院运营管理部门需要对医院历史经营数据进行分析，结合国家政策、新医改方向、医院内外部环境预测医院未来发展趋势。医院管理层参考运营管理部的分析结果，对医院近5年的发展战略目标进行规划和部署，并确定医院下一年度重点发展方向及预算目标，由医院党委常委会审议通过后作为下一年度全院预算编制的基础。

3.预算战略规划内部控制建设

（1）建立完善的全面预算管理相关制度

为保障医院全面预算管理工作的顺利进行，需建立符合医院管理需要的全面预算管理制度，对医院全面预算管理的指导思想及目标、医院预算管理的基本原则、医院预算管理的模式进行明确，制定相应的岗位并明确岗位职责。

（2）建立多部门配合的预算管理组织架构（图5.1）

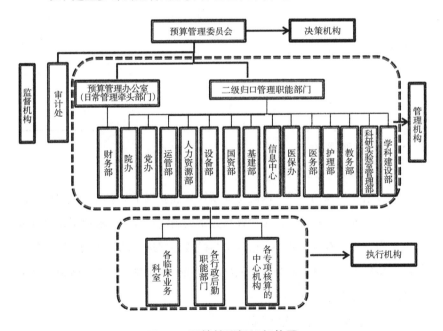

图5.1　预算管理组织架构图

（3）明确全院相关部门在预算管理各环节的职责

全面预算管理涉及面广、参与部门和人员多、影响力大，因此需要对医院预算决策机构、预算管理机构、预算执行机构的职责进行明确，保证各部门各司其职，围绕着医院整体发展规范稳步推进（表5.2）。

表 5.2 预算管理不相容职务分离表

岗位	预算编制	预算审核	预算审批	预算执行	预算考核	决算编制	决算审核	决算审批
预算编制		×	×					
预算审核	×		×					
预算审批	×	×		×				
预算执行			×		×			
预算考核				×				
决算编制							×	×
决算审核						×		×
决算审批						×	×	

4.内部控制评议

（1）内部控制建设亮点

通过组织架构的完善，医院全面预算管理获得了坚实的组织保障。在此架构下，各部门人员直接参与预算方案的制定过程中，确保了在执行阶段能够做到心中有数。此外，这种参与模式还促进了部门间的协同工作，有助于构建以总预算目标为核心的向心力和合作机制，进而有效地推进医院战略目标的落地实施。

（2）内部控制建设优化空间

预算的编制依赖于预算目标的设立，而预算目标的制定需要依据医院的年度计划。按照上级主管部门的要求，预算的编制往往是在上一年编制下一年的预算，而医院的年度计划通常是在当年年初制订，因此该时间差造成了预算目标的设立时间早于医院年度计划的制订，医院需要进一步通过中长期的战略规划为年度预算目标的制定提供依据。

三、预算编制及审批内部控制

（一）控制目标

预算编制与审批的控制目标主要包括以下几个方面。

1.确保医院预算编制符合上级主管部门下发的预算编制最新政策及要求。

2.采用科学、合理的方法编制预算，做到程序规范、方法科学、编制及时、内容完整、项目细化、数据准确。

3.综合测算年度各项预算收入，对各项预算支出建议数进行审核、汇总，经过充分论证、反复沟通实现收支平衡。

4.组织开展对项目的必要性、方案的可行性以及金额的合理性等的科学论证。

5.建立健全预算审批管理制度，明确预算审批权限，严格执行"三重一大"程序，逐级审批。医院预算履行院内审批决策程序后方可上报主管部门。

（二）主要风险

预算编制与审批风险清单见表5.3。

表 5.3　预算编制与审批风险清单

序号	风险点描述	风险定级	影响内控目标的类型				
			经济活动合法合规	资产安全和使用有效	财务信息真实完整	有效防范舞弊和预防腐败	提高资源配置和使用效益
1	预算编制过程短，时间紧，准备不充分，可能导致预算编制质量低	重大		√		√	√

续表

序号	风险点描述	风险定级	影响内控目标的类型				
			经济活动合法合规	资产安全和使用有效	财务信息真实完整	有效防范舞弊和预防腐败	提高资源配置和使用效益
2	预算项目不细化，编制粗糙，随意性大，可能导致预算约束力不够	重大		√		√	√
3	预算审批流程不健全，导致预算未经适当审批，或预算审批流于形式，未对预算方案进行有效评估，导致出现重大预算偏差，无法指导业务开展及目标实现	重大	√	√		√	√

（三）关键控制活动

1.合理安排，开展培训

为了合理安排医院预算填报及各级审批的时间，预算管理办公室可根据往年预算上报时间，合理安排预算启动会，确保预算编制及时；启动会上，预算管理办公室将开展预算政策解读及相关培训，确保预算编制人员了解预算编制的最新原则和要求。

2.由下而上，逐级审批

各业务科室需结合历史数据填写预算编制的事项、依据和测算过程，确保填报预算的真实性、必要性；各二级归口管理职能部门对归口业务预算项目、金额及必要性进行审核；预算管理办公室汇总医院预算，对预算进行初审，提交预算管理委员会审议；预算管理委员会对医院编制的预算项目、金额等进行审议，将预算草案提交医院进行集体决策；院党委常委会再对医院预算草案的编制情况进行审议，形成党委常委会决议并报送上级主管部门。

3.充分论证，保障优先

各临床科室需结合临床实际需求、学科发展、技术创新等编制预算，从项目立项依据、必要性、可行性、实施计划方案、条件、绩效目标等方面开展充分深入的论证和评估，并按照预算事项的类别提交装备委员会等专业委员会开展集中论证，各专业委员会将论证结果报给预算管理委员会，预算管理委员会经过综合统筹最后编制形成年度预算草案。

4.科学选择预算编制方法（表5.4）

表 5.4　预算编制方法一览表

预算方法	适用范围
固定预算	适用于固定成本费用预算的编制。例如：三公经费
弹性预算	适用于变动成本费用预算的编制，支出随着工作量/使用率的增加同比增加。使用该方法需明确固定成本与变动成本的划分。例如：药品支出、医用耗材支出
增量预算	适用于影响因素简单和以前年度基本合理的预算指标编制。例如：能源支出、维保支出
零基预算	适用于以前年度可能存在不合理的预算指标编制。合理使用零基预算，可以使以前年度不合理的预算得以剔除。例如：新建院区的预算、新项目预算
定期预算	适用于固定资产、部门费用、咨询费、保险费、广告费等预算的编制。合理使用定期预算，可以减少预算编制的工作量
滚动预算	适用于定期预算以外的指标预算的编制。例如：财政项目预算

（四）案例解析——某医院预算编制与审批内部控制建设

1.业务概况

某医院作为国家卫生健康委直属医院，坚持"统一领导，集中管理"的管理原则，构建了"一级医院总预算—二级归口职能部门预算管理—三级科室预算执行"的三级预算管理体系。

第一层级为预算决策机构——预算管理委员会，是医院实施全面预算管理的最高决策机构，以预算会议的形式审议重大预算事项，其办公室设在财务部。

第二层级为预算管理机构——二级归口管理职能部门，在预算编制阶段，负责所管业务预算编制工作，配合预算管理委员会做好预算的综合平衡和调整。

第三层级为预算执行机构——三级业务科室，需根据本部门/科室未来发展目标和实际工作需要，科学、合理地编制本科室的年度预算。

2.预算编制与审批业务流程（图5.2）

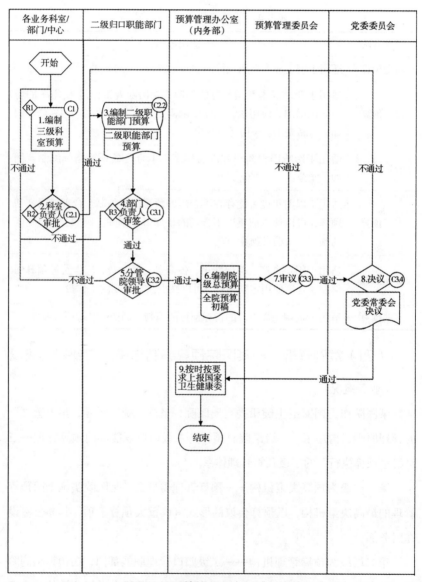

图5.2　预算编制及审批流程图

步骤1：各业务科室/部门/中心经办人员根据预算管理委员会下发的预算编制要求，结合科室发展规划编制三级科室预算。

步骤2：各业务科室/部门/中心负责人审批。

步骤3：二级归口管理职能部门审核人员进行归口业务初审。

步骤4：二级归口管理职能部门进行审签。

步骤5：二级归口管理职能部门的分管院领导审批。

步骤6：预算管理办公室汇总各二级归口管理职能部门预算，编制医院院级预算。

步骤7：预算管理委员会审议医院院级预算。

步骤8：党委常委会审核医院院级预算并下达党委常委会决议。

步骤9：预算管理办公室按要求及时上报国家卫生健康委。

3.预算编制与审批业务内部控制建设（表5.5）

表 5.5　预算编制与审批业务风险控制矩阵

风险编号	风险描述	控制活动编号	控制描述	控制频率	控制文档	控制责任主体
R1	预算编制的过程短，时间紧张，准备不充分，可能导致预算编制质量低	C1.1	为了合理安排医院预算填报及各级审批的时间，预算管理办公室根据以往国家卫生健康委预算汇审的时间安排，召开"一上""二上"启动会，为确保预算填报部门编制及时，在签到表上签到，必要时，启动会上预算管理办公室会通过PPT进行预算填报培训	每年两次	启动会签到表；预算填报培训PPT	预算管理办公室

续表

风险编号	风险描述	控制活动编号	控制描述	控制频率	控制文档	控制责任主体
R2	预算项目不细化，编制粗糙，随意性大，可能导致预算约束力不够	C2.1	为确保预算编制的必要性、准确性、完整性，在各业务科室编制三级科室预算后，科室负责人需对填报预算的真实性、必要性进行审批，审批通过后，在预算填报表上签字	每年两次	预算填报表	科室负责人
		C2.2	为确保预算编制的必要性、准确性、完整性，预算管理办公室在汇总全院上报的预算时，需对各二级归口职能部门在预算管理信息系统中填报的预算进行初审，主要审核项目是否细化、内容是否完整、编制是否及时等，发现异常情况及时联系二级归口管理职能部门，必要时，在全院预算初稿上备注	每年两次	预算填报表	预算管理办公室
R3	预算审批流程不健全，导致预算未经适当审批，或预算审批流于形式，未对预算方案进行有效评估导致出现重大预算偏差，无法指导业务开展及目标实现	C3.1	为确保预算经过合理审批，预算编制结果有效完整，各二级归口职能部门在预算管理信息系统填报完成后，需打印纸质版预算填报表，报部门负责人审签，部门负责人对预算支出的项目、金额及必要性进行审核，对符合条件的，部门负责人在纸质版预算填报表上签字	每年两次	预算填报表	各二级归口职能部门负责人

续表

风险编号	风险描述	控制活动编号	控制描述	控制频率	控制文档	控制责任主体
R3	预算审批流程不健全，导致预算未经适当审批，或预算审批流于形式，未对预算方案进行有效评估导致出现重大预算偏差，无法指导业务开展及目标实现	C3.2	为确保预算经过合理审批，预算编制结果有效完整，各二级归口职能部门打印的纸质版预算填报表经部门负责人签批后，报分管院领导签批，分管院领导对预算支出项目审核后，在纸质版预算填报表上签字后交预算管理办公室存档	每年两次	预算填报表	各二级归口职能部门分管院领导
		C3.3	为确保预算经过合理审批，预算编制结果有效完整，预算管理办公室汇总医院预算材料后，编制全院预算初稿提交预算管理委员会审议，预算管理委员会对医院编制的预算项目、金额等进行审议，审议通过后，预算管理办公室将通过的项目汇总成医院全院预算初稿用以提交医院进行集体决策	每年两次	全院预算初稿	预算管理委员会
		C3.4	为确保预算经过合理审批，预算编制结果有效完整，预算管理委员会审议通过医院院级总预算材料后，预算管理办公室将预算材料提交院党委常委会审议，院党委常委会对医院预算草案的编制情况进行审议，审议通过后，形成党委常委会决议后报送国家卫生健康委员会	每年两次	党委常委会决议	党委常委会

4.内部控制评议

（1）内部控制建设亮点

某医院预算编制采用"上下结合""两上两下"的编制模式，重视预算约束，严控编报质量，科学合理编制医院年度收支预算，不编制赤字预算，做到真实、完整、准确、及时。预算编制经层层上报审核、统筹平衡，通过医院集体决策后上报主管部门。除此之外，某医院的预算编制阶段实行归口论证，邀请相关领域的专家参与论证，对医院各项支出进行统筹规划，保证各部门/科室的预算编制的合理性，助力医院长远发展，使医院预算更加具有战略性和全局性。

（2）内部控制建设优化空间

某医院目前的预算填报与审批还是处于线下的流程，无法进行操作的留痕，也不具备自动校验与统计的功能，人工的处理可能会造成差错或重复。因此，未来需要将预算填报与审批流程线上化，通过各填报部门在预算管理系统上填制预算后，系统自动进行分类汇总项目预算、收支预算和资本性支出预算。

四、预算执行与分析内部控制

（一）控制目标

预算执行与分析的控制目标主要包括以下几个方面：

（1）及时将预算批复下达到预算执行部门/科室，明确每一笔预算资金的经济责任人，确保事权与收入、支出责任结合。

（2）严格按照批复的预算安排各项收支，确保预算严格有效执行；加强对结转结余资金管理，建立预算统筹调剂机制。

（3）严格按照法律法规组织会计核算和开展会计监督。

（4）建立预算执行分析机制，提高预算执行的有效性。

（5）完善预算调整申请与审批程序，保持预算的稳定性和严肃性。

（二）主要风险

预算执行与分析风险清单表见5.6。

表 5.6　预算执行与分析风险清单

序号	风险点描述	风险定级	影响内控目标的类型				
			经济活动合法合规	资产安全和使用有效	财务信息真实完整	有效防范舞弊和预防腐败	提高资源配置和使用效益
1	预算执行不规范、缺乏刚性，预算执行进度缺乏有效监控，造成资金浪费或闲置，不能保证年度工作计划的开展	重大	√	√		√	√
2	预算执行没有进行及时分析，没有建立有效的沟通机制，可能导致预算执行进度偏快或偏慢	重大		√		√	√

（三）关键控制活动

1.严格按照预算执行

医院的运营过程也是预算的执行过程，在这个执行过程中，需要对预算进行有效的控制。运营活动需严格按照预算执行，不得无预算、超预算支出。

2.定期通报预算执行情况

医院定期对各预算执行部门预算执行情况进行通报，对预算执行较慢或偏差较大的部门进行预警，责任部门需及时反馈，说明原因，提出改进计划，及时纠正、及时调整，提高执行与预算的一致性。

3.深入分析预算执行差异

预算管理委员会应对预算的执行情况按月度、季度、年度进行分析，制定拟采取的改进措施，推动预算整体目标顺利完成。

4.严格预算调整流程

预算一旦形成了就有其严肃性，不可轻易修改，在特殊情况需要进行预算调整的，需履行严谨的流程。

（四）案例解析——某医院预算执行与分析内部控制建设

1.业务概况

预算的执行过程同时也是医院运营的过程，医院要结合关键指标的完成情况、影响指标完成的内外部因素开展预算执行情况的综合分析，提出预算执行差异的改进建议及相应对策。医院需要对预算的执行进行分析，要从政策变化、环境和条件因素、决策评价、责任人履行职责、管理是否到位等多方面进行分析、研究，提出相应的解决办法，纠正预算执行中的偏差。预算执行过程中，各部门/科室出现确需调整预算的事项时，应履行相应的预算调整报批程序。

2.预算执行与分析业务流程（图5.3）

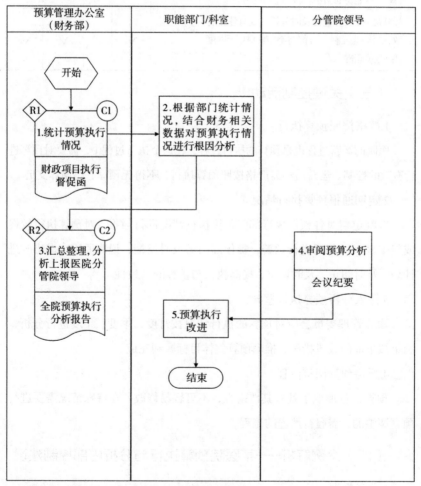

注：本流程图管理体系依据为《某医院全面预算管理制度》。

图5.3　预算的执行与分析流程图

3.预算执行与分析业务内部控制建设（表5.7）

表 5.7　预算执行与分析业务风险控制矩阵

风险编号	风险描述	控制活动编号	控制描述	控制频率	控制文档	控制责任主体
R1	预算执行不规范、缺乏刚性，预算执行进度缺乏有效监控，造成资金浪费或闲置，不能保证年度工作计划的开展	C1	为督促财政项目预算执行，每年6月及9月，预算管理办公室通过梳理各执行部门的各预算项目的预算执行情况，向相关预算执行部门下发财政项目执行督促函，告知各预算执行部门预算执行进度	每年两次	财政项目执行督促函	预算管理办公室
R2	预算执行没有进行及时分析，没有建立有效的沟通机制，可能导致预算执行进度偏快或偏慢	C2	为监控预算执行，每季度末，预算管理办公室通过对各部门预算执行情况的追踪，进行预算执行情况分析。针对预算执行中存在问题的，与相关部门及时沟通，提出改进措施，根据分析结果编制全院预算执行分析报告，留存并上报分管院领导	每季度一次	全院预算执行分析报告	预算管理办公室

4.内部控制评议

（1）内部控制建设亮点

一是明确责任、确定责任人。根据规定，各职能部门、科室、中心以及项目负责人作为预算执行的第一责任人，必须严格执行预算，不得超预算开支，也不能随意扩大某项业务的开支范围。二是定期对各预算执行部门预算执行情况进行通报，对预算执行较慢或偏差较大的部门进行预警，责任部门需及时反馈，并提出相应的改进计划。三是深入进行询问、追踪，及时纠正、及时调整，提高执行与预算的一致性。

（2）内部控制建设优化空间

预算一旦形成了就有其严肃性，不可轻易修改。但是，医院难免会遇到一些突发的情况，如某一项医改政策的推行实施，在必要的情况下也需要对预算进行调整。目前，某医院预算调整的流程还不尽完善，还需要进一步加强调研，结合医院的实际需求和情况进一步优化。

五、决算与报表分析内部控制

（一）控制目标

（1）建立决算编制审核制度，明确报表编制和资料提供的责任主体、审批权限和时间要求等，确保决算真实、完整、准确、及时，符合有关法律法规要求。

（2）加强对汇总报表资料来源部门/科室的财务管理和监督，确保其会计资料和财务报表的真实性、准确性。

（3）对医院整体财务状况、院内各部门/科室财务收支等进行横向与纵向比较，加强决算数据分析和分析结果运用。

（4）医院决算报告编制完成后，应按规定程序审批后报上级主管部门审批。

（二）主要风险

决算与报表分析风险清单见表5.8。

表 5.8　决算与报表分析风险清单

序号	风险点描述	风险定级	影响内控目标的类型				
			经济活动合法合规	资产安全和使用有效	财务信息真实完整	有效防范舞弊和预防腐败	提高资源配置和使用效益
1	会计核算不规范，会计决算信息不真实、不完整、不准确、不及时，没有及时反映预算执行情况；决算报表分析不深入、不全面，可能导致财务信息无法客观反映和呈现医院实际情况，造成决策失误	重大	√	√	√	√	√

（三）关键控制活动

1.院领导牵头，全面统筹任务分工

院领导参与分析汇报会议，提出指导性意见，对于发现的重要问题，或者影响全局的问题，组织相关部门参与讨论，协调解决，每年还要组织启动分析工作，布置各部门工作任务，提高各部门的配合度。

2.建立专业团队，配合协作开展工作

为全面保障医院年报分析工作的质效，需成立财务决算及财务报表分析工作专班，由具有财务、经济、管理、信息等复合专业背景的成员组成，形成了一支分工明确、协作有力的专业分析团队。

3.夯实数据基础，倒排时间环环相扣

通过政府会计制度的落实和信息系统优化等手段，从源头确保会计信息质量；提前做好时间规划，倒排时间表，促进工作的落实；梳理任务清单、确定分析框架、数据整理和分析、团队合作反复修改、院领导审阅把关，精准到天，落实到人。

4.多种分析方法结合，全面反映经济运行情况

结合医院的实际情况持续拓宽与丰富分析内容，采用结构分析法、比率分析法等多种分析方法，构建多维度的指标分析体系，全面诊断与反映医院经济运行健康状况。

（四）案例解析——某医院预算编制与审批内部控制建设

1.业务概况

卫生健康财务年报分析工作是某医院财经工作的一项重要内容，医院的领导对其高度重视。一是财务部门内部预决算、会计核算、成本、内控等多团队的紧密协作，实现财务数据的有效衔接。二是运管、人力、信息、医保等多个职能部门通力合作，实现业财数据的精准对接，有效提升了年报分析的广度、深度与高度。

2.决算与报表分析业务流程（图5.4）

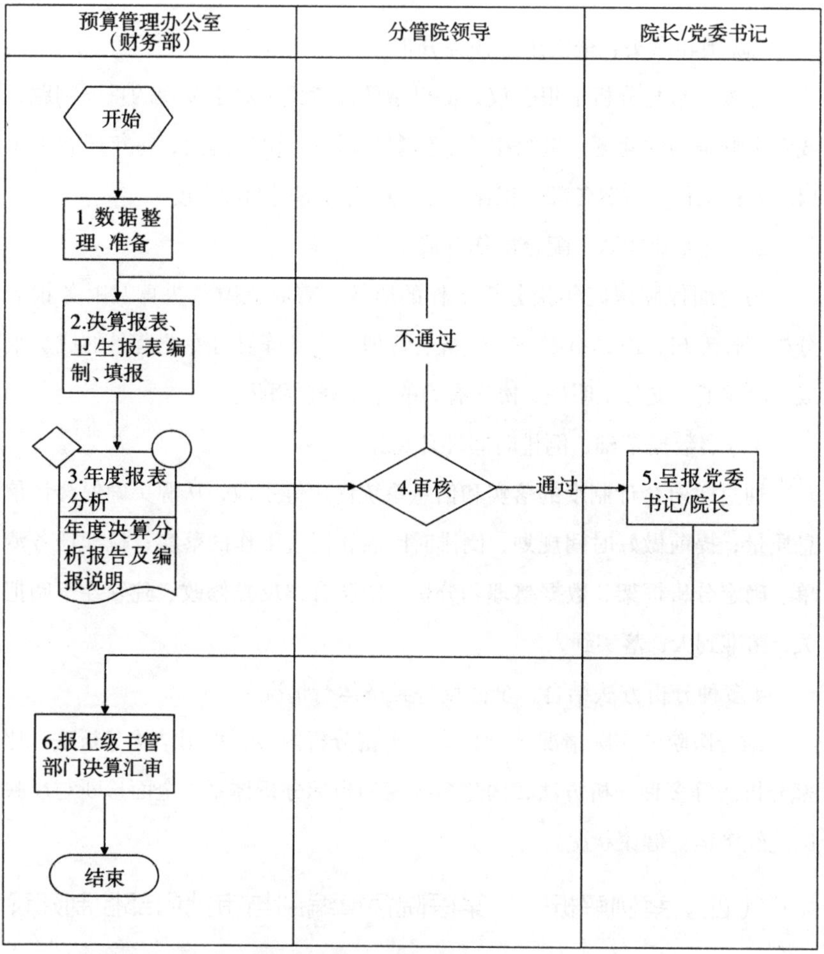

预算管理办公室 （财务部）	分管院领导	院长/党委书记

注：本流程图管理依据为《某医院财务报告分析制度》。

图5.4　决算与报表分析业务流程图

步骤1：预算管理办公室整理财务数据。

步骤2：预算管理办公室编制、填报决算报表、卫生报表。

步骤3：预算管理办公室进行年度报表分析，形成年度决算分析报告及编报说明。

步骤4：分管院领导审核。

步骤5：呈报党委书记/院长后加盖医院公章。

步骤6：预算管理办公室上报上级主管部门决算汇审。

3.决算与报表分析业务内部控制建设（表5.9）

表 5.9　决算与报表分析业务风险控制矩阵

风险编号	风险描述	控制活动编号	控制描述	控制频率	控制文档	控制责任主体
R1	会计核算不规范，会计决算信息不真实、不完整、不准确、不及时，没有及时反映预算执行情况；决算报表分析不深入、不全面，可能导致财务信息无法客观反映和呈现医院实际情况，造成决策失误	C1	为加强决算管理，每年初，预算管理办公室通过对上年度的决算情况分析形成上一年度决算报告，经医院同意后上报上级主管部门	每年一次	年度决算报告	预算管理办公室

4.内部控制评议

（1）内部控制建设亮点

传统的财务分析方法，仅仅基于金额和增长幅度，已无法满足现代医院管理的需求。因此，决算工作应当综合考虑国家政策、医改要求、医院管理需求和年度重点工作等多方面因素，进行深入分析，并不断创新年报分析体系。除了对普通的财务指标进行分析外，某医院还开展了专项分析，拓展分析维度，并且将分析结果运用到实际工作中，优化业务流程，从而形成从财务数据深入业务数据，助推业务流程优化，最后到发展策略升级的管理闭环。

（2）内部控制建设优化空间

某医院目前的决算和分析主要是对全年核算结果进行数据分析，分析的过程主要是关注各类经济学的指标、比率、变动情况等，多限于对数据的描述，缺乏深入的根因分析。下一步还需要联动各部门，更加深入地查找影响各类经济指标的原因，才能形成有效的控制，进而提升预算管理的质效。

第二节　收入业务内部控制

一、收入业务概述

根据《医院财务管理制度》中对医院收入的定义，可以将医院收入概括为：医院为开展医疗业务活动及其他活动而依法取得的、具有非偿还性的资金，以及医院按照国家有关法律法规和政策规定从财政和主管部门获取的补助经费，依法组织并及时确认的资金。医院收入主要包括医疗收入、财政拨款收入、科教项目收入以及其他收入等。

二、医疗收入管理内部控制

医疗收入是医院开展医疗服务活动取得的收入，包括门诊收入和住院收入。在医疗服务发生时，医院要依据政府确定的付费方式和付费标准对医疗收入予以确认。医院应严格执行国家物价政策，建立健全各项收费管理制度。

（一）控制目标

医疗收入管理的控制目标主要包括以下几个方面。

（1）确保严格执行国家医疗服务项目收费标准，确保医院全部收入都纳入财务部门统一核算和管理。

（2）确保登记入账的医疗收入真实可靠，确保已经发生的医疗收入全部及时入账；确保已经记录的医疗收入按照正确的金额反映。

（3）确保微信、支付宝、自助端设备等三方支付通道数据授权加密管理，防止各种未经授权导致人为修改收费系统数据行为的发生。

（4）确保各项退费手续互相制衡，退费业务真实准确。

（5）确保门诊、住院患者的欠费及时足额收回，降低医院坏账的发生率。

（二）主要风险

收入业务风险清单见表5.10。

表 5.10　收入业务风险清单

序号	风险点描述	风险定级	影响内控目标的类型				
			经济活动合法合规	资产安全和使用有效	财务信息真实完整	有效防范舞弊和预防腐败	提高资源配置和使用效益
1	收入业务相关岗位设置不合理、岗位职责不清，收款与会计核算等不相容岗位未有效分离，可能导致错误和弊端	重大	√	√	√	√	
2	各项收入未按照法定项目和标准征收，导致收费不规范	重大	√	√	√		√
3	未由财务部门统一办理收入业务，其他部门和个人未经批准办理收款业务，可能导致财务舞弊或者私设"小金库"的发生	重大	√	√	√		√
4	未完善医疗收入上缴管理工作，导致资金无法及时回笼，资金被隐瞒、挪用	重大	√	√	√		√
5	违反"收支两条线"管理规定，截留、挪用、私分应缴医院的收入，或者各项收入不入账或私设账外账，可能导致私设"小金库"和资金体外循环的发生	重大	√	√	√	√	√
6	执行部门和财务部门沟通不力，容易造成应收未收账款发生	重大	√	√	√	√	√

（三）关键控制活动

1.收入管理体系的关键控制活动

（1）建立健全收入管理相关制度

医疗收入内部管理制度应当包括门诊住院收入管理制度、退费管理制度、价格管理制度、应收医疗款管理制度、票据管理制度等。

（2）合理设置收入业务岗位

合理设置医院收入业务的关键岗位，关键岗位之间应形成相互分离、相互监督与相互制约的关系。确保收入审核与经办、退费审批与办理、提供服务与费用收取、价格管理与执行、票据保管与使用等各类不相容岗位相互分离、制约和监督。

2.收入流程管理的关键控制活动

（1）加强退费流程管理建设

加强退费流程管理，完善退费制度，合理设置审批权限。规范医嘱设置，减少退费行为。执行科室需严格审核退费相关资料，严控审批授权。原则上不予减免费用，特殊情况需审批。财务部门统计退费信息，分析原因并完善管理。

（2）加强收费票据的流程管理建设

门诊会计室应根据门诊收费员每日上报的日报表进行审核，审核无误后及时入账。对纸质、电子收费票据全流程管控作出明确规定，特别是做好电子收费票据的安全保管工作，保障电子票据的应用环境安全。从软件环境和硬件设施等各方面提高医院信息系统的安全性。

（3）加强内部监督流程管理建设

财务部门内部控制岗位不定期对零钱备用金进行抽查。禁止其他人接触备用金以及收入现金，会计室应当设立工作人员实施零钱备用金的检查工作。

3.收入信息传递的关键控制活动

（1）完善外部信息披露内部审核机制

医院应建立医疗收费标准及时更新和对外披露审核机制，确保对外披露的信息及时准确，建立与患者的沟通信息发布和意见反馈的内部审核机制，相关回复文件需经所涉及临床科室、财务部等审核。

（2）加强内部信息沟通

医院应当建立内部信息沟通机制，实现各部门信息及时共享。各部门应当加强合作与交流，对医院收入管理中的关键节点进行分析，对各流程进行监督，对"跨部门"问题及时进行交接或联合解决。

（3）提高收入内部控制的信息化建设水平

将医院收入内部控制的全部流程、关键控制环节等通过信息系统进行操作，用智能化手段进行收入管控，将内部控制要求与具体措施在信息系统中进行维护，由系统进行自动控制，人工进行定期核查。

4.人员综合素质及责任意识的关键控制活动

通过培训等方式，强化职工为患者服务的理念及职业道德的修养，提升职工风控意识，从根源上减少或避免收入舞弊行为。

（四）案例解析——某医院门诊退费业务内部控制管理

1.业务概况

门诊退费管理是医院收入管理的重要环节，门诊退费存在涉及的部门多、退费环节多、经手人员多、所需资料有特定要求等特点，加之多数医院信息系统支持度普遍不够，经办人员的内控意识也参差不齐，使得退费成为医院资金流转链条中最容易出问题的环节。内部控制退费环节控制失效会给医院带来财务管理风险，造成医院业务收入的流失，甚至滋生违法犯罪行为。

2.门诊退费业务流程（图5.5）

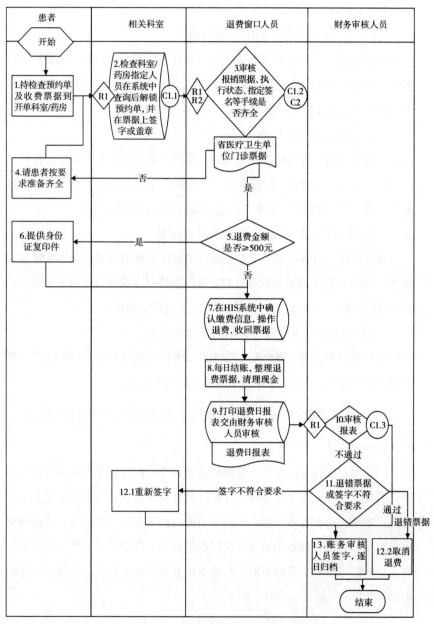

图5.5　门诊退费流程图

注：本流程图管理依据为《某医院门急诊退费管理制度》《某医院门诊票据遗失申请退费的管理办法》。

步骤1：患者持检查预约单及收费票据到开单科室/药房审核。

步骤2：检查科室/药房在系统中查询解锁单据任务后在票据上签字盖章。

步骤3：退费窗口人员审核患者所持签字票据、手续是否齐全。

步骤4：若审核材料不齐，需退回患者按要求准备齐全。

步骤5：退费窗口人员审核退费金额是否≥500元。

步骤6：退费金额≥500元需提供身份证复印件。

步骤7：退费窗口人员在HIS系统中确认缴费信息，操作退费并收回票据。

步骤8：退费窗口人员应在每日结账后整理退费票据，清理现金。

步骤9：退费窗口人员需打印退费日报表交由财务审核人员审核。

步骤10：财务审核人员根据退费日报表进行审核。

步骤11：财务审核人员发现退错票据或签字不符合要求。

步骤12：审核签字不符合要求应退回相关科室重新签字；票据退错应取消退费。

步骤13：退费日报表审核无误，财务审核人员应签字确认，并逐日归档。

3.门诊退费业务内部控制建设

（1）制度建设

医院通过重新梳理门诊退费流程，查找退费环节风险点，确定改进策略，根据实际业务需求，明确退费相关部门、岗位、人员的分工与职责；不断修订制度管控措施，形成退费的事前、事中、事后整体控制方案。

（2）职责分工

门诊退费业务的全流程中，主要涉及的业务部门有开单科室、财务部及执行科室，流程中各岗位各司其职，不相容岗位相互分离，相互监督。

（3）控制矩阵（表5.11）

表 5.11　门诊退费业务风险控制矩阵

风险编号	风险描述	控制活动编号	控制描述	控制频率	控制文档	控制责任主体
R1	退费票据签字不合规，已做检查却退费，获取个人利益；工作人员因人情或关系，疏忽或仍予以退费，可能存在未满足退费条件或未经适当审批的退费被错误支付的风险，导致医院医疗收入遭受损失	C1.1	为保证退费患者确实符合退费条件，患者提出退费要求后，相关科室（如检查科室/药房）的指定人员需进行审核，认为其符合退费条件的，在系统中解锁并在票据上签字或盖章	每天多次	缴费凭据	相关科室（如检查科室/药房）
		C1.2	为保证退费手续齐全，避免签章手续不全等造成恶意退费给医院带来的财务风险，医院财务设立双重审核制度；相关科室审核退费情况后，退费窗口人员需认真审核每一笔药房或检查科室在退费单据上的签字盖章是否符合要求，是否在系统中进行解锁，才能在系统中为患者办理退费手续	每天多次	缴费凭据	退费窗口人员
		C1.3	为保证退费手续齐全，避免签章手续不全等造成恶意退费给医院带来的财务风险，设立双重审核制度；每日退费日报表打印完成后，财务审核人员进行审签，审核发现问题需请相关科室重新签字或取消退费	每天多次	缴费凭据	财务审核人员

续表

风险编号	风险描述	控制活动编号	控制描述	控制频率	控制文档	控制责任主体
R2	票据遗失，被他人捡取票据冒用进行退费，造成医院资金损失	C2	为防止冒用他人身份退费，避免缺失票据导致恶意退费，患者在执行每笔退费时由退费窗口人员审核每位退费患者的就诊卡、票据、导诊单是否齐全，若退费金额大于或等于500元时，退费窗口人员需收取患者身份证复印件和代办人身份证复印件，必须留取患者亲笔签名，方可在系统中执行退费操作	每天多次	缴费凭据身份证复印件	退费窗口人员

4.内部控制评议

（1）内部控制建设亮点

首先，医院应紧跟业务流程的更新，不断修订管理制度，不断修订制度管控措施，形成退费的事前控制；其次，在退费的过程中，退费人员严格把关各项签批手续的审核，形成退费的事中控制；最后，财务审核人员根据日报表逐笔审核退费票据是否符合要求，形成退费的事后控制。通过各部门相互协作与监督，形成事前、事中、事后分时段的管控举措，且不相容岗位相互牵制，确保了医院退费流程的合理安全。

（2）内部控制建设优化空间

将退款业务线下审批流程迁移至线上审批，各相关科室通过线上审核退费业务事项，一是可以减少患者跑路的时间，将业务办理集中在一个点位，方便患者，提升患者满意度；二是通过信息化全流程管控，患者在线上提出申请，业务部门在线上审批，最后患者在线上实现退费，全流程可追溯，从而确保整个退费流程真实可信，保障医院收入准确性。

三、其他收入管理内部控制

医院其他收入业务是指医院在开展医疗业务、科教研项目之外的其他业务活动所取得的收入，包括培训收入、租金收入、食堂收入、投资收益、财产物资盘盈收入、捐赠收入、确实无法支付的应付款项等。

（一）控制目标

（1）确保医院其他收入符合国家法律法规的规定，管理责任明确、依据充分。

（2）确保医院的其他应收款项清晰明确，各项收入应收尽收；确保各项收入均及时足额缴入国库或财政专户，防止资金体外循环。

（3）确保收入核算正确规范，相关财务信息真实可靠。

（二）主要风险

其他收入业务风险清单见表5.12。

表 5.12　其他收入业务风险清单

序号	风险点描述	风险定级	影响内控目标的类型				
			经济活动合法合规	资产安全和使用有效	财务信息真实完整	有效防范舞弊和预防腐败	提高资源配置和使用效益
1	未建立规范的其他收入管理制度和流程，导致医院其他收入业务操作无章可循	重大	√	√	√	√	
2	其他收入业务岗位设置不合理、岗位职责不清晰，收款、开票与会计核算等不相容岗位未有效分离，导致错误或舞弊，影响收入管理的效果	重大	√	√	√	√	

续表

序号	风险点描述	风险定级	影响内控目标的类型				
			经济活动合法合规	资产安全和使用有效	财务信息真实完整	有效防范舞弊和预防腐败	提高资源配置和使用效益
3	各项其他收入未按照法定项目和标准收取，或者收费许可证未经有关部门年检，导致收费不规范或乱收费，违反相关法律法规	重大	√	√	√	√	√
4	未由财务部门统一办理收入业务，其他部门和个人未经批准办理收款业务，收入秩序混乱，导致财务舞弊或私设"小金库"	重大	√	√	√	√	√
5	未严格执行"收支两条线"管理，各项其他收入不入账或设立账外账，可能导致私设"小金库"和资金体外循环，出现截留、挪用、私分应缴财政收入的现象	重大	√	√	√	√	√
6	收入核算不规范，可能导致医院账实不符、账证不符、账账不符或账表不符，影响财务报表的真实性和准确性	重大	√	√	√	√	√

（三）关键控制活动

1.其他收入体系的关键控制活动

（1）建立其他收入业务内部管理制度和流程

医院应当根据其他业务的实际需要，建立健全其他收入业务内部管理制度和流程，规范其他收入业务的管理组织领导和运行机制，明确医院其他收入预算、收入执行、收入监督等阶段的工作程序，确保其他收入管理工作有章可循、有据可依。

（2）明确业务归口管理和岗位责任制

其他收入业务应由财务部归口管理并进行会计核算。严禁私设账外账，定期清理并掌握单位各部门涉及的收费项目，做好收费许可证的年检，确保各项收费项目符合国家有关规定。财务部门应当定期检查收入金额与业务合同是否相符，对应收未收项目应当及时查明情况，明确责任主体，落实催收责任。

2.其他收入项目与收费标准设立的关键控制活动

医院应严格执行医院其他收入项目的收费标准，对于收费项目的设立、变更、申报和审批应严格办理执行手续。医院不得违反规定，巧立名目以设立收费项目，不得擅自改变收入项目的范围、标准、对象和期限，不得对已明令取消、暂停执行或降低标准的收费项目仍然依照原定项目、标准或变换名称收取。

3.其他收入监督管理的关键控制活动

医院应当强化其他业务收入的收缴稽核工作，按月编制对账报告和银行余额调节表，确保账证相符，促进各项其他收入及时、足额入库。医院应当根据收入预算计划或所掌握的合同执行情况，对其他收入项目合理性进行分析，及时找出收入管理中存在的问题，确保医院收入合法合规、真实、完整、准确。

（四）案例解析——某医院其他服务收入收费管理内部控制建设

1.业务概况

其他服务收入是指医院开展医疗业务活动中，为其他医院、单位或个人提供培训、租赁等其他服务取得的收入。医院对其他服务收入应因地制宜地加强管理并严格执行有关规定和收费标准。其他服务收入的管理可能涉及多个业务层面的内部控制，如合同管理、应收账款管理等。本案例仅从收费环节介绍其他服务收入的内部控制建设情况。

2.其他服务收入收费管理业务流程（图5.6）

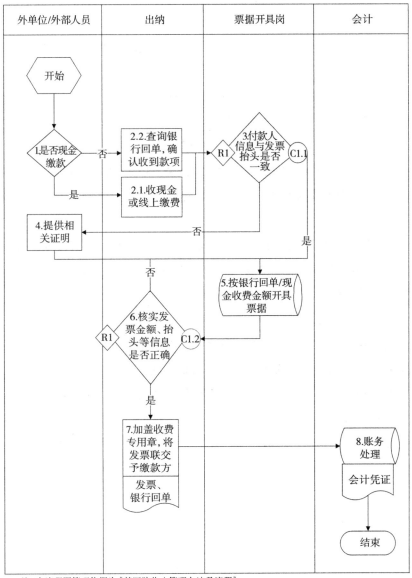

注：本流程图管理依据为《某医院收入管理办法及流程》。

图5.6　其他服务收入收费管理流程图

步骤1：外单位人员根据业务事项进行付款。

步骤2：出纳根据缴款方式对其款项进行收款确认。

步骤3：票据开具人员核对付款人信息与发票抬头信息是否一致。

步骤4：外单位人员对付款信息与发票信息不一致的情况进行书面说明。

步骤5：票据开具岗根据到款情况进行发票的开具。

步骤6：出纳对开出的票据进行金额、抬头等信息的确认。

步骤7：出纳对信息无误的发票盖章并交付缴款方。

步骤8：会计人员根据开出的票据和业务事项进行账务处理。

3.其他服务收入收费管理内部控制建设

（1）制度建设

医院根据应税服务业务内容制定了《医院其他收入管理办法及流程》，明确了医院其他服务收入的范围和执行流程，为医院取得其他收入提供了制度依据。

（2）职责分工

医院设置收入管理岗位，明确相关岗位职责权限，并配备合适的收入岗位人员，确保收入管理责任清晰明确。同时，医院应按照不相容职务相互分离的原则，明确收支计划、计划执行、执行监督各环节的授权批准制度，确保收款与会计核算、收款与开票等不相容岗位相互分离。

（3）风险矩阵（表5.13）

表 5.13　其他服务收入收费管理风险控制矩阵

风险编号	风险描述	控制活动编号	控制描述	控制频率	控制文档	控制责任主体
R1	出纳在未收到银行回单，未确认已收款项的情况下在发票上加盖收讫章，给医院造成损失	C1.1	为保证所开发票的款项均确实收到，开票时票据开具岗人员需要根据付款人信息、金额等信息开具发票，若付款人信息与发票抬头不一致需对方提供相关证明，方可在系统中为对方出具发票	每天多次	银行回单、现金日记账、发票	票据开具岗
		C1.2	为保证所开发票的款项均确实收到，发票信息开具无误，票据开具岗人员开具发票后，传递给出纳，出纳核对发票金额、抬头等信息，核对通过后在所开具发票上加盖收费专用章，方可交付对方		银行回单、现金日记账、发票	出纳

4.内部控制评议

（1）内部控制建设亮点

基于医院实际收入的管理现状，结合收入明细分类的核算内容进行细化，从管理层面和会计层面进行定义，归类其他收入并进行制度和流程的固化。夯实收入过程管理的每一个环节，在账务处理方面，作出了详细的操作流程规范，使经办人员处理其他收入的时候有据可依。此外，收款人员、票据开具人员及账务处理人员职责分离，互相监督，互相牵制，大大地减少了经办人员舞弊的空间，从而确保医院收入的真实性和完整性，保护了医院资产的安全。

（2）内部控制建设优化空间

医院应强化财务信息化服务平台建设，从银行数据中台再次获取交易数据，系统自动校验两次数据结果，降低因网络波动等因素造成的线上缴费金额信息传递不准确的风险。

四、票据管理内部控制

医院票据涉及门诊、住院收费票据和税务发票，应使用财政部门统一监制和印制的票据。医院应健全票据管理制度，对单位所使用的票据进行全面的梳理、分类、归口管理，明确规定票据领购、保管、使用、销毁和监督责任，保证医院对票据全过程管控。

（一）控制目标

明确票据种类和适用范围、形式、联次和监管员职责，规范票据领购、使用、保管、核销和监督检查等行为，确保票据管理符合国家法律法规。

（二）主要风险

票据/发票管理业务风险清单见表5.14。

表 5.14　票据 / 发票管理业务风险清单

序号	风险点描述	风险定级	影响内控目标的类型				
			经济活动合法合规	资产安全和使用有效	财务信息真实完整	有效防范舞弊和预防腐败	提高资源配置和使用效益
1	未建立票据管理制度，导致票据管理无章可循、无据可依；对票据相关法律法规不熟悉，不了解与单位相关的各类票据的种类和使用范围、形式和联次，发票使用混乱	重大	√		√	√	√

续表

序号	风险点描述	风险定级	影响内控目标的类型				
			经济活动合法合规	资产安全和使用有效	财务信息真实完整	有效防范舞弊和预防腐败	提高资源配置和使用效益
2	票据领购程序不合规，未按照本单位的实际需求申请，一次申请过多或者过少，频繁申领，影响工作效率	重大	√	√	√	√	√
3	票据在使用和保管的过程中，没有做到专人、专责、专账、专库管理；单位私自转让、出借、买卖、代开财政票据，违规拆本使用票据	重大	√	√	√	√	√
4	用行政事业单位往来票据、自制票据或者"白条"收取非税收入，甚至出现收费不开票、开票不入账等问题；发票填写内容不齐全，字迹模糊不清、随意涂改、上下联次不一致；票据保存不当，保存期限太短，票据随意销毁	重大	√	√	√	√	√
5	单位票据在用完后，未向财政部门或税务部门办理缴销手续，未对票据进行进一步核准；单位发生合并、分立、销毁、职权变更或收费项目已被取消或名称变更的，未按照相应程序办理变更或注销手续，私自转让，销毁收费票据	重大	√	√	√	√	√

续表

序号	风险点描述	风险定级	影响内控目标的类型				
			经济活动合法合规	资产安全和使用有效	财务信息真实完整	有效防范舞弊和预防腐败	提高资源配置和使用效益
6	对票据稽核工作缺乏足够的认识，没有设置专门的票据稽核岗位（或人员）对票据的使用情况进行检查监督，从而造成一些使用过的票据没有通过稽核就予以核销，出现收费员收款后票款不缴、收入私吞等现象	重大		√	√	√	√

（三）关键控制活动

1.票据管理体系的关键控制活动

（1）建立票据管理制度

根据《财政票据管理办法》《中华人民共和国发票管理办法》，明确票据的类别、形式和联次，规范各类票据的申领、启用、核销、销毁等管理程序。

（2）合理设置业务岗位和职责

医院应当根据业务设置票据管理岗和票据开具岗，将票据管理和票据使用业务相互分离，两者相互制约、相互监督，确保医院票据管理的有效性和安全性。

2.票据申领的关键控制活动

票据是医院财务收支的法定凭证和会计核算的原始依据，必须严格按照规定的程序、权限由财务部门安排专人统一办理购领手续。

3.票据保管和使用的关键控制活动

（1）在票据管理方面，医院应当指定专人负责票据管理，建立票据使用登记管理台账，配置单独的保管设备，做到票据管理专人、专责、专账、专库管理。

（2）在票据填开方面，医院应当规范各类票据的使用范围及开具对象，明确票据填制要素及使用要求，不得违反规定转让、出借、买卖、代开财政票据，不得擅自扩大票据适用范围，不得拆本使用票据，非本级预算单位不得发放财政票据。

（3）在票据启用之前，应当检查票据是否有缺页、漏页、重号等情况，一经发现，应及时向同级财政部门报告。票据填开须做到字迹清楚，内容完整真实，印章齐全，各联次内容和金额一致。填错的票据应加盖作废戳记，保存其各联备查，不得涂改、挖补、撕毁。票据丢失时，应及时声明作废，并书面报告。

（4）在票据使用完成后，医院应当按照要求填写相关资料，按顺序清理票据存根、装订成册、妥善保管。保存期满需销毁的，报经财政部门查验后销毁。保存期未满但有特殊情况需要提前销毁的，应当报原核发票据的财政部门批准。

4.票据核销的关键控制活动

（1）医院应建立票据核销机制，确保票据核销规范有序。

（2）医院尚未使用但应予作废销毁的票据，医院应当登记造册，报原核发票据的财政部门或税务部门核准、销毁。

（3）医院发生合并、分立、撤销、职权变更，或收费项目被依法取消或名称变更的，应当向原核定票据的财政部门或税务部门办理相关变更或注销手续，对已使用票据的存根和尚未使用的票据应当分别登记造册，报财政部门或税务部门核准、销毁。

（四）案例解析——某医院税务发票管理内部控制建设

1.业务概况

随着医院业务量的增加，财务结算业务日益增长，医院货币资金控制的各个环节都涉及票据，如不加强票据管理和监控，会削弱甚至导致其他环节控制失效。

2.税务发票管理业务流程（图5.7）

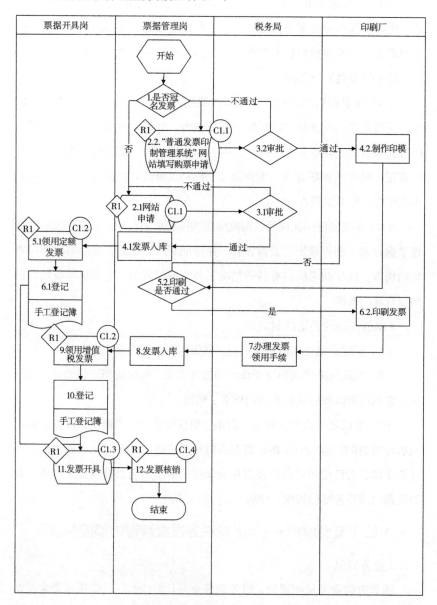

注:本流程图管理依据为《某医院财务票据(收据、发票)》《某医院财务票据(收据、发票)开具及管理办法制度》。

图5.7 税务发票管理流程图

步骤1：票据管理岗提出发票领用申请，判断所申领的发票是否为冠名发票。

步骤2：非冠名发票需进入"国家税务总局XX省电子税务局"网站进行申请，冠名发票需通过"普通发票印制管理系统网站"填写购票申请。

步骤3：税务局对"步骤2"的两种方式提出的购票申请进行审核。

步骤4：税务局通过非冠名发票申请即可放票，票据管理岗购票入库；税务局通过冠名发票申请即可通知印刷厂制作印模。

步骤5：票据管理岗对非冠名发票进行发放领用；票据管理岗核对冠名发票印模是否通过。

步骤6：票据开具岗对领用的非冠名发票进行手工登记；印刷厂根据票据管理岗确认的印模进行票据印刷。

步骤7：税务局办理冠名发票领用手续。

步骤8：票据管理岗领用冠名发票入库。

步骤9：票据管理岗发放领用冠名发票。

步骤10：票据开具岗对领用的冠名发票进行手工登记。

步骤11：票据开具岗进行票据开具。

步骤12：票据管理岗对开具后的票据进行查验核销。

3.税务发票管理内部控制建设

（1）制度建设

某医院制定了《财务票据开具及管理办法制度》，明确了医院对内、对外在用的票据适用范围，印发、领用、核销全流程，为医院票据领用业务提供了制度依据。

（2）职责分工

根据票据流转的各个环节，定员定岗，规定了各个岗位负责的具体事务，通过相互监督、相互制约，保障了票据流转各环节使用合规合法。

（3）控制矩阵（表5.15）

表 5.15　税务发票管理业务风险控制矩阵

风险编号	风险描述	控制活动编号	控制描述	控制频率	控制文档	控制责任主体
R1	票据管理制度执行不严，导致医院资金被挪用或套取的风险；未作废票据流失，被他人恶意利用，造成医院损失	C1.1	为保证票据安全，票据管理岗人员根据发票使用情况按需在税务系统中申领票据，申领成功后在手工登记簿上登记发票领用情况	按需	手工登记簿	票据管理岗
		C1.2	为保证票据安全，票据的管理与使用人员岗位相分离，按医院的收费类别和票据性质分别设立票据领用记录本；票据领用时，票据管理岗人员按领用顺序及票据类型及时、详细地记录票据领用、核销等情况；各类票据领用记录本要完整记录领用票据种类、日期、数量、起止号码、核销时间等信息	按需	手工登记簿	票据管理岗
		C1.3	为保证错误票据及时作废，票据开具岗人员在确认票据作废时必须加盖"作废"戳记，并在开票系统上进行作废操作，连同记账联、存根联一同保存，作废票据不得随意处置或销毁	按需	票据记账联、存根联	票据开具岗
		C1.4	为保证票据使用情况有据可查，票据管理岗人员通过税务局"金税系统"控制票据的使用情况，如发现票据起止号码不一致等问题时应及时查明原因，以确保医院收入完整	按需	—	—

4.内部控制评议

（1）内部控制建设亮点

某医院建立了医院内所有票据的全生命周期管理，确保收费过程的资金流、业务流、信息流的集成，从而实现"闭环"管理。制度建设方面，《财务票据开具及管理办法制度》规范了税务发票的申领、使用和核销的流程，使医院票据使用合规合法，有据可依。执行层面，票据管理岗和票据使用岗相互分离，大大减少了票据在使用过程中容易发生的舞弊现象，通过加强票据的监督和管理，确保票据使用合理安全。

（2）内部控制建设优化空间

某医院应当建立收费票据稽核监督管理制度，设置独立的机构或岗位，根据医院票据管理的实际情况和管理需要，对收费票据的购领、使用、保管和缴销全流程实施定期或不定期的检查。以检促改，从而使医院在整个票据管理内部控制流程中有效堵塞漏洞，进一步提升管理的有效性。

第三节　支出业务内部控制

一、支出业务概述

根据《政府会计制度》《医院财务制度》内容，医院的支出是指为开展医疗服务及其他业务活动中发生的资产、资金耗费及损失。医院的支出业务是公立医院在实施全面预算管理下进行预算执行的重要构成，也是进行基本建设项目管理、政府采购管理及合同管理时必不可少的环节。

医院支出业务管理具有发生频率高、覆盖面广、涉及金额总额大的特点，因此，为保障支出业务真实完整、医院资金安全，公立医院应严格按照相关文件要求，建立健全支出管理制度，规范支出业务流程，确定支出范围与标准，严格审批权限与审批程序，规范支出核算，通过制定制度、规范实施措施及执行程序，加强支出业务内部控制，合理保证医院的各项支出活动符合有关法律法规和规定，相关财务信息真实、完整，防范舞弊，保证财政和医院资金使用的安全、合理、有效。

二、报销管理内部控制

报销作为医院支出业务的关键环节，其规范性与严谨性对于保障医院财务安全至关重要。公立医院应构建健全且完善的内部控制体系，确保各项支出业务能够严格遵循相关法规，实现资金使用的安全、有效与合规。在具体业务部门中，应深入落实支出控制措施，防范潜在风险，确保医院报销业务的透明化、规范化。报销业务涵盖多个方面，包括但不限于差旅费报销、公务接待费用报销以及党建经费报销等，每一项报销业务都应严格按照规定的流程与标准进行，以确保医院财务管理的规范性与科学性。

（一）控制目标

报销管理的控制目标主要包括以下几个方面。

（1）岗位责任清晰，确保不相容岗位相互分离，确保各岗位互相制衡和监督。

（2）确保医院各项支出符合国家相关法律法规的规定，支出范围和标准明确并严格按范围和标准报销。

（3）建立完善的支出审批流程，按规定办理支出事项，做到事前审批合理，事后报销合规。加强支出审批流程的控制和监督，科学划分权限及责任，审批人按授权范围和权限审批，禁止跨权限审批和无权限审批的支出。

（4）加强对支出审核的控制，建立完善的报销业务流程，按规定办理支付手续，全面审核各项单据，确保单据来源真实，各项支出合理，凭证合法合规且符合经济业务事项，审批手续齐全，专项资金专款专用。

（5）严格根据国家会计制度规定进行支出核算，核算科目使用准确，会计核算及时、正确、真实、合法、完整，相关档案及时归档并妥善保管。

（6）严格执行预算，由各二级归口管理部门按年度编制预算并执行，确保各项支出在预算内，合理降低业务活动成本，提高医院运营效率。

（二）主要风险

报销业务风险清单见表5.16。

表 5.16　报销业务风险清单

序号	风险点描述	风险定级	影响内控目标的类型				
			经济活动合法合规	资产安全和使用有效	财务信息真实完整	有效防范舞弊和预防腐败	提高资源配置和使用效益
1	未建立报销相关管理制度，岗位设置不合理，管理混乱	重大	√			√	√
2	支出授权审批制度不完善，支出事项范围和标准不符合国家规定或医院要求，支出不在预算控制范围内，导致资金损失或浪费	重大	√	√		√	√
3	报销审核不严格，使用虚假票据套取资金，导致资金损失或浪费	重大	√	√	√	√	√
4	擅自改变资金用途，支出不合理，挪用财政专项资金	重大	√	√	√	√	√
5	支出核算违反会计制度等规定，记账不及时，会计凭证毁损、泄密、被不当使用	重大		√	√	√	√

（三）关键控制活动

1.报销体系的关键控制活动

（1）建立健全院内报销管理制度

医院应建立健全报销管理制度，管理制度应涵盖预算与计划、支出范围与标准确定、审批权限与审批流程、支出核算等内容，医院应按要求梳理报销涉及的各项经济活动支出标准及报销流程，根据实际需求建立总支出管理制度和各类支出业务管理细则。

（2）合理设置业务岗位和职责

医院应合理设置审批、审核、支付、核算等相关支出业务关键岗位，确保不相容岗位相互分离。

2.支出事项的关键控制活动

医院应梳理各项报销支出相关的国家或地方法规,在国家和地方相关法规规定的范围内按医院实际情况设定标准,不得随意提高开支标准,扩大支出范围。

3.支出审批的关键控制活动

医院要加强支出审批的控制,明确内部审批权限、职责、流程及控制措施,相关审批人应当在授权范围内进行审批,不得越权审批或无权审批,重大经济事项支出应经医院集体决策。

4.报销过程的关键控制活动

(1)加强报销过程中的支出审核控制

经济业务报销时需填写申请表,确保内容真实完整。经部门或归口管理负责人审批后,财务部门按支出权限对报销业务相关的各类单据来源、内容等进行全面审核,同时审核审批手续和预算符合情况。通过后,出纳按要求办理支付。

(2)加强报销过程中的支付控制

医院财务部门相关人员应按要求对资金支出严格把关,财务部门相关人员按要求进行资金支付审核并确定资金来源,在审批手续完整且符合标准的前提下,会计人员方可对支出事项确认并记账,出纳人员按凭证办理支付手续,对于超授权范围的业务,财务人员有权拒绝办理。在资金支付过程中应严格按不相容岗位相分离原则设立岗位及程序,不得由一人全权办理资金支付全过程。

5.支出核算的关键控制活动

医院要加强支出的核算和归档控制。医院财务人员对报销手续齐备且合规的支出业务严格按相关财经法律法规要求核算,确保核算科目使用的准确性,会计核算的及时性,支出业务的真实性、合法性,与报销业务相关的材料应作为账务处理的依据一同保管,并根据档案管理相关要求及时归档。

(四)案例解析——某医院国内差旅费报销内部控制建设

1.业务概况

某医院为加强和规范医院国内差旅费管理,根据《党政机关厉行节约反对浪费条例》总体要求以及《中央和国家机关差旅费管理办法》文件内容，进一步明确差旅费报销标准，严格执行国内出差审批制度，确保出差活动的真实性和必要性，严格差旅费预算管理，控制支出规模。下面以该医院为例，详细说明该医院国内差旅费报销内部控制建设情况。

　　2.国内差旅费报销业务流程（图5.8）

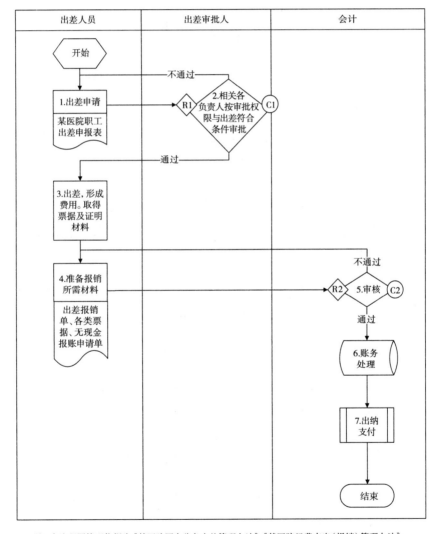

注：本流程图管理依据为《某医院国内公务出差管理办法》《某医院经费支出（报销）管理办法》。

图5.8　国内差旅费报销流程图

步骤1：出差人员根据出差事项填写医院职工出差申报表。

步骤2：相关部门/科室按审批权限与出差符合条件进行审批。

步骤3：出差人员在审核通过后出差，取得票据和相关证明材料。

步骤4：出差人员按要求准备报销所需材料。

步骤5：会计对照出差人员提供材料进行审核。

步骤6：会计审核通过后进行账务处理，出纳根据会计提供的凭证及对应记载的经费来源完成支付。

步骤7：出纳根据支付金额大小选择不同的流程完成支付。

3.国内差旅费报销业务内部控制建设

（1）制度建设

某医院参照和结合《中央和国家机关差旅费管理办法》《国务院关于进一步深化预算管理制度改革的意见》等文件规定和要求，制定了《某医院国内公务出差报销管理办法》（以下简称《出差报销管理办法》），明确了国内出差事前审批流程、各级审批权限和报销标准及范围，是指导院内职工进行出差申请及报销的主要依据。

（2）报销标准与范围

国内差旅费是指医院工作人员临时到医院所在城市以外地区因公务出差所发生的城市间交通费、市内交通费、伙食补助费和住宿费。医院对临床、医技和医辅科室参加学术会议的类型和资助条件有明确要求，要求科室原则上每人每年可报销一次国内学术会议差旅费，一篇会议论文仅资助一人，必须是大会选中交流发言的报告人或该论文的第一作者或通信作者。

（3）职责分工

国内差旅费报销业务主要涉及出差业务部门/科室、相关审批负责人和财务部门。出差业务部门/科室的主要职责是确保出差事项、出差人员、出差天数、目的地的真实性；相关审批负责人对出差事项的必要性进行审核，严厉禁止无明确目的和实质内容的差旅活动，根据出差申请人员是否为中层干部、是否为部门/科室正职、是否有党内职务分别由主管院领导、院长和党委书记进行审批；财务部门的主要职责包括审核签批是否完善、票据是否合法、标准是否准确、是否在报销范围内等。

（4）控制矩阵（表5.17）

表 5.17　国内差旅费报销业务风险控制矩阵

风险编号	风险描述	控制活动编号	控制描述	控制频率	控制文档	控制责任主体
R1	支出授权审批制度不完善，重大项目和大额资金支出未履行集体决策程序，支出报销金额超过国家规定或医院要求，可能导致资金损失或浪费	C1	为保证国内差旅费报销符合国家规定及医院要求，出差人员出差时需填写《某医院职工出差申报表》，提交部门负责人、分管院领导、院长、书记按权限签字审批，在审批时，审批人对出差人员、日期、事项、目的地、事由、经费来源进行审核，对符合条件的签字确认，避免出差不符合相关要求导致医院资金浪费	每天多次	职工出差申报表	部门负责人、分管院领导
R2	支付审核不严格，支付控制不到位，可能导致资金损失或浪费，或者出现私设"小金库"的情形	C2	为保证国内差旅费报销符合国家规定及医院要求，会计人员报销时需审核经签批的职工出差申报表、出差事由、出差报销条件、是否在预算内、会议及培训通知、住宿及交通费票据，重点审核单据来源是否合法、内容是否真实、完整，使用是否准确，是否符合预算，审批手续是否齐全，在财务系统中填写支出凭证，支出凭证应当附反映支出明细内容的原始单据，并由经办人员签字或盖章，按照标准报销	每天多次	职工出差申报表、会议及培训通知、住宿及交通费票据	会计

4.内部控制评议

（1）内部控制建设亮点

对于参与学术交流的临床、医技及医辅科室，医院实施了严格的规定，以界定其参加学术会议的类型及相应的资助标准。考虑到目前学术交流会议繁多且质量不一，某医院采取了一系列审慎措施，对学术参会资格进行了必要的限制，实现了节约成本、反对铺张浪费，并提高资金使用的效率，合理安排公务出差。

（2）内部控制建设优化空间

某医院报销已实现"线下+线上"双模式，以确保各项业务的高效运行。然而，目前出差审批流程主要依赖于线下方式，这一现状可能会引发一系列问题，例如审批通过后，报销时才发现所选经费来源已超支。为避免此类情况的发生，在后续业务开展过程中某医院还需加强出差审批系统和报销系统的对接，确保在员工提交出差申请时，系统能自动提醒选择经费来源以及提示是否超标等信息。此外，还需同步保持核算系统及专项经费管理系统的余额控制，以实现对经费使用的全方位监控。

三、预付账款管理内部控制

预付账款是医院在进行业务活动时按购货、服务合同或协议规定预付给相关单位或个人的款项，例如预付的材料款、设备款、工程款等。公立医院应建立完善的内部控制体系，对预付账款应加强管理，及时清理。

（一）控制目标

预付账款管理的控制目标主要包括以下几个方面。

（1）确保医院各项预付账款支出符合国家相关法律法规的规定。

（2）建立完善的预付账款支出审批流程，按规定办理支出事项，加强支出审批流程的控制和监督；审批人在授权范围内审批，禁止无权限审批，保证资金安全，使用有效。

（3）加强预付账款支出审核，按规定办理资金支付，手续齐全、流程完整、支出合理。

（4）加强预付账款定期梳理，避免长期挂账，确保资金安全。

（5）严格按照国家各项财经法规和会计制度的规定进行支出核算，科目使用准确，核算及时、正确、真实、合法、完整，相关档案及时归档并妥善保管。

（二）主要风险

预付账款业务风险清单见表5.18。

表 5.18　预付账款业务风险清单

序号	风险点描述	风险定级	影响内控目标的类型				
			经济活动合法合规	资产安全和使用有效	财务信息真实完整	有效防范舞弊和预防腐败	提高资源配置和使用效益
1	未建立支出相关管理制度，岗位设置不合理，管理混乱	重大	√			√	√
2	支出授权审批制度不完善，支出事项范围和标准不符合国家规定或医院要求，支出不在预算控制范围内，导致资金损失或浪费	重大	√	√		√	√
3	支付审核不严格，使用虚假合同或协议套取资金，导致资金损失或浪费	重大	√	√	√	√	√
4	预付账款长期挂账未清理，可能导致支出不真实、不完整	重大	√	√	√	√	√
5	支出核算违反会计制度等规定，记账不及时，会计凭证毁损、泄密、被不当使用	重大		√	√	√	√

（三）关键控制活动

1.预付账款体系的关键控制活动

（1）建立健全预付账款管理制度

根据国家相关法律法规建立预付账款内部管理制度，医院在开展相关经济活动时，严格按规定办理支出和核销，确保支出活动合法合规。

（2）合理设置业务岗位和职责

医院应合理设置审核、支付、核销等支出业务关键岗位，且不相容岗位相分离。

2.支出环节的关键控制活动

医院发生的各项预付账款支出都应符合国家有关法律法规和相关政策，支出事项应提供相应的依据，禁止无依据的预付款项，并应经过相应的审批方可办理支出。

3.核销环节的关键控制活动

医院应加强对预付账款的监督和管理，定期分析、及时清理预付款项，避免长期挂账，造成资金损失。对于符合相关制度要求的，按有关规定及时核销预付账款。

4.核算环节的关键控制活动

医院应加强支出的核算和归档控制。财务人员对手续齐备且合理的支出业务严格按相关财政法律法规要求核算，确保科目使用准确，核算及时、真实、合规，相关档案应及时归档，保存完整。

（四）案例解析——某医院合同预付账款内部控制建设

1.业务概况

某医院为规范各项经费支出，根据国家相关法律法规和财政政策，确立《某医院经费支出（报销）管理办法》。依据谨慎、稳健的原则，根据相关合同严格审批，会计及时做账、对账，确保所有支出合法、合规、合理。下面以该医院为例，详细说明合同预付账款内部控制建设情况。

2.合同预付账款业务流程（图5.9）

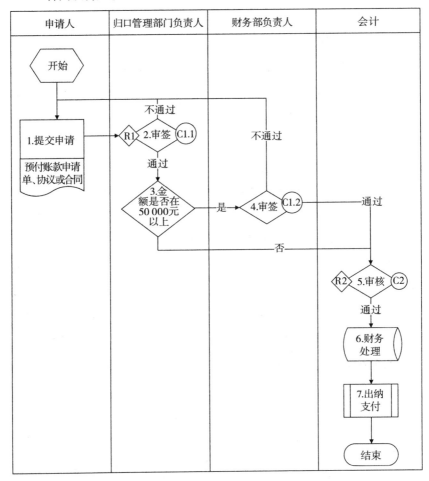

注: 本流程图管理依据为《某医院经费支出（报销）管理方法》。

图5.9 合同预付款支付流程图

步骤1: 业务经办人员提出合同预付账款申请。

步骤2: 归口管理部门负责人对付款事项进行审核。

步骤3: 判断是否达到一定金额。

步骤4: 达到一定金额的，交由财务部门负责人审核。

步骤5: 会计人员对合同预付账款事项审核。

步骤6: 会计审核通过后进行账务处理。

步骤7：出纳根据会计提供的凭证完成支付。

3.合同预付账款业务内部控制建设

（1）制度建设

某医院制定了《某医院经费支出（报销）管理办法》，明确各类经费支出的支出流程和程序。由于医院预付账款金额一般较大，业务结束时间不一致，通过制度对预付账款从审批、支付、催收、清理等环节进行规范。

（2）职责分工

合同预付账款业务主要涉及业务经办人员、归口管理部门负责人、财务部门负责人和财务部门会计、出纳人员，业务经办人员的主要职责是提供付款事项涉及的协议或合同，按要求和规范完成预付账款申请单的填写，保证付款事项的真实，支撑材料的完整；归口管理部门负责人的主要职责是对提供的协议或合同结合付款申请单进行审核，审核付款事项是否真实；财务部门负责人在预付账款金额达到一定数量后，需对协议或合同约定的付款条款进行审核；财务部会计人员的主要职责包括审核签字是否完善，手续是否齐全，对照合同或协议对付款条款、付款金额进行审核，审核通过后方办理。

（3）风险矩阵（表5.19）

表 5.19　合同预付款支付业务风险控制矩阵

风险编号	风险描述	控制活动编号	控制描述	控制频率	控制文档	控制责任主体
R1	合同预付款不符合国家规定及医院要求，导致医院资金损失或浪费	C1.1	为保证合同预付款支付符合国家规定及医院要求，申请人提交预付账款申请单后，归口管理部门负责人需对预付账款申请单及对应协议和合同真实性及付款事项进行审核，对符合条件的，在预付账款申请单上签字	每天多次	预付账款申请单、协议或合同	归口管理部门负责人

续表

风险编号	风险描述	控制活动编号	控制描述	控制频率	控制文档	控制责任主体
R1	合同预付款不符合国家规定及医院要求，导致医院资金损失或浪费	C1.2	为保证合同预付款支付符合国家规定及医院要求，申请人提交的预付账款申请单经归口管理部门负责人审批后，对5万元以上的合同预付款经由财务部负责人对应合同或协议的支付条款进行审核，审核通过后，在预付账款申请单上签字	每天多次	预付账款申请单、协议或合同	财务部负责人
R2	预付款支付审核不严，导致医院资金损失或浪费	C2	为保证合同预付款支付符合国家规定及医院要求，会计人员办理合同预付款时，需对应合同或协议的支付条款审核审批手续是否齐全，审核无误后方予办理	每天多次	预付账款申请单、协议或合同	会计
R3	应收或预付款长期挂账未清理，可能造成医院经济损失	C3	为保证医院资金安全，财务部每年定期对预付账款进行分析性复核，分析长期挂账项目原因，与相关业务部门保持联动，根据不同的原因督促其及时处理	每年一次	预付账款分析表	财务部

4.内部控制评议

（1）内部控制建设亮点

某医院通过加强预付账款执行层面的监督和管理，确保资金使用合理安全。某医院通过对预付账款进行分析性复核，对异常大额项目进行严格的核查；对于长期挂账的预付账款，结合账单明细进行详细的核查，以确认是否存在重复付款的情况，并对长期挂账的原因进行深入分析。对于长期未收到货物的预付账款，财务部门与相关业务部门保持联动，及时查询原因。

（2）内部控制建设优化空间

为提升业务效率，某医院可将合同预付账款业务实现线上审批与合同管理系统联通，一是确保了预付账款事项真实性，事前就已进行审核；二是通过线上传递预付账款申请单，可实现溯源的便捷性；三是及时追踪是否存在长期挂账未清理的情况，确保医院资金安全。

第四节　采购业务内部控制

一、采购业务概述

公立医院采购指以合同方式有偿取得货物、工程和服务，用于医疗、教学、科研、行政办公以及后勤保障。一方面，国家对采购业务有较强的政策性要求，医院要进一步规范采购业务活动，强化内部权力运行制约。另一方面，采购业务与医院预算、合同、资产、医疗等业务紧密相关，影响医院的资源配置和成本水平。为适应全面推进公立医院高质量发展的新要求，医院采购业务在保证合法合规的基础上，要进一步优化业务流程、强化内部控制，提高资源配置和使用效益，建立起保障采购业务高效运行的新机制。

采购业务主要包括采购立项和采购执行两个部分。采购立项是一个采购项目的开始，采购事项只有经过医院立项批准后，才能执行。采购执行是获得采购立项之后，根据批准的采购计划和预算，进行具体的采购活动。本节以医疗设备年度购置计划立项、新药遴选、院内单一来源采购为例，介绍采购业务的内部控制。

二、采购立项内部控制

本书所指的采购立项是指采购项目获得医院批准采购执行的过程，主要是对新立项申请的调研评估及审核审批。

（一）控制目标

（1）完善优化采购立项流程规范，确保采购事项在符合相关法律法规和政策要求的框架下进行立项，避免立项过程中的延误、错漏等问题。

（2）建立完善的采购立项审核、审批框架，建立适当的决策和授权机制，定岗定责，确保采购立项决策者或决策团队具备必要的资质和权力，确保采购项目的合规性、经济性和可行性。

（3）建立相关档案管理机制，确保档案的完整性和准确性。

（4）增强采购立项计划性，建立各类采购项目定期立项的制度。

（二）主要风险

采购立项风险清单见表5.20。

表 5.20　采购立项风险清单

序号	风险点描述	风险定级	影响内控目标的类型				
			经济活动合法合规	资产安全和使用有效	财务信息真实完整	有效防范舞弊和预防腐败	提高资源配置和使用效益
1	未建立完善的采购立项流程规范，未明确职能部门、相关岗位、决策者在采购立项中的职责、权力，导致采购立项未规范化执行，可能给医院带来法律风险	重大	√			√	√
2	相关岗位人员对采购项目的前期调研不充分或调研中存在明显倾向，导致采购决策失误或采购项目竞争不充分	重要	√		√	√	
3	采购立项决策者权力得不到约束，存在明显倾向性，导致采购决策失误，或采购项目竞争不充分。	重要	√			√	
4	未对采购立项相关文件存档或档案管理不规范，文件不完整或无效力，导致立项过程不可追溯	一般			√	√	

（三）关键控制活动

（1）针对不同类型的采购项目制定相适应的采购立项规范和流程，对员工提供培训和指导，使相关岗位明晰采购立项法律法规、政策要求及内部程序，严格按照既定规范和流程执行采购立项流程。

（2）制定合理高效的立项审核审批程序，审核审批程序应包括必要的论证和评估环节，审核审批过程要留痕并归档。设立医疗设备购置专家论证组、审查机构或委员会，对采购立项进行审核监督，确保立项的科学性、合规性。

（3）档案管理应严格按照档案管理制度执行，相关人员及时定期归档，设立专门的档案管理人员核查档案的准确性、完整性，并依规保管档案。

（四）案例解析——某医院医疗设备年度购置计划立项内部控制

1.业务概况

为适应医疗服务的不断发展和学科建设的前瞻规划，某医院需要更新和引入新的医疗设备。新设备的购置立项通常会经过购置计划编制申报、购置计划可行性论证和购置计划的最终审定三大关键环节，因所涉资金额较高，医院建立健全的设备申购立项内部控制势在必行。根据国家对公立医院全面预算管理的要求，原则上所有医疗设备购置都应纳入年度计划。因此，本书对设备申购立项的内部控制着重于设备年度购置计划立项的管理。

为避免设备闲置、资源浪费以及贪腐行为等风险，某医院成立了医学装备管理委员会，同时也为医疗设备申购立项管理制定了严格的论证、审批和监督等制度规范。该医院将年度计划设备申购类型分为三种：学科发展类、汰旧更新类和业务增量类。学科发展类设备主要指从未购置过的前沿设备，又可细分为院级新进设备和科级新进设备，此类设备旨在支持临床科室新技术开展，促进专科学科建设和创新。汰旧更新类设备指因老旧需要进行替换、更新或升级的一类设备。业务增量类设备主要用于支持医疗机构的业务扩展，应对日益增长的患者需求（表5.21）。不同类型的设备有着不同的论证方式及评估负责部门。

表 5.21　医疗设备年度计划申购分类表

类型	分类依据
学科发展类	在院内已有设备中不存在与该设备相同或相似功能的设备；该设备能改善医疗方式，支撑临床新技术和新研究
汰旧更新类	需要对该设备进行更新、升级或对其进行报废处理
业务增量类	目前该科室的设备数量不足以支撑未来的业务量

2.医疗设备年度计划申购流程（图5.10）

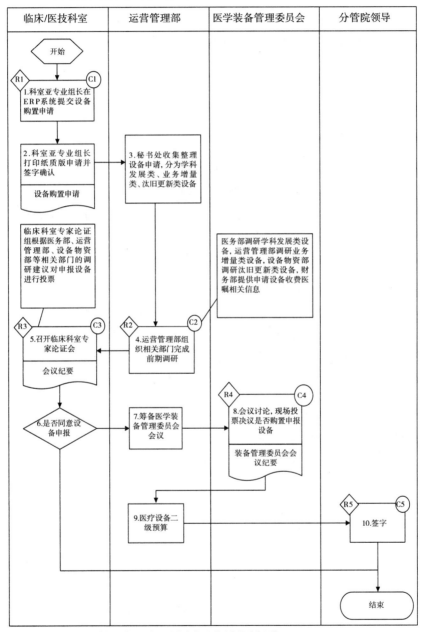

注：本流程图管理依据为《某医院医学装备管理委员会议事规则》。

图5.10　医疗设备类二级预算编制及审批流程图

步骤1：临床科室亚专业组长根据新设备需求在企业资源计划（enterprise resource planning，ERP）系统上提交申购申请。

步骤2：科室亚专业组长将申请表单打印并签字确认，交医学装备管理委员会秘书处完成设备申请流程。

步骤3：医学装备管理委员会秘书将设备申请整理及分类，并将申请按照类别传递至各负责部门。

步骤4：运营管理部牵头组织各相关部门完成申购设备前期调研。

步骤5：运营管理部组织召开临床科室专家论证会，科室专家论证组对本科室所申请设备进行科室层级投票表决。

步骤6~7：根据科室投票决议结果将同意申购的设备进行汇总，并筹备医学装备委员会会议。

步骤8：运营管理部组织召开医学装备委员会，委员对申购设备进行论证投票，最终决定是否申报。

步骤9：根据医学装备委员会结果进行医疗设备二级预算填报。

步骤10：分管院领导签字确认。

3.医疗设备年度计划申购内部控制建设

（1）制度建设

某医院确立了医学设备申购管理体系，其中《医学装备管理委员会议事规则》是管理医学装备申购和论证工作的主要制度依据，重点内容包括论证组的组成原则、医疗设备申购原则、医学装备管理委员会决策原则、专家委员职责、各相关职能部门职责等。该制度明确了：①医学装备管理委员会主任委员由主管设备的院级领导担任，委员由护理部、财务部、信息中心、常设专家和专家库专家等组成，承担医学装备发展规划、管理原则、项目论证、效益评估、成本控制、预算申报等职责。②临床科室也需要成立专家论证组，原则上由不少于5名副高及以上职称的医疗组长组成，以论证科室申报的学科发展类设备的合理性和必要性。③运营管理部负责组织召开医学装备专家论证会，其他职能部门如财务部、医务部、设备物资部需参会，为论证提供相关意见。④秘书处负责受理购置申请，随机从专家库中抽选专家参加医学装备管理委员会会议，并向预算管理委员会提交医学装备预算等。⑤纪委办公室需不定期参加医学装备管理委员会会议，履行监督职责。

（2）规范调研流程及表单

某医院制定了标准的调研流程和报告格式，旨在确保相关人员能够全面地分析和研判新购设备的必要性和可行性。该调研流程包括明确的步骤和指引，涵盖了设备需求评估、市场调研、技术比较、经济效益评估等关键内容。同时，报告格式为统一的框架，明确了必要的内容要求，使得报告内容能够清晰地呈现，并包括关键信息和数据分析，如设备需求背景、技术规格、功能评估、成本效益分析等。

（3）集体决议

为降低利益冲突和不当行为的风险，该医院设立了医学装备管理委员会，对于金额重大、重要性高、技术性强、影响范围广的大型医疗设备申请实行集体决策审批的制度，并规定任何个人不得单独进行决策或者擅自改变集体决策意见。

（4）职责分工

某医院院内医疗设备申请立项工作主要涉及临床申请科室、运营管理部门、设备物资部、科室专家论证组、装备委员会、分管院领导。其中，运营管理部门的主要职责是组织院内装备论证会并对业务增量类设备进行事前评估；设备物资部的主要职责是对汰旧更新类设备进行评估并执行医院通过的相关设备的采购计划。汰旧更新类设备评估工作由医工科负责，采购执行由采购科负责。各岗位职责分工明确，确保医院医疗设备申请、评估、审批、执行等不相容岗位的分离。

（5）信息内部公开

为了加强内部控制，某医院定期在专家委员会对以往获批设备的使用情况进行通报。该做法一方面能使各相关部门和人员了解设备的实际运行状况、使用效果以及存在的问题；另一方面，可以为未来的设备采购和更新决策提供重要的参考依据。同时将设备的使用情况与绩效挂钩，可以更好地评估设备的投资回报率，并优化资源配置，确保设备的合理使用和替换。

（6）控制矩阵（表5.22）

表 5.22　医疗设备类二级预算编制及审批风险控制矩阵

风险编号	风险描述	控制活动编号	控制描述	控制频率	控制文档	控制责任主体
R1	科室申报设备未统筹考虑、随意性大，导致申报设备重复、相关信息有误，未贴合科室发展方向	C1	为了提高科室申报设备的合理性，做好合理规划，医学装备管理委员会秘书处于每年3月启动医学装备年度计划申报工作，科室亚专业组秘书根据亚专业组发展需求，收集亚专业组申报设备清单后，在ERP申报系统上按要求填写申报设备信息，将签字确认后的纸质版设备购置申请文至医学装备管理委员会秘书处	每年	设备购置申请	科室亚专业组长
R2	科室申报设备种类繁多、涉及面广，导致申报类型错误，重复申报、不合理申报	C2	为保证设备申报合理、准确，各职能部门须在临床专家论证会召开前对设备进行细致、全面调研，主要涉及学科发展、设备先进性、医疗服务质量、工作效率提升以及各观类设备，由医务部调研学科发展类设备，运营管理部调研淘汰旧更新类设备、设备物资部调研业务增量类设备，财务部提供临床专家论证会决策参考。同时，医学装备管理委员会秘书处负责根据调研意见在ERP系统申报中及时退回重复申报或不合理设备申购的申请	每年	调研意见	医务部运营管理财务部设备物资部

续表

风险编号	风险描述	控制活动编号	控制描述	控制频率	控制文档	控制责任主体
R3	亚专业组申报设备未结合学科发展、技术优势、医疗质量、服务效率以及现有资源支撑等方面因素，导致不满足条件的设备购置申请获批	C3	为保证设备申报合理、准确，各职能部门完成调研后，临床科室专家论证组须结合各职能部门调研意见，对各项设备进行论证并召开会议投票表决，形成会议纪要；临床科室专家论证原则上由不少于5名副高及以上职称医疗科组成，科主任任组长，党支部书记任副组长，会议决议须三分之二及以上参会专家表决同意	每年	临床科室专家论证会议纪要	临床科室专家论证组
R4	临床科室专家论证组未充分履职，发表意见不能保持客观公正，导致不满足条件的设备购置申请获批	C4	为保证设备申报合理、准确，医学装备管理委员会结合临床科室专家论证组意见，以及各职能部门调研意见、业务发展，在医学装备管理委员会会议上从学科发展、业务发展、运营保障等多方面进行充分论证；对学科发展类设备按照原设备绩效考核指标体系进行讨论，并投票表决；对业务增量及对旧更新类设备，根据运营管理部及设备物资部的调研评估进行投票决策；会议决议须三分之二及以上参会委员表决同意；会议决议作为编制医疗设备类二级预算的依据	每年	医学装备管理委员会会议纪要	医学装备管理委员会
R5	医疗设备类二级预算审批经适当授权审批，导致出现重大偏差	C5	为保证设备申报经过合理审批，医学管理装备委员会秘书处根据医学装备管理委员会决议完成医疗设备类二级预算编制后，纸质版须高运营管理部分管院领导审签	每年	医疗设备类二级预算	分管院领导

（7）控制文档示例（表5.23～表5.25）

表 5.23　业务增量类设备评估

设备名称			申购科室	
基本情况				
申购数量/台				
现有数量/台				
预估价格/万元				
所涉耗材情况	耗材单价			
	耗材内容			
收费项及收费单价				
拟放置地点				
新增资源消耗				
新增人力				
空间改造（水/电/防护/承重）				
新增空间（建议）				
现有设备使用情况				
设备使用情况描述				
操作数量				
总收入增降幅				
设备申购理由				
设备评估				
评估建议				
签字：　　　　　年　月　日				

表 5.24　汰旧更新类设备评估

制单人	申请科室	资产名称	申请数量/台	单价/万元	总额/万元	建议数量/台	预估金额/万元	汰旧更新		
								设备建议	设备年限	汰旧资产号

签字：　　　　　　　　年　　月　　日

表 5.25　学科发展类设备评估

设备名称			申购科室	
设备描述				
申购理由				

预计产出

卫生经济学及效率指标	收费项目	
	预计数量/台	
	耗材信息	
	空间及人力	
质量安全指标		
学术产出		

国内外同级别医院应用情况

评估建议	
签字：　　　　　　年　　月　　日	

4.内部控制评议

（1）内部控制建设亮点

①制度建设方面，该医院制定了《医学装备管理委员会议事规则》，明确划分了各部门职责范围、审批程序和相关职责，使医院设备采购的申报申请立项论证工作有序开展，避免了混乱和不规范的情况。

②可行性论证环节，该医院区分了学科发展、汰旧更新、业务增量三类设备进行申购评估，不同类别关注重点、论证内容各有所侧重，实现了对设备采购前期论证的精细化管理。

③该医院在论证层面通过制定标准的流程设计，规范了评估的程序、所需的信息和数据收集方法。遵循SOP的要求能够减少主观性和个体差异对评估结果的影响，从而提高评估的准确性和可靠性。同时，规定标准的报告格式能够督促相关评估人员进行充分调研，有效减少因责任心不足而产生的论证不充分的问题。

（2）内部控制建设优化空间

①科室论证和装备管理委员会决议环节未能完全做到不相容岗位分离，有时论证组成员可能同时也是申请人。特别是，若申请人为科室主任，可能使得论证组成员有顾虑，从而导致论证决议环节趋于形式，影响论证的客观性和公正性。医院应明确规定申请人不能担任科室论证组成员或装备管理委员会成员。

②关键岗位轮换制度存在一定缺陷。虽然该医院建立了专家委员库并规定要随机抽选库中三分之二的成员组成论证组，但专家委员库中的成员人数较少，且较长时间未进行更新，这导致每年的专家委员会成员往往是相同的几位专家。这种情况可能会为不良商家提供可乘之机，从而导致不应通过的设备最终获得审批。对此，该医院应及时扩大专家库，真正落实关键岗位轮换制度，同时也可考虑引入院外专家参与论证，让整体论证过程更加客观、公正。

③目前，该医院设备使用情况并未与相关责任人员绩效挂钩，奖惩机制也存在不完善的问题。虽然该医院会定期对以往采购的设备使用情况进行追踪和监控，但对于使用情况极差甚至闲置的设备，并未对相关人员进行惩处，由此可能导致申请人并无动力认真评估，审批者也了解不到真实情况，最终浪费资源。未来该医院需确保设备立项决策的相关责任人员的绩效评估与设备使用情况紧密关联，将设备的有效使用和维护作为相关责任人员绩效评估的重要指标，激励相关责任人员认真选择、使用和维护设备。

④决策机制需进一步完善。目前，虽然医学装备管理委员会采用集体投票的形式来决定项目的立项，但也可能会出现最终决议阶段由少数个人主导决议结果，而其他委员仅单纯跟从的情况，这种现象使得最终的投票流于形式。下一步，该医院需探索建立更加科学和系统的决策标准，并使决策过程都能完整回溯。同时，可引入更多的监管参与，督促委员会成员平等、充分、独立地发表意见。

（五）案例解析二——某医院新药遴选内部控制

1.业务概况

某公立医院在院药品品种约1 500种，每年引进新药品种约60种，涵盖医保目录的各个病种分类项。为了满足合理的临床新药需求，同时控制腐败风险，该医院的新药引进主要分为三个阶段：新药遴选、供应商比选、日常采购或临时采购。第一阶段新药遴选的任务是确定引进药品的品种（包括通用名和厂家），保障临床诊疗必需药品；第二阶段供应商比选的任务是选择供货来源可靠、药品价格适当、药品供应量充足的供应商；第三阶段日常采购或临时采购的任务是保障临床日常诊疗的用药供应。下面以第一个阶段新药遴选为例说明某医院药品采购的内部控制建设情况。

2.新药遴选流程（图5.11）

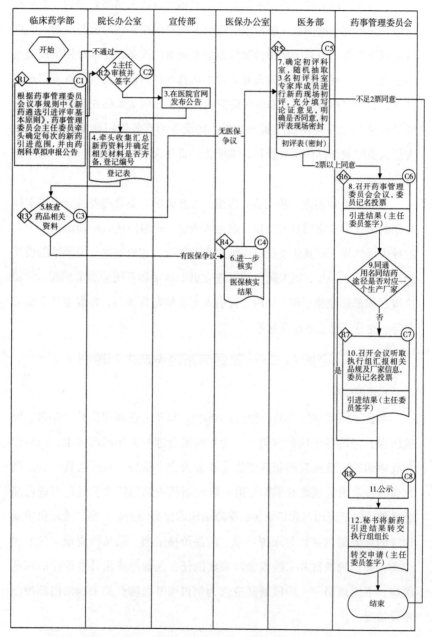

注: 本流程图管理依据为《某医院药事管理委员会议事规则（2022年）》。

图5.11　新药遴选流程

步骤1：药事管理委员会主任委员根据药事管理委员会议事规则中《新药遴选引进评审基本原则》，牵头确定每次的新药引进范围，药剂科进行草拟公告。

步骤2：院长办公室主任对公告审核并签字。

步骤3：宣传部根据已审签的公告在医院官网发布公告。

步骤4：医保办公室根据临床药学部的核查资料，对其有疑问的资料进行进一步的核实。

步骤5：医务部确定初评科室，随机抽取3名初评科室专家库成员进行新药现场初评，充分填写论证意见，明确是否同意，初评表现场密封。

步骤6：药事管理委员会召开会议并记名投票；召开会议听取执行组汇报相关品规及厂家信息，委员记名投票。

步骤7：结果公示后转执行组组长进行采购流程。

3.新药遴选内部控制建设

（1）制度建设

某医院制定了药品采购工作制度体系。其中，《医院药事管理委员会议事规则》是管控医院药品采购业务的主要制度依据。该制度明确了药品引进的各项要求，包括部门分工、人员职责、递进流程、监督管理等。

（2）职责分工

某医院药品采购业务主要涉及院长办公室、临床药学部、医保办公室、医务部、药事管理委员会及其执行组。

其中，临床药学部的主要职责是根据药事管理委员会主任委员确定的新药引进范围草拟公告，并且协助接收、审核新药资料等；院长办公室的主要职责是对新药引进公告审核并签字；医保办公室的主要职责是根据临床药学部的核查资料，对医保信息有疑问的资料进行进一步的核实；医务部的主要职责是确定初评科室，随机抽取3名初评科室专家库成员进行新药现场初评，充分填写论证意见，明确是否同意，初评表现场密封；药事管理委员会及其执行组的主要职责是召开会议并进行记名投票。此过程涉及多个部门，各部门职责分工明确，互相制约，互相监督。

（3）控制矩阵（表5.26）

表 5.26   新药遴选风险控制矩阵

风险编号	风险描述	控制活动编号	控制描述	控制频率	控制文档	控制责任主体
R1	"新药引进公告"内容的规范性和描述的准确性会直接影响药品的遴选过程，不合规会造成新药引进流程的廉政风险增加，描述不准确会造成接收资料混乱	C1	每轮"新药引进公告"都由院长办公室主任根据药事管理委员会主任委员确定的新药引进范围，对公告内容的规范性、准确性进行审核，无误后签字确认	按需	某医院关于接收新药资料申报的公告	院长办公室
R2	新药遴选流程中接收的新药资料不经过核查，可能会造成药品资料不真实或者不完整的情况	C2	参照国家医保目录、省药械招采平台、国家药监局数据查询网站等，临床药学部对接收的所有新药资料信息进行双人复核签字	按需	某批次新药引进资料汇总	临床药学部药事管理委员
R3	新药资料的医保信息不经过医保目录等手段确认，会造成药品医保信息不真实或者缺失等情况	C3	医保办公室对每轮新药中的争议品种提供新药社保信息，负责书面答复	按需	新药社保信息确认	医保办公室
R4	新药评选不经过随机抽取的临床专家进行初评论证，无法保证新药的临床广泛适用性	C4	医务部确定初评科室，随机抽取3名初评科室专家库成员进行新药现场初评，充分填写论证意见，明确是否同意，初评表现场密封	按需	某批次新药引进初评结果	医务部
R5	药事管理委员会不召开会议进行引进品种投票，会直接影响新药进院的公开公平性	C5	药事管理委员会组织相关会议，现场拆封初评表，药事管理委员会秘书汇报，委员讨论，记名投票后现场统计结果	按需	某批次新药引进上会投票结果	药事管理委员会

4.内部控制评议

（1）内部控制建设亮点

新药遴选过程中，在临床专家初评方面，根据引进药品的功能范围确定初评科室后，采用随机抽取 3 名初评科室专家库成员到现场进行新药初评的形式，保障了新药临床使用的广泛性，切实论证了新药的使用范围。在药事管理委员会委员开会讨论阶段，初评结果经药事管理委员会秘书汇报、委员讨论、记名投票后，现场统计药事管理委员会专家意见，使得新药遴选在保证公开、公平、公正的同时，更具专业性和权威性。

（2）内部控制建设优化空间

因为国家药品政策的逐步调整，药品采购流程和政策也会随之更新。所以，新药遴选流程应每年梳理，落实是否有新的风险点，确认流程图和防控措施，建立更为全面的制度和规范，以防药品采购业务出现漏洞。另外，信息化建设是提升防控措施效率和效果的有效手段，因此从新药资料收集开始，可以设计小程序或者APP作为新药引进流程的辅助工具。

三、采购执行内部控制

按照采购形式和组织方式的不同，医院的设备物资采购业务分为政府采购和院内采购两种，均涉及采购信息公开、需求调研、供应商确定、合同签订与执行、质疑处理等环节。

（一）控制目标

（1）建立健全采购管理制度，明确采购业务管理机构和相关岗位的设置及其职责权限、采购业务的工作流程、采购业务相关的审核责任和审批权限、与采购业务相关的检查责任等，确保采购管理工作有章可循、有据可依，使采购管理规范有序。

（2）建立部门间沟通协调机制，增强采购执行计划性，保障采购工作有效开展。

（3）建立审查工作机制和风险管理体系，对采购过程中的风险进行全面审查、评估和控制，确保采购工作合法合规。

（4）建立相关档案管理机制，确保相关文件的完整性和准确性，以保证政府采购过程的可追溯性和合规合法。

（5）提升采购人员的法治观念和专业素质，确保整个采购过程中各环节操作规范。

（二）主要风险

采购执行风险清单见表5.27。

表 5.27　采购执行风险清单

序号	风险点描述	风险定级	影响内控目标的类型				
			经济活动合法合规	资产安全和使用有效	财务信息真实完整	有效防范舞弊和预防腐败	提高资源配置和使用效益
1	未建立采购相关管理制度，未明确职能部门在采购业务中的职能，导致采购未规范化，可能给医院带来法律风险	重大	√			√	
2	采购信息公开不及时或未按规定公开，可能造成项目竞争不充分	重要	√			√	
3	院内调研不充分，招标文件技术参数具有明显偏向性，可能导致采购项目竞争不充分、采购价格不合理	重要	√			√	
4	与其他部门沟通协调不畅，导致办理进口论证、变更政府采购方式等报批报备不及时，或安装验收、售后出现问题，影响项目进度	重要		√			√

续表

序号	风险点描述	风险定级	影响内控目标的类型				
			经济活动合法合规	资产安全和使用有效	财务信息真实完整	有效防范舞弊和预防腐败	提高资源配置和使用效益
5	政府项目最高限价设置不合理，造成项目废标	一般	√				
6	采购项目合同内容与招标文件内容不符，可能导致合同无效，给医院带来法律风险	重要	√			√	
7	合同内容不完善或合同管理不规范，可能造成双方权责不清，导致合同履约问题，医院合法权益受到侵害	重要	√				√
8	未对采购相关文件存档或档案管理不规范，文件不完整或无效力，采购过程不可追溯，造成法律隐患	重要			√	√	
9	瞒报、拆分项目导致应该进行政府采购的项目在院内进行采购，项目执行不符合法规，为医院带来法律风险	重大	√		√	√	

（三）关键控制活动

（1）合理选择采购方式。对在集中采购目录内以及在目录外但在规定的采购限额标准以上的采购项目执行政府采购，对目录外且限额标准以下的采购项目执行院内采购。此外，符合公开招标范围和标准的采购活动，必须采取公开招标方式。

（2）提高业务人员专业性和廉洁性。在制度上，医院设备物资采购实行"论采管分离"，即在岗位设置、人员安排上保证购置申请、评估论证、采购执行相分离。应组建采购执行组实施采购，执行组须包含需求科室/部门、采购、财务、国资等部门相关人员，相互监督，共同分担责任与风险，分散权力。此外，定期开展业务培训和廉洁教育，统一业务人员对采购制度的理解，确保采购实施规范化。

（3）严格审查采购过程。需求科室/部门、采购执行组对合同履行情况进行审查。涉及政府采购的，采购代理机构根据医院采购需求编制招标文件，执行组对招标文件进行审签，并由5名院外专家（含1名法律专家）对招标文件进行复核论证和审查。

（4）规范档案管理。明确不同类型采购项目归档所需的资料并形成标准规范，相关人员按照规范及时归档，设立专门的档案管理人员核查档案的准确性、完整性，并依规保管档案。对于采购合同，建立专门的审查机制，对合同关键信息进行审查、存档。采购档案的保存期限按有关规定执行。

（四）案例解析——某医院院内单一来源采购内部控制

1.业务概况

某医院的院内采购是指医院使用纳入预算管理的资金采购集中采购目录以外且在采购限额标准以下的货物或服务的行为，其中不包括工程建设有关的货物和服务。医院根据《设备物资院内采购工作执行规范》的规定选择比选、议价、单一来源、计划购物单等采购方式，原则上首选比选方式采购。采购需求经两次公告或邀请潜在供应商后，通过功能需求审核的供应商只有1家且经过专家论证后只有1种产品满足需求的项目，可采用单一来源的采购方式，通常有以下情况。①专有商品或服务：经科室管理小组确定只有该产品技术指标符合科室学科发展需求，或为设备配套产品、专机专用耗材无替代产品，或为院内在用产品的追加购置时。②紧急情况：在抢险救灾等紧急情况下没有足够时间比选或竞争性报价时。③知识产权或专利：受知识产权或专利保护，只有特定供应商拥有相应权利时。④受国家或地区管控时。

2.院内单一来源采购流程（图5.12）

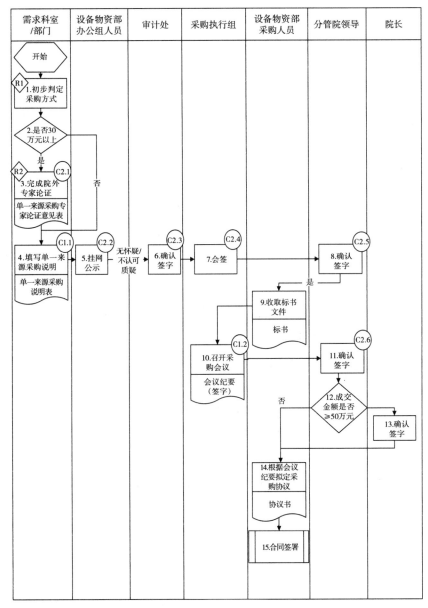

注：本流程图管理依据为《某医院设备物资院内采购执行工作规范》《信息类产品采购执行细则》。

图5.12　院内单一来源采购流程图

步骤1：采购人员初步判定采购方式，符合院内单一来源采购的可以执行该流程。

步骤2：采购人员判断设备物资采购预算是否在30万元以上。

步骤3：如果设备物资采购预算在30万元（含）以上100万元以下，需3名院外副高及以上职称专家进行单一来源论证。

步骤4：需求科室/部门对只能从唯一生产商或服务提供商处采购的理由进行论证，并填写《单一来源采购说明表》。

步骤5：设备物资部办公组人员在医院官网进行单一来源采购公示。

步骤6：经单一来源公示，公示期内无潜在供应商质疑或医院不认可质疑，审计处联系人应在《单一来源采购说明表》上确认签字。

步骤7：采购执行组应在《单一来源采购说明表》上明确是否同意单一来源采购方式。

步骤8：分管院领导在《单一来源采购说明表》上确认签字。

步骤9：设备物资部采购人员收取单一来源供应商提交的标书文件。

步骤10：采购执行组召开单一来源采购会议，与供应商进行谈判并对会议纪要会签。

步骤11：分管院领导在会议纪要上确认签字。

步骤12：判断采购成交金额是否大于50万元（含）。

步骤13：若成交金额大于50万元（含），应将会议纪要交予院长确认签字。

步骤14：设备物资部采购人员根据会议纪要和标书拟定采购协议。

步骤15：进入合同签署流程。

3.院内单一来源采购内部控制建设

（1）制度建设

《设备物资院内采购执行工作规范》规定，院内采购项目的采购方式由采购执行小组共同认定，设备物资院内采购会议原则上应由执行组全体人员参加，但对于配置简单、规格统一、市场价格透明的设备物资采购或报价供应商只有1家的，需求部门/科室可以不参加。采购执行组判断项目较为复杂的单一来源采购会议，也可以邀请需求科室/部门参加。对于院内单一来源采购流程，因为只有1家供应商满足需求，前期已经对供应商提供的设备物资进行了评估，在院内采购会议上主要是再次确认产品配置、与供应商进行谈判。采购执行组成员根据各自职责参与相应的采购执行工作。医院审计处按照相关法律法规要求对设备物资采购工作实施监督。

（2）职责分工

院内采购执行组全体成员职责：负责设备物资采购立项审核、采购实施、评比方案及合同签订等相关事项，审核资质证照信息、商务文件等；院内专家的抽取和管理；投诉质疑及履约过程中的纠纷处理。

需求科室/部门或技术专家主要职责：针对采购事项组织讨论，提交产品功能和配置需求；对供应商提供的响应和配置互审情况进行审核确认；评价产品技术性能；采购前落实设备物资安装场地和条件，并参与验收。

设备物资部主要职责：征集供应商信息，初步审核厂家、供应商及产品的资质证照；组织设备物资采购工作的实施；采购合同拟订、签订及督促合同执行；组织设备物资的安装、调试、验收、售后服务；档案资料归档等。

财务部主要职责：按照国家相关法规要求办理预付款、财务结算等工作；负责采购所涉物资收费项目的确认和办理。

国有资产管理部主要职责：按照国家相关政策法规参与制定医院设备物资采购及管理制度并遵照执行；掌握医院设备物资增减变动情况，定期向上级主管部门填报医院资产报表。

职工代表或工会专（兼）职人员主要职责：参与重要、重大设备物资采购；对采购流程中的问题提出意见和建议。

审计处主要职责：对采购及相关法律法规提供审计咨询服务；参加执行组或审计处认为需要参加的事项。

（3）控制矩阵（表5.28）

表 5.28　院内单一来源采购风险控制矩阵

风险编号	风险描述	控制活动编号	控制描述	控制频率	控制文档	控制责任主体
R1	采购方式判断不当，可能出现将非单一来源的项目在院内招采，导致将应该拆分政府采购项目，报或拆分政府采购项目，或者出现院内非单一来源项目采取单一来源采购，可能致使项目竞争不充分，造成采购成本过高	C1.1	为避免院内非单一来源项目采取单一来源采购方式，当项目在医院官网公示后只有1家供应商满足科室需求或需求科室提出只有1家供应商满足科室需求时，需求科室应填写单一来源采购说明表，论述项目的唯一性；当采购金额在30万元（含）以上时，采购项目需经过医院外至少3位专家论证项目是否应采取单一来源采购方式，并形成单一来源采购方式专家意见表	按需	单一来源采购说明表、单一来源采购方式专家论证意见表	院外专家、需求科室
		C1.2	为确保采购项目以正确的方式执行，采购人员初步判定采购方式，在召开院内调研会议时，采购执行组其他成员应对采购方式进行复核，如认为采购方式不当，需提出异议并进行讨论，直至达成一致或终止本次谈判；最后，采购方式应记录在会议纪要上并由参会人员共同签字确认	按需	会议纪要	采购执行组

续表

风险编号	风险描述	控制活动编号	控制描述	控制频率	控制文档	控制责任主体
R2	项目可能存在多个采购来源，但需求科室/部门填写的单一来源采购说明不符合客观事实，造成非单一来源采购项目使用单一来源采购方式从而规避竞争，可能致使购买的设备价格过高，使医院遭受经济损失	C2.1	为规范单一来源采购方式的使用，当项目预算在30万元（含）以上时，除了需求科室提供的单一来源采购说明表外，项目还需经过至少3位专家论证项目是否应采取单一来源采购方式采购并形成单一来源采购方式专家意见表	按需	单一来源采购说明表、单一来源采购方式专家论证意见表	设备物资部办公组成员
		C2.2	设备物资部收到单一来源采购说明表后，由办公组人员在医院官网上对单一来源采购项目公示至少5个工作日，利用外部监督来发现项目中潜在的倾向性	按需	医院官网公示页	设备物资部办公组人员
		C2.3	为规范单一来源采购方式的使用，单一来源采购说明表人在单一来源采购说明表上审签，核实单一来源采购项目是否有外部质疑	按需	医院官网公示页、单一来源采购说明表	审计联系人

续表

风险编号	风险描述	控制活动编号	控制描述	控制频率	控制文档	控制责任主体
R2	项目可能存在多个采购来源，但需求科室/部门填写的单一来源采购说明不符合客观事实，造成非单一来源采购项目使用单一来源采购方式从而规避竞争，可能致使购买的设备价格过高，医院遭受经济损失	C2.4	为规范单一来源采购方式的使用，单一来源公示期满过后，采购执行组应在单一来源采购说明表上审签，同意该项目以单一来源采购方式执行	按需	医院官网公示页、单一来源采购说明表	采购执行组
		C2.5	为规范单一来源采购方式的使用，经单一来源公示期满无质疑采购执行组审签后，分管院领导在单一来源采购说明表上审签，同意该项目以单一来源采购方式执行	按需	医院官网公示页、单一来源采购说明表	分管院领导
		C2.6	为规范单一来源采购方式的使用，当项目金额大于30万元（含）时，经单一来源公示期满无质疑采购执行组、分管院领导审签后，院长在单一来源采购说明表上审签，同意该项目以单一来源采购方式执行	按需	医院官网公示页、单一来源采购说明表	院长

（4）控制文档示例（表5.29～表5.30）

表5.29　单一来源采购说明表

申请科室		
联系人	联系电话	
产品名称		
规格型号	数量/件	
生产厂家	代理商	
预估金额/万元	资金来源	
采用独家产品购置的理由（请勾选）	1	独家生产产品；具有专利证书的专利产品
	2	受国家或地区管控的物资
	3	需紧急购置的设备物资（如抢险救灾应急物资等）
	4	设备配套产品，专机专用耗材，无其他替代产品
	5	在用产品的追加购置
	6	经科室管理小组研究讨论确定，只有该产品技术指标符合科室学科发展需求
其他理由（由科室填写）		

对勾选理由详细说明（由科室填写，请科室从技术参数角度论述该产品的唯一性）

示例：拟采购的××设备，需具功能1……功能2……功能3……目前，能满足以上功能需求的产品只有××生产的××。因此，建议采用单一来源方式采购。

申请科室管理小组意见及签章	
（3人及3人以上，必须包含科室负责人）	年　　月　　日
单一来源采购公示结果	经单一来源公示，公示期内有无潜在供应商质疑。 □有　　　　　　　　□无 审计联系人签字：　　　科室联系人签字：
采购小组意见	
分管院领导审批意见	

表 5.30　单一来源采购方式专家论证意见表

一、项目信息

采购单位名称：

项目名称	

二、论证意见

拟采购的××设备主要用于……

该设备需要满足要求：

1.

2.

⋮

经市场调研，目前，国内只有××生产的××满足需求。故建议，采用单一来源方式采购。

三、参加论证的专家

序号	姓名	工作单位	职称/职务	电话	身份证号码
1					
2					
3					

论证专家签名：

4.内部控制评议

（1）内部控制建设亮点

　　某医院在选择单一来源采购方式执行采购时有严格的前期论证。一方面，采购项目须经院内、院外专家严格论证后才能初步确定采取单一来源采购方式。另一方面，医院对单一来源采购项目进行充分的信息公开。首先在医院官网上公示采购意向，当两轮挂网公示后仍只有一家公司产品满足科室需求时，才考虑项目为单一来源项目；其次在医院官网进行单一来源采购公示，利用外部监督来避免潜在的规避竞争性方式采购的风险，只有公示无质疑或质疑不成立时，项目才能以单一来源方式执行。

（2）内部控制建设优化空间

针对院外专家论证，应设计相应的制度，对院外专家选择及论证方式有更细致的要求，避免院外专家论证流于形式。

第五节　资产业务内部控制

一、医院资产业务概述

为实现医院资产全生命周期的管理，医院资产管理可分为资产配置、资产使用、资产处置三阶段。资产配置是指行政事业单位根据单位履行职能需要、存量资产状况和财力情况等因素，通过调剂、租用、购置等方式配备资产的行为；资产使用包括单位自用、对外投资和出租、出借等，国有资产使用应首先保证事业发展的需要；资产处置是对其占有、使用的资产进行产权转让或注销产权的行为，包括无偿划转、对外捐赠、转让、置换、报废、损失核销等。公立医院资产配置的主要形式是购置，相关内容在本章第四节采购业务内部控制进行了介绍，本节主要聚焦资产使用及资产处置，从流动资产、固定资产、无形资产、对外投资四个方面以案例的形式介绍资产管理的内部控制。

二、流动资产业务内部控制

本书所指流动资产管理主要包括货币资金管理和存货管理，其中货币资金主要是指现金和银行存款，存货主要是指耗材和药品。

（一）控制目标

确保货币资金的取得、使用、保管严格遵守财政法规、纪律；确保货币资金的收入、支出能够得到真实、完整、及时的记录和核算，保证货币资金保管的安全、可靠。加强存货管理，降低存货的成本，提高医院存货经营管理的经济性和有效性；保证医院物资供应顺畅、质量达标，满足临床科室和管理部门的需求；确保存货的安全完整，保证账实相符。

（二）主要风险

流动资产管理风险清单见表5.31。

表 5.31　流动资产管理风险清单

序号	风险点描述	风险定级	影响内控目标的类型				
			经济活动合法合规	资产安全和使用有效	财务信息真实完整	有效防范舞弊和预防腐败	提高资源配置和使用效益
1	未建立流动资产管理制度，未明确关键岗位职责，可能导致流动资产管理不善，增加舞弊的概率，造成国有资产流失	重大	√	√	√	√	√
2	货币资金保管不善，导致资金流失、被盗取、被截留	重要	√	√		√	
3	存货验收程序不规范，保管不适当，可能导致存货以次充好或毁损	重要	√	√		√	
4	存货领用发放未经过严格审批，可能导致存货浪费	一般	√	√		√	√
5	未对账，未定期盘点，或盘点程序不规范，出现流动资产丢失、贪污、挪用等情况	重要	√	√		√	
6	未对流动资产建立系统控制机制，或系统控制有缺漏，各系统间数据信息未联通，可能导致数据差异，决策错误，造成损失	重大	√	√	√	√	√

（三）关键控制活动

1.流动资产管理组织体系关键控制活动

通过建立健全医院流动资产内部管理制度，包括现金管理、银行账户管理、药品和耗材管理和盘点制度等，明确岗位设置，理顺流程，明确人员分工和职责权限，实现不相容岗位相分离，做好监督和复核工作。

2.流动资产管理关键控制活动

落实流动资产管理不相容岗位相分离，确保货币资金支付的审批与执行、货币资金的保管与盘点清查、货币资金的会计记录与内部稽核、存货的申请与审批、审批与执行、存货的采购与验收、付款相分离。

严格执行货币资金流入、流出业务审批，加强银行账户管理，明确银行账户管理权限，强化审核流程；强化货币资金清查盘点和存货清查盘点制度，做到账实相符；加强药品和耗材的验收入库管理，完善药品和耗材的仓储和领用内部管理制度，做好登记管理；对流动资产建立系统控制机制，确保各系统间数据信息联通联动。

（四）案例解析——某医院医用耗材进销存管理

1.业务概况

医用耗材进销存管理主要指医用耗材的采购、销售和库存的管理，这几个环节是医院对医用耗材遴选、采购、验收、入库、存储、计费、出库、结算、追溯等全流程的实物动态呈现和价值流转计量。目前，大部分医疗机构对耗材的管理方式如下：一是对高值耗材采取一物一码扫码计费管理方式，库房管理人员通过扫描耗材外包装上的二维码或条形码进行验收入库、出库操作，临床医护人员通过扫码下医嘱和计费；二是对低值耗材采用设立一级库和二级库的管理方式进行统分管理，一级库作为医院低值耗材总库房，承担备货、调拨库存、根据临床申领耗材品类需求进行入出库操作等任务；二级库是各护理单元的分库房，由各护理单元指定专人进行管理。护理单元二级库库存管理人员负责接收来自一级库的低值耗材、发放护理单元所需低值耗材，在低值耗材使用计费后办理出库手续。

在上述实践中发现，耗材管理中始终存在进销存不一致问题，即同一品规耗材收费数量、金额与医院资源规划（hospital resource planning，HRP）系统中的出库数量、金额差异明显，这对某医院整体运行成本有很大影响。因此，某医院成立专项管理小组，由设备物资部协同多部门构建联动机制，采用精益管理的理念，通过专项分析、流程再造、定期反馈监控等手段，有效缩小了医用耗材进销存差异，使医用耗材进销存管理更加精细化。

2.医用耗材进销存主要风险

（1）价格执行风险

根据国家的相关政策制度，医用耗材应执行阳光挂网线上采购，耗材价格会随全国挂网价格波动而变动。某医院既往主要通过供应商主动提供降价函来执行医院的降价流程，但降价时间与临床实际使用计费时间往往存在差异，导致临床计费价格高于出库价格。价格调整不及时，价格调整流程不顺畅，是目前某医院亟须优化解决的问题。

此外，随着新技术、新耗材的不断应用与发展，部分省份的医疗耗材收费目录尚未统一更新，导致难以满足临床的实际使用需求，存在收与不收、如何收不明确等尴尬处境。

（2）数量差异风险

由于每个医疗服务项目内涵不同，部分医疗服务中使用的耗材的出库数量与收费数量存在差异，实践中存在出库数量多于收费数量的情况。比如，2022年某医院胶片耗材在HIS系统中计费数量约40万张，但同年HRP系统出库200万张，其中的数量差异主要来源于大部分胶片耗材已包含在医嘱检查项目费用当中，并未单独进行收费。同时也存在出库数量少于收费数量的情况，比如，穿刺系统单价上千元，2022年HIS系统收费数量约400个，但同年HRP出库数量上千个，这一差异主要是由于该耗材存在重复消毒使用并重复计费。

（3）多部门职责界定不清，易形成数据孤岛风险

传统医用耗材进销存管理模式下，某医院内部各部门、各系统存在

"数据孤岛"现象,耗材管理数据流通不畅。此外,医用耗材进销存管理涉及财务部的预算、成本核算及医保办的医保结算、收支管理等,参与部门众多,未建立起部门间有效联动的机制,容易导致部门间信息不对称,不利于耗材全流程管理。

3.医用耗材进销存内部控制建设

(1)优化价格调整流程,保障进销存价格准确

某医院针对价格调整流程进行了优化,加强耗材价格的全流程监督,主要措施如下:一是根据医院所在省药械采购平台挂网采购及集中带量采购下价格变动的时间节点定人定岗,进一步明确相关部门的分工及完成时限要求;二是新增价格审核岗,实行价格调整双审核机制,定期检查耗材价格调整情况;三是实现医院所在省药械采购平台挂网价与医院HRP系统内医院采购价的自主联动,确保采购价准确性;四是实现医院HRP、HIS价格联动,设置系统管控条件限制HIS收费价与HRP采购价逻辑关系不一致的耗材入库。

(2)建立五码合一体系,实现低值耗材医疗器械唯一标识(unique device identification,UDI)扫码计费

通过梳理分析,某医院重建新入院耗材的院内编码规则,建立医保码、医嘱码、UDI(原厂码)、物资编码和收费码的"五码合一"体系(图5.14)。针对全院用量大、金额高的低值耗材,采取"超市化"扫描计费扣出库的方式实现一级库和二级库的精准出库,提升低值耗材计费准确性(图5.15)。

(3)厘清部门职责,提升信息化建设水平,实现耗材数据全链条抓取

某医院以项目制形式,完善耗材进销存项目组织架构,做到责任到人,分工协作。同时,通过信息化改造,实现手术室高值耗材每日生成财务报表,避免因跨月建账导致的进销存差异,进一步打通HRP与HIS系统的数据端口,为后续信息化改造做准备。

NO.	物资编码	物资名称	规格型号	计划价格	平台价格	计量单位	医保码	是否收费	医耗编码	医耗项目名称	收费价格	UDI码
1	13101S100015	一次性使用静脉留置针	381312 Insyt...			根	C1605011940100802763	是	13101S100015	BD留置针-硬...	5.4	30382903813125
2	13101S100016	一次性使用静脉留置针	381347 带翼...			根	C1605011940100802763	是	13101S100016	一次性使用...	5.4	30382903813477
3	13101S100017	一次性使用静脉留置针	381323 Insyt...			根	C1605011940100802763	是	13101S100017	一次性使用...	5.4	30382903813231
4	13101S100018	一次性使用静脉留置针	Insyte-W带...			根	C1605011940100802763	是	13101S100018	一次性使用...	5.4	30382903813347
5	13101S100019	一次性使用静脉留置针	带翼型 黄色...			根	C1605011940100802763	是	13101S100019	一次性使用...	5.4	30382903812128
6	13101S100020	一次性使用静脉留置针	带翼型 22G...			根	C1605011940100802763	是	13101S100020	一次性使用...	5.4	30382903812234
7	13101S200036	密闭式静脉留置针	0.7mm×19m...			支	C1605011940100309013	是	13101S200036	密闭式静脉...	13.7	30382903830788
8	13101S200038	密闭式静脉留置针	1.1mm×30m...			支	C1605011940100309013	是	13101S200038	密闭式静脉...	13.7	30382903830573
9	13101S200039	密闭式静脉留置针	0.9mm×19m...			支	C1605011940100309013	是	13101S200039	密闭式静脉...	13.7	30382903830719
10	13101S200040	密闭式静脉留置针	0.7mm×19m...			支	C1605011940100309013	是	13101S200040	密闭式静脉...	12.76	30382903830832
11	13101S200041	密闭式静脉留置针	0.9mm×25m...			支	C1605011940100309013	是	13101S200041	密闭式静脉...	12.76	30382903830696
12	13101S200042	密闭式静脉留置针	1.1mm×30m...			支	C1605011940100309013	是	13101S200042	密闭式静脉...	12.76	30382903830627
13	13101S200043	密闭式静脉留置针	1.3mm×30m...			支	C1605011940100309013	是	13101S200043	密闭式静脉...	12.76	30382903830559
14	13101S300030	针管回缩式静脉留置针	18*29MM Y型			支	C1605011940200507203	是	13101S300030	针管回缩式...	18	16926982283471
15	13101S300031	针管回缩式静脉留置针	20G*29mm...			支	C1605011940200507203	是	13101S300031	针管回缩式...	18	16926982283488
16	13101S300032	针管回缩式静脉留置针	22G*25MM...			支	C1605011940200507203	是	13101S300032	针管回缩式...	18	16926982283495
17	13101S300033	针管回缩式静脉留置针	24G*19mm...			支	C1605011940200507203	是	13101S300033	针管回缩式...	18	16926982283501
18	13101S300034	针管回缩式静脉留置针	24*19MM直型			支	C1605011940200507203	是	13101S300034	针管回缩式...	18	16926982283464
19	13101S300035	针管回缩式静脉留置针	22G*25MM...			支	C1605011940200507203	是	13101S300035	针管回缩式...	18	16926982283532

图5.14　HRP系统内实现"五码合一"

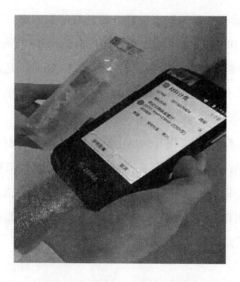

图5.15　留置针UDI扫码计费

（4）定期反馈监控

定期开展针对细分项目的专题讨论，集中梳理难点、同步进度，确保项目如期高质量完成；定期分析全院医用耗材进销存数据，持续优化实施方案。

4.内部控制评议

（1）内部控制建设亮点

一方面，耗材进销存专项改进方案改变了某医院过去主要依靠手工操作来进行多系统、多价格的调整审核工作状况，全院医用耗材挂网价格与采购价的自主联动效率得到极大提升，进销存的及时性、准确性大幅提升；另一方面，通过医保码、医嘱码、UDI、物资编码和收费码"五码合一"及HRP功能改造，手术室高值耗材目前每日生成报表，有效避免了因跨月建账导致的进销存差异，低值耗材扫UDI计费准确性、便捷性也大幅提升。

（2）内部控制建设优化空间

国家药监局大力推进耗材标准化管理。实践发现，通过扫描低值耗材UDI计费是保障低值耗材计费准确性的有效途径，但目前耗材生产商生产时在最小外包装上赋予UDI的工作还处于推进阶段，尚未覆盖全部耗材生产商。

三、固定资产业务内部控制

本书所指固定资产管理主要包括房屋和建筑物、设备、车辆等资产管理，按业务流程主要划分为固定资产配置、固定资产使用和固定资产报废。

（一）控制目标

1.固定资产管理组织体系控制目标

加强固定资产管理制度建设，明确部门和岗位的职责，明确资产配置、使用、处置的程序、审批权限，建立资产信息管理系统，实现对资产的动态管理，确保固定资产管理合法合规、有序高效。

2.固定资产配置和出入库控制目标

确保固定资产配置合理、购置合法，实现资产结构的最优化；确保固定资产的验收、入库、领用及出库规范，降低舞弊事件的发生。

3.固定资产使用和保管控制目标

降低因保管不善、操作不当引起固定资产被盗、毁损的风险；提高固定资产使用效能，防止固定资产流失，维护医院固定资产的安全和完整。

4.固定资产处置和清查控制目标

确保固定资产处置按照审批权限进行，防止国有资产流失；定期对固定资产进行清查盘点，确保账实相符。

（二）主要风险

固定资产管理风险清单见表5.32。

表 5.32　固定资产管理风险清单

序号	风险点描述	风险定级	影响内控目标的类型				
			经济活动合法合规	资产安全和使用有效	财务信息真实完整	有效防范舞弊和预防腐败	提高资源配置和使用效益
1	未建立固定资产管理制度，未明确资产配置、使用、处置条件和审批权限，未做好职责划分，可能导致固定资产管理松散、随意或重大差错、舞弊、欺诈的发生，造成国有资产损失	重大	√	√	√	√	√
2	固定资产配置申请审批不严格，新进设备购置论证不充分，导致资源浪费	一般		√		√	√
3	固定资产申购审核不严格，固定资产验收检查不严格，为资产使用带来隐患	重要	√	√		√	√

续表

序号	风险点描述	风险定级	影响内控目标的类型				
			经济活动合法合规	资产安全和使用有效	财务信息真实完整	有效防范舞弊和预防腐败	提高资源配置和使用效益
4	未明确固定资产的使用和保管责任人，导致固定资产使用或维护不恰当，固定资产被毁损、盗用	一般	√	√		√	√
5	固定资产处置权限不合适，未进行医院集体决策，或处置程序不合规，可能导致医院资产损失	重要	√	√		√	
6	固定资产未及时盘点或盘点程序不规范，可能造成固定资产损失或账实不符	重要	√	√	√		√

（三）关键控制活动

1.固定资产管理组织体系关键控制活动

医院固定资产内部管理制度应包括配置、使用、处置三大流程以及各项细分流程，明确管理机构和岗位设置，理顺工作流程，明确责任和审批权限；应当建立健全固定资产管理岗位责任制，明确人员分工和各自职权与责任，责任落实到人，实现不相容岗位相分离，做好监督和复核工作。

2.固定资产配置和出入库关键控制活动

固定资产配置和出入库不相容岗位相分离，确保固定资产预算编制、审批与执行相分离，固定资产采购、验收与款项支付相分离；医院应当做好固定资产采购计划，并编制年度预算，资产管理部门应组织相关部门进行采购论证，大型设备的采购还需邀请相关专家进行论证；医院应当严格采购立项的审批，根据采购权限划分院内采购和政府采购流程并实施采购，同时应当落实验收入库程序，做好资产台账登记。

3.固定资产使用和保管关键控制活动

医院应当加强固定资产使用和保管的流程控制，确保固定资产使用的申请、审批和登记相分离；应当建立固定资产台账，加强实物资产的管理，逐步完善资产管理信息系统，做好固定资产的统计和分析工作；医院出租出借固定资产应当编制详细的可行性研究报告，经医院集体决策，应委托中介机构出具租金评估报告，出租收入及时上缴中央国库；医院应当明确固定资产的使用人和仓储人员，落实保管责任；医院应当加强固定资产的维修和保养，规范维修程序。

4.固定资产处置和清查关键控制活动

医院应当理顺处置流程，确保固定资产处置申请、审批与执行相分离；医院固定资产处置经集体决策后，按照审批权限进行报批或备案，收到决议或批复后及时进行实物资产处置，并进行账务处理，处置收入上缴国库；财务部门负责固定资产会计账，资产管理部门负责固定资产台账，资产使用部门占有并使用固定资产，医院应当组织人员定期对固定资产清查盘点。

（四）案例解析——某医院固定资产处置内部控制建设

1.业务概况

某医院作为国家卫生健康委员会委属委管医院，属中央级预算单位，根据《国家卫生健康委预算单位国有资产处置管理办法》来规范医院固定资产处置流程，将处置方式划分为无偿划转、对外捐赠、转让、置换、报废、损失核销等。医院固定资产处置实行归口管理，由资产使用部门提出处置申请，归口管理部门进行审核，并进行处置鉴定，再由相关职能部门和分管院领导进行审批，最后上会进行医院集体决策。下面以固定资产处置为例说明某医院固定资产管理内部控制建设情况。

2.某医院固定资产处置流程（图5.16）

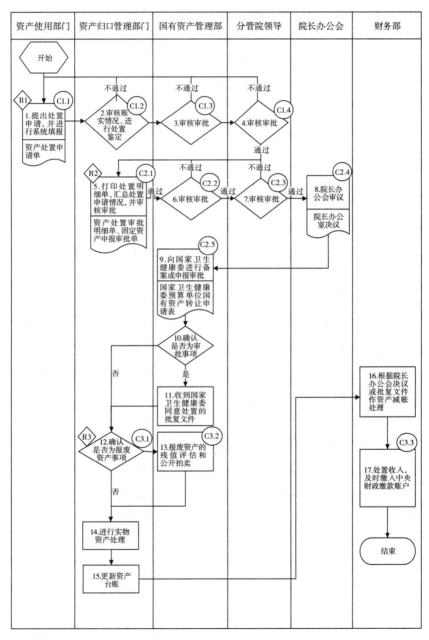

注: 本流程图管理依据为《某医院国有资产处理管理暂行办法》。

图5.16 固定资产处置流程图

步骤1：由资产使用部门提出处置申请，在ERP系统填报《资产处置申请单》。

步骤2：资产归口管理部门按时审核每一项处置申请，核查账实情况，进行处置鉴定，并签字确认是否同意。

步骤3：国有资产管理部、分管院领导分别对《资产处置申请单》审核，并签字确认是否同意。

步骤4：资产归口管理部门按月整理并打印月度《资产处置审批明细单》和《固定资产申报审批单》，审核通过后签字确认。

步骤5：国有资产管理部、分管院领导分别对《资产处置审批明细单》和《固定资产申报审批单》进行审核审批并签字。

步骤6：院长办公会对该处置事项进行集体决议。

步骤7：国有资产管理部填报《国家卫生健康委预算单位国有资产转让等申请表》，每月向国家卫生健康委进行网上备案或者申报审批。

步骤8：国有资产管理部根据上级部门金额权限划分是否是审批事项，若该处置事项属于需要国家卫生健康委审批事项，医院应当在收到国家卫生健康委同意处置的批复文件后再进行下一步处理。

步骤9：确认该处置事项是否是报废资产事项，若该处置事项属于报废资产事项，国有资产管理部组织相关部门通过公开比选的方式选出资产评估机构和资产拍卖机构，进行拍卖事宜；若该处置事项不属于报废资产事项，资产使用部门按照相关程序负责后续资产实物处置工作。

步骤10：完成资产实物处置后，资产归口管理部门更新资产台账。

步骤11：网上备案的处置事项，财务部根据院长办公会决议进行资产减账处理；国家卫生健康委审批处置事项，财务部根据国家卫生健康委批复文件进行资产减账处理。

步骤12：医院取得处置收入后，财务部应当及时上缴中央国库。

3.医院固定资产处置内部控制建设

（1）制度建设

某医院制定了一系列国有资产管理工作制度，其中《某医院国有资产处置管理暂行办法》是固定资产处置业务的主要制度依据，明确了各类资产处置方式的审批权限、基本处置程序以及需要提供的相关材料等。

（2）职责分工

某医院固定资产处置业务主要涉及资产使用部门、资产归口管理部门、国有资产管理部、财务部。资产使用部门的主要职责是根据实物资产情况和使用需求，提出处置申请；资产归口管理部门的主要职责是审核每一笔处置申请，组织处置鉴定，按月汇总和审核《资产处置审批明细单》和《固定资产申报审批单》，负责实物资产的处置执行；国有资产管理部的主要职责是对处置申请进行审核，每月进行网上备案或申报审批，对于报废固定资产，组织公开比选的方式选出资产评估机构和拍卖机构；财务部的主要职责是进行固定资产减账处理，处置收入上缴国库。

（3）控制矩阵（表5.33）

表 5.33　固定资产处置风险控制矩阵

风险编号	风险描述	控制活动编号	控制描述	控制频率	控制文档	控制责任主体
R1	申请处置的固定资产未达到处置条件，未按照国家卫生健康委规定的处置要求进行，导致国有资产流失	C1.1	为保证医院固定资产处置合法合规，资产使用部门应按照《国家卫生健康委预算单位国有资产处置管理办法》规定的处置条件进行处置申报，并填报《资产处置申请单》	每月	资产处置申请单	资产使用部门
		C1.2	为保证医院固定资产处置合法合规，资产归口管理部门收到系统处置申请后，打印《资产处置申请单》，审核资产账实情况，组织鉴定，签署鉴定意见	每月		资产归口管理部门
		C1.3	为保证医院固定资产处置合法合规，国有资产管理部审核《资产处置申请单》、相关材料规范性和完整性，并签署审批意见	每月		国有资产管理部
		C1.4	为保证医院固定资产处置合法合规，分管院领导收到《资产处置申请单》后进行审核审批，并签署审批意见	每月		分管院领导

续表

风险编号	风险描述	控制活动编号	控制描述	控制频率	控制文档	控制责任主体
R2	固定资产处置申报未按照国家卫生健康委授予的处置权限进行报备或报批，导致个人或部门擅自处置国有资产	C2.1	为严格按照处置权限进行固定资产处置，资产归口管理部门应按月度打印《资产处置审批明细单》，并汇总月度《固定资产申报审批单》，完成处置权限审核，并签署审批意见	每季度	资产处置审批明细单、固定资产申报审批单	资产归口管理部门
		C2.2	为严格按照处置权限进行固定资产处置，国有资产管理部收到《资产处置审批明细单》《固定资产申报审批单》后，再次确认审批权限，并签署审批意见	每季度		国有资产管理部
		C2.3	为严格按照处置权限进行固定资产处置，分管院领导收到《资产处置审批明细单》《固定资产申报审批单》后进行审核审批，并签署审批意见	每季度		分管院领导
		C2.4	为严格按照处置权限进行固定资产处置，院长办公会进行集体决议，通过后下达院长办公会决议通知	每季度	院长办公会决议	院长办公会
		C2.5	为严格按照处置权限进行医院固定资产处置，国有资产管理部收到院长办公会决议后，按照《国家卫生健康委预算单位国有资产处置管理办法》规定，医院权限范围内的进行线上（财政部行政事业单位资产管理系统）备案；超过权限范围的，填报《国家卫生健康委预算单位国有资产转让等申请表》并正式发文进行申报审批	按需	国家卫生健康委预算单位国有资产转让等申请表	国有资产管理部

续表

风险编号	风险描述	控制活动编号	控制描述	控制频率	控制文档	控制责任主体
R3	资产使用部门和相关职能部门报废资产处置不合规，处置环节不公开不公正，私自作价出售报废资产，导致随意定价，低价贱卖资产	C3.1	为了避免因资产处置不规范导致国有资产流失，对于非报废资产的实物处置，资产使用部门、资产归口管理部门严格按照《国家卫生健康委预算单位国有资产处置管理办法》《某医院国有资产处置管理暂行办法》规定要求和步骤进行，国有资产管理部、财务部完成配合和监督工作	按需	—	资产使用部门、资产归口管理部门、国有资产管理部、财务部
		C3.2	为了避免因资产处置不规范导致国有资产流失，对于报废资产处置，国有资产管理部组织各部门通过公开比选的方式选出资产评估机构和资产拍卖机构。资产评估机构出具评估报告，资产拍卖机构在中拍网将拍卖信息挂网，通过网上公开拍卖的方式确定资产回收公司	按需	资产评估报告	资产归口管理部门、国有资产管理部、财务部
		C3.3	为了避免资产处置不规范导致国有资产流失，根据《国家卫生健康委预算单位国有资产处置管理办法》规定，医院收到资产处置收入后，扣除相关税金、资产评估费、拍卖佣金等费用，及时上缴中央国库	按需	处置收入上缴证明	财务部

4.内部控制评议

（1）内部控制建设亮点

固定资产处置的发起由资产使用部门直接提出，资产归口管理部门结合账实情况，组织鉴定专家进行鉴定，并按月汇总审核《资产处置审批明细单》和《固定资产申报审批单》，经多部门和分管院领导审核审批后通过某医院集体决策，进行线上备案或正式发文申报审批。实物资产处置阶段，涉及报废资产处置，通过公开比选的方式选出资产评估机构和资产拍卖机构进行处置；对于非报废资产的实物处置，严格按照规定要求和步骤进行，国有资产管理部、财务部完成配合和监督工作。总体来讲，某医院固定资产处置流程清晰，岗位职责分明，不相容职务实现分离，风险得到有效控制。

（2）内部控制建设优化空间

某医院固定资产处置的流程中，每一项资产处置申请和月度《固定资产申报审批单》都需要国有资产管理部、分管院领导审批一次，审批流程链条较长，可以考虑简化部分流程以提高固定资产处置效率。

四、无形资产业务内部控制

无形资产是指单位拥有或者控制的没有实物形态的可辨认非货币性资产，主要包括专利权、非专利技术、商标权、著作权、土地使用权、特许权等。

（一）控制目标

1.无形资产管理组织体系控制目标

建立无形资产管理制度，确保医院对无形资产的管理符合商标法、专利法等无形资产有关的法律法规，维护医院合法权益，降低法律风险；合理设置岗位，降低舞弊、欺诈的风险；正确反映无形资产的价值，保证账目真实、准确、完整。

2.无形资产取得和使用控制目标

确保无形资产的取得方式合规、验收规范，达到使用目的；确保无形资产能够与医院其他资源合理搭配和组合，促进无形资产的社会效益与经济效益；防止无形资产的流失和被盗用，确保无形资产的安全和完整。

3.无形资产处置控制目标

确保无形资产处置合法合规，处置方式正确，处置价格经过恰当评估，防止国有资产损失。

（二）主要风险

无形资产管理风险清单见表5.34。

表 5.34　无形资产管理风险清单

序号	风险点描述	风险定级	影响内控目标的类型				
			经济活动合法合规	资产安全和使用有效	财务信息真实完整	有效防范舞弊和预防腐败	提高资源配置和使用效益
1	未建立无形资产管理制度，未明确业务流程，未做好岗位职责划分，可能导致无形资产管理松散、随意或重大差错、舞弊、欺诈的发生，造成国有资产损失	重大	√	√	√	√	√
2	无形资产管理事项未按照规定的方式、权限、程序进行审批和执行，可能产生重大差错或舞弊、欺诈行为，从而导致损失	重大	√	√		√	√
3	无形资产日常使用和维护不恰当，可能导致商业秘密被泄露或使无形资产面临减值的风险	重要		√	√		√
4	无形资产财务处理不合适、摊销不合理，导致财务信息不真实、不可靠	重要	√		√	√	
5	无形资产处置权限不合规，处置方式和程序不规范，可能导致医院资产损失	重大	√	√	√	√	

（三）关键控制活动

1.无形资产管理组织体系关键控制活动

医院应当加强无形资产管理的制度建设，逐步完善品牌、商标、专利、专有技术、土地使用权等无形资产管理办法；医院应当理顺无形资产管理各项工作流程，建立健全审批权限的划分，并明确相关部门和岗位的职责划分，确保不相容岗位相互分离；医院应当加强无形资产会计核算，根据实际情况，按照评估价值、减值后价值或摊销后价值及时、准确在会计账簿上反映。

2.无形资产取得和使用关键控制活动

医院自行开发的无形资产应当按照法律程序完成申请，并合理确认无形资产入账价值；医院已有的无形资产用于投资时，应当经过充分的论证，完成资产评估后进行集体决策和审批；医院应当保护所属无形资产相关权益，做好日常维护和管理，建立无形资产台账，确保无形资产的安全和完整。

3.无形资产处置控制目标

医院处置无形资产应当经过充分的论证和审批，并进行报批或备案；医院应当按程序选择最有利的方式进行无形资产处置。

（四）案例解析——某医院专利权、著作权无形资产入库的内部控制建设

1.业务概况

在专利权、著作权等无形资产管理的实务工作中，因其价值确认存在一定困难，其最大难点在于无法区分研究、开发阶段的支出，难以核算成本。根据《政府会计准则第4号——无形资产》，"政府会计主体自行研究开发项目尚未进入开发阶段，或者确实无法区分研究阶段支出和开发阶段支出，但按法律程序已申请取得无形资产的，应当将依法取得时发生的注册费、聘请律师费等费用确认为无形资产"。因此，某医院采用以注册费、聘请律师费等费用作为无形资产入账原值的依据；若没有注册费和律

师费产生，则专利权、著作权采用名义价值1元入账，以确保所有专利权纳入医院财务统一核算与管理。下面以专利权、著作权为例说明某医院无形资产入库管理内控控制建设情况。

2.专利权、著作权无形资产入库流程（图5.17）

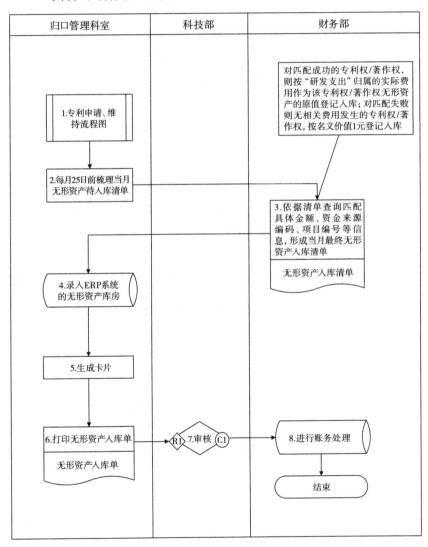

图5.17 专利/著作权无形资产入库管理流程图

步骤1：专利审查通过后授予专利权并获得证书，计算机软件著作权、作品登记成功并获得著作权证书，已形成此类无形资产。

步骤2：由归口管理科室从科研管理系统导出，定期梳理当月待入库清单。

步骤3：由财务部查询相应资产的具体金额、资金来源、项目编号等信息，完善入库清单。对匹配成功的资产，按"研发支出"归集实际费用作为原值登记入库；对匹配失败无相关费用发生的资产，按名义价值1元为原值登记入库。

步骤4：由归口管理科室将当月无形资产入库清单录入资产系统。

步骤5：录入后每项资产生成卡片，以卡片编号为其唯一ID。

步骤6：归口管理科室打印当月无形资产的入库单，并审核签字。

步骤7：由归口管理科室再次审核并签字确认，并传递至财务部。

步骤8：由财务部进行账务处理，完成当月资产入库。

3.专利权、著作权无形资产入库内部控制建设

无形资产管理最核心的风险在于当月专利权、著作权等无形资产信息有缺失、错误等，为了控制以上风险，某医院主要从以下三个方面开展管理工作：

（1）制度和管理体系建设

为了规范专利权、著作权等无形资产管理，根据《中华人民共和国专利法》《中华人民共和国著作权法》等法律要求，制定了《专利管理办法》《知识产权管理办法》等。相关无形资产管理工作在知识产权与成果转化专家委员会及分管副院长的领导和指导下进行，科技部负责专利权、著作权等无形资产具体管理工作。

（2）信息化建设

为了更准确、全面地管理好医院的专利权、著作权等知识产权，某医院已上线科研管理系统信息平台，用于职务科技成果的形成、考核和分类分级评价，实现线上知识产权登记和审核，实现系统的内部控制。

（3）职责分工

某医院专利权、著作权等无形资产入库管理主要涉及归口管理科室、科技部、财务部等。其中，归口管理科室的主要职责是根据当月科研系统管理的专利权、著作权等科技成果的情况，导出当月待入库清单，以及在财务部返回每项无形资产原值后，负责资产系统的录入和生产资产卡片，并打印入库单。科技部的主要职责是对入库单进行审批。财务部的主要职责是在财务系统中查询专利权、著作权的具体发生金额等信息，以获得无形资产的原值，并完善无形资产入库清单，最后根据科技部的入库单进行会计账务处理。

4）控制矩阵（表5.35）

表 5.35 专利权、著作权无形资产入库风险控制矩阵

风险编号	风险描述	控制活动编号	控制描述	控制频率	控制文档	控制责任主体
R1	当月专利权、著作权等无形资产入库有缺失、错误，影响会计信息质量	C1	为了防止当月专利权、著作权等无形资产入库存在缺失、错误等，每月月末归口管理部门知识产权管理岗位人员导出并打印无形资产入库单，审核签字后由科技部审核确认并签字，最终形成当月无形资产入库单	每月	专利权、著作权等无形资产入库单	科技部

4.内部控制评议

（1）内部控制建设亮点

某医院摸索了一套可行且清晰的专利权、著作权等无形资产管理模

式，使医院的专利权、著作权等无形资产管理工作在符合国家各项法律规定的情况下，结合医院的实际情况有序、高效地开展，填补了国内医院专利权、著作权等无形资产管理的空白。

（2）内部控制建设优化空间

某医院无形资产管理目前主要涵盖了医院占比较多的专利权、著作权，但未考虑到商标权及其他非专利技术等，后续需考虑增加商标权、技术秘密、商业秘密等无形资产的管理。

此外，在保证科研管理系统和ERP系统数据安全的前提下，促进两大系统之间的互联互通，进一步提高信息传递的效率和准确性。

五、对外投资管理内部控制

对外投资管理主要是指医院的长期股权投资管理，即对投资立项、企业监管和投资收回等相关事宜的管理。

（一）控制目标

1.对外投资管理组织体系控制目标

加强对外投资管理的制度建设，确保对外投资活动遵循国家法律法规，符合国家产业政策和宏观调控趋势，确保投资活动可以有序、有效进行，降低因管理失误造成重大经济损失的可能性。

2.对外投资的投资立项控制目标

积极防范投资决策风险，根据国家卫生健康战略要求等实际，合理进行对外投资，确保投资活动符合医院发展战略。

3.对外投资的企业监管控制目标

强化项目跟踪管理，加强所属企业的日常监管，以动态了解企业经营状况，加强所属企业重大事项的管理，保障国有资产安全。

（二）主要风险

对外投资管理风险清单见表5.36。

表 5.36　对外投资管理风险清单

序号	风险点描述	风险定级	影响内控目标的类型				
			经济活动合法合规	资产安全和使用有效	财务信息真实完整	有效防范舞弊和预防腐败	提高资源配置和使用效益
1	未建立对外投资相关管理制度，未明确审批权限和岗位职责划分，可能导致对外投资管理松散、随意或重大差错、舞弊、欺诈的发生，造成国有资产损失	重大	√	√	√	√	√
2	投资事项未按照规定的权限进行审批，可能产生重大差错或舞弊、欺诈行为，从而导致损失	重大	√	√	√	√	√
3	投资事项未经科学、严密的评估和论证或没有经过专业机构的独立评估，可能因为决策失误而导致重大损失	重要	√	√	√	√	√
4	所属企业的重大事项未通过决策层级进行决策，不利事项传导至医院，进而造成医院损失	重要	√	√	√	√	√
5	对所属企业的日常监管不及时，发生重大不利事项时医院处于被动状态，无法及时采取措施降低风险	一般	√	√	√	√	√
6	对外投资收回未按照规定流程进行，可能导致医院资金和资产的流失与浪费	重要	√	√	√		√

（三）关键控制活动

1.对外投资管理组织体系关键控制活动

医院应当加强对外投资管理的制度建设，一是对外投资管理办法，二是医院所属企业管理办法，建立健全投资事项和企业重大事项审批权限的划分；医院应当明确对外投资管理机构和岗位设置，明确人员分工和各自职权与责任，责任落实到人，确保对外投资管理不相容岗位相分离；医院应当对在对外投资活动中出现重大决策失误、未履行集体决策程序和不按规定执行对外投资业务的部门及人员追究相应的责任。

2.对外投资的投资立项关键控制活动

医院应当明确岗位职责权限，确保对外投资的可行性研究与评估、对外投资决策与执行、对外投资处置的审批与执行、对外投资的执行与会计核算等不相容岗位相互分离；医院进行对外投资应当进行可行性论证，重点对投资目标、规模、方式、资金来源、风险与收益等进行分析和评价；对外投资事项需要经过医院集体决策，并按照上级规定的权限和程序进行申报审批或备案。

3.对外投资的企业监管关键控制活动

医院应当加强对外投资项目的追踪管理，保证投资活动按计划合法、有序进行，并且及时、全面、准确地记录对外投资的价值变动和投资收益情况；医院应当督促企业及时办理产权占有、变更、注销登记；医院应当督促企业加强法人治理结构建设、做好内控和内审工作等；医院应当梳理所属企业的重大事项清单，划分决策层级，实现分级管理，规范决策流程。

（四）案例解析——某医院院属企业重大事项管理内部控制建设

1.业务概况

某医院作为国家卫生健康委员会委属委管医院，属中央级预算单位。根据《国家卫生计生委关于印发预算管理单位国有资产使用管理办法》《国务院办公厅关于进一步完善国有企业法人治理结构的指导意见》等文件要求，某医院应当规范对外投资业务活动，防范投资风险，保证对外投资资产的安全、完整。

某医院对外投资管理的监管重点在已经成立的院属企业管理上，特别是如何实现分级授权，做好院属企业重大事项监管，强化审批事项的论证工作。为规范对外投资管理工作，某医院对院属企业重大事项加强管理，明确分级授权的管理制度，成立产业投资评审委员会和国有资产管理小组对院属企业上报的重大事项进行分析论证。以下将以某医院属企业重大事项管理为例说明对外投资管理内部控制建设情况。

2.院属企业重大事项管理流程（图5.18）

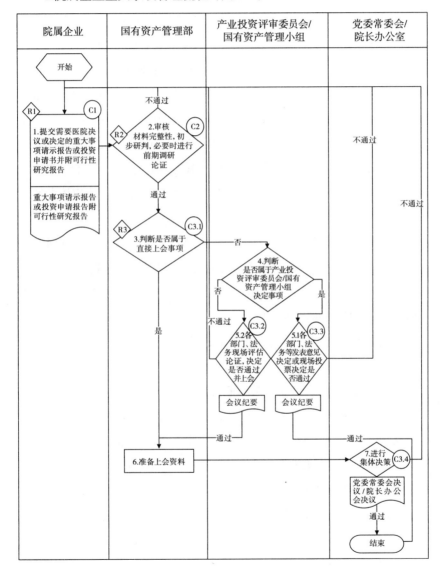

注：本流程图管理依据为《某医院所属企业管理办法》《某医院产业投资评审委员会管理办法》《某医院国有资产管理小组工作办法》。

图5.18　院属企业重大事项管理流程图

步骤1：由院属企业提交请示报告或投资申请书，并由企业负责人签字。若事项复杂或有必要，须一并提交该事项的可行性研究报告。

步骤2：国有资产管理部审核院属企业提供材料的完整性，并初步研判是否属于需医院决议或决定事项。对于比较复杂的事项，可以先组织前期调研论证会，邀请相关专家发表意见或者出具意见书，作为后续决策的支撑材料。

步骤3：国有资产管理部根据《某医院所属企业管理办法》决议事项清单进行识别，属于直接上会的事项，国有资产管理部配合院属企业完成上会材料准备；属于由产业投资评审委员会/国有资产管理小组会决定的事项，国有资产管理部组织相关部门和法务参会并作出决定，形成会议纪要；属于由产业投资评审委员会/国有资产管理小组会论证后上会的事项，国有资产管理部组织相关部门和法务参会，完成分析论证，决定该事项是否通过并同意上会，形成会议纪要。

步骤4：通过产业投资评审委员会/国有资产管理小组会论证并同意上会的事项，国有资产管理部配合院属企业完成该事项上会材料准备。

步骤5：医院党委常委会/院长办公会对该事项进行集体决议，形成党委常委会决议/院长办公会决议。

3.院属企业重大事项管理内部控制建设

（1）制度建设

为加强对院属企业投资事项和重大经营事项的监管，某医院先后制定了《某医院产业投资评审委员会管理办法》《某医院国有资产管理小组工作办法》《某医院所属企业管理办法》，明确了医院对院属企业分级授权的监管原则，落实了重大事项决策的主体责任，联合财务、法务、审计和业务部门对企业投资和重大事项的决策进行前置论证，提高决策效率和质量。院属企业、国有资产管理部、国有资产管理小组、产业投资评审委员会、医院院长办公会、党委常委会按照规定的决策权限进行决策。

（2）职责分工

某医院院属企业重大事项管理业务主要涉及院属企业、国有资产管理部、国有资产管理小组、产业投资评审委员会、医院党委常委会/院长办公会。

（3）控制矩阵（见表5.37）

表 5.37　院属企业重大事项管理风险控制矩阵

风险编号	风险描述	控制活动编号	控制描述	控制频率	控制文档	控制责任主体
R1	院属企业未将需要医院决定或批准的事项进行上报；或者可行性研究不充分，可能导致决策失误	C1	为保证院属企业重大事项的恰当决策，要明确划分重大事项类别，明确决策内容、方式和程序，并严格落实；同时院属企业提交到国有资产管理部的《重大事项请示报告》或者《投资申请报告》《可行性研究报告》需尽量完善	按需	重大事项请示报告或者投资申请报告、可行性研究报告	院属企业负责人
R2	国有资产管理部审核材料不严格，导致资料不完整或者支撑材料不充分，可能影响后续决策效率	C2	为保证院属企业重大事项的决策效率，国有资产管理部收到院属企业报送的《重大事项请示报告》或者《投资申请报告》《可行性研究报告》后，需要严格审核材料规范性和完整性，必要时可以先组织前期调研论证会，为后续决策提供相关专家意见	按需	重大事项请示报告或者投资申请报告、可行性研究报告	国有资产管理部
R3	院属企业重大事项决策权限不恰当或者划分不清，医院未能履行股东职责，可能导致企业发生重大经营或投、融资风险	C3.1	为落实重大事项决策主体责任，国有资产管理部完成院属企业报送的《重大事项请示报告》或者《投资申请报告》《可行性研究报告》审核后，要严格按照《某医院所属企业管理办法》的决议上会议事清单，识别出属于直接上会材料准备，完成上会材料准备；对于需要经过产业投资评审委员会/国有资产管理小组会论证或决定的事项，国有资产管理部要及时组织相关部门、法务和专家进行会议讨论，进行论证或决议	按需	重大事项请示报告或者投资申请报告、可行性研究报告	国有资产管理部

续表

风险编号	风险描述	控制活动编号	控制描述	控制频率	控制文档	控制责任主体
R1	院属企业未将需要医院决定或决议的事项进行上报，私自作出决定；或者可行性研究不充分，可能导致决策失误	C3.2	为落实重大事项决策主体责任，根据《某医院所属企业管理办法》的决议事项清单，属于由产业投资评审委员会/国有资产管理小组会议上会的事项，参会人员听取企业议题汇报，发表专业意见，并决定是否通过论证；对于产业投资评审委员会，不通过事项退回企业，通过事项补充完善资料后尽快上会；国有资产产管理部部完成会议纪要后，参会人员签字确认	按需	产业投资评审委员会/国有资产产管理小组会会议纪要	产业投资评审委员会/国有资产产管理小组
R2	国有资产管理部审核材料不严格，导致资料不完整或者支撑材料不充分，可能影响后续决策效率	C3.3	为落实重大事项决策主体责任，根据《某医院所属企业管理办法》的决议事项清单，属于由产业投资评审委员会/国有资产管理小组会决定的事项，参会人员在会前提前阅读资料，完成议题上会汇报，提出意见和建议，会上听取企业议题，决定是否通过该议题；对于产业投资评审委员会，参会委员对现场投票表决；国有资产产管理部完成会议纪要后，参会人员签字确认	按需	产业投资评审委员会/国有资产产管理小组会议纪要	产业投资评审委员会/国有资产产管理小组
R3	院属企业重大事项决策权限不恰当或者划分不清，医院未能履行股东职责，可能导致企业发生重大经营或投、融资风险	C3.4	为落实重大事项决策主体责任，医院党委常委会/院长办公会对需要上会集体决议的事项进行审议，通过后下达党委常委会/院长办公会决议	按需	党委常委会/院长办公会决议	党委常委会/院长办公会

4.内部控制评议

（1）内部控制建设亮点

某医院制定了《某医院产业投资评审委员会管理办法》和《某医院国有资产管理小组工作办法》，成立产业投资评审委员会/国有资产管理小组，国有资产管理部联合财务部、审计处、科技部、法务和其他业务部门进行论证，为决策事项提供了保障和支撑；某医院制定了《某医院所属企业管理办法》，管理办法确定了分级授权原则，医院明确对院属企业经营管理授权的内容、范围和方式，以及重大事项决策层级和清单，规范院属企业经营管理。

某医院在落实院属企业重大事项管理的过程中，时刻按照《某医院所属企业管理办法》的决议事项清单执行，需决策事项的论证分析到位，岗位职责分明，不相容职务实现分离，风险得到有效控制。

（2）内部控制建设优化空间

某医院院属企业重大事项管理虽然已经加强了事项论证工作，但限于大部分论证人员为本院职工和固定法律顾问，外部专业机构或人员参与较少，多维度论证的力度有待提升，进而影响决策的客观性和有效性。因此，可以考虑引入外部专家进行论证。

另外，目前某医院对院属企业进行监管的信息化程度不高，可以联合医院信息中心将相关业务流程并入医院信息系统，提高效率。

第六节 基本建设业务内部控制

一、基本建设项目管理业务概述

（一）基本建设项目管理相关概念

医院基本建设项目是指为满足医疗服务需求而进行的医院设施建设项目，主要包括医疗、教学、科研、办公等业务用房以及公共设施的新建、改扩建及装修改造工程。医院基础设施建设旨在提供符合医疗需求的现代化、安全、功能完善的医疗设施，为患者提供更优质的医疗服务，是医院发展的重要组成部分。

　　基本建设项目管理是指对基础设施建设项目进行全周期、全方位的管理和监督，确保项目按时、保质、保量完成的过程。在基本建设项目管理中，内部控制起着重要的作用，有助于提高项目的效率、降低风险、保证项目的合规性和透明度。基本建设项目管理具体可分为前期管理、工程招标管理、施工全过程管理和工程造价管理四个方面，具体涉及项目立项、可研报告编制及审批、初步设计和投资概算编制及审批、报规方案编制及审批、施工图设计、工程招标、工程施工、工程变更及签证、工程验收、工程款拨付、工程结算、项目档案移交等过程。

（二）基本建设项目管理的特点

　　医院基本建设项目需满足医疗设施设备、医疗技术、医疗配套等专业要求，涉及建筑设计、结构、装饰装修、机电安装、信息化建设等多个方面，同时具有一般基本建设项目施工周期长、资金投入大的特点，在基本建设项目管理上具有以下特点。

　　（1）高度专业性。医院建筑需要从专业医疗服务的角度进行设施规划和设计，这要求管理团队具备深入了解和理解医疗服务需求的能力，包括不同科室的功能布局、诊疗流程、人员流动等。规划和设计需要考虑医疗流程的顺畅性、患者就医的方便性、设备和设施的合理性等方面。同时，医院基本建设项目需要遵循相关的法规和标准，包括建筑规范、卫生标准、医疗管理规定等。

　　（2）复杂性。医院基本建设项目通常是大型的、综合性的项目，要满足不同科室、服务区域和功能模块的需求，比如临床科室、手术室、住院部、门诊部等。这要求管理团队能够处理和整合各种规模和功能的需求，设计出合理的空间布局，确保医院各使用部门能够高效地协同工作。医院基本建设项目涉及多个学科领域的专业知识和技术，包括建筑设计、结构工程、装饰装修、机电设备安装、信息化建设、医疗技术等。

3.高安全性。医院作为提供医疗服务的场所，安全性至关重要。医院基本建设项目需要考虑消防安全、医院感染、医疗废物处理、病房隔离等医院特有的安全需求。

二、基本建设项目前期管理内部控制

（一）控制目标

（1）确保基本建设项目的合规性，符合国家有关投资、建设、消防、环保、社会稳定性等相关规定，符合法律法规以及医院内部规章制度。

（2）确保基本建设项目论证充分，为医院决策层提供科学依据，符合医院未来发展需求和利益。

（3）确保基本建设项目的经济可行性，在项目实施前进行合理的初步概算评估，包括项目的投资预算、资金筹措等方面。

（二）主要风险

前期管理风险清单见表5.38。

表 5.38　前期管理风险清单

序号	风险点描述	风险定级	影响内控目标的类型				
			经济活动法合规	资产安全和使用有效	财务信息真实完整	有效防范舞弊和预防腐败	提高资源配置和使用效益
1	对项目可行性研究报告、初步设计或方案设计论证论证不客观，为医院决策提供不科学的依据，未对项目建议书、可研报告或方案设计文件按议事决策机制进行讨论和评议，甚至个人决策改变集体决策，导致医院遭受损失	重大		√	√	√	√
2	施工图设计文件不能满足国家强制性规范要求和使用科室需求，导致项目建设后期出现返工，给医院带来损失	一般	√				√

（三）关键控制活动

1.立项管理关键控制活动

（1）医院应当建立与基本建设项目相关的议事决策机制，严禁任何个人单独决策或者擅自改变集体决策意见，决策过程及各方面意见应当形成书面文件，与相关资料一同妥善归档保管。

（2）对于新建项目，医院基本建设部门应当每年根据经审批的医院总体发展建设规划和年度计划提出新建项目启动计划，进行多部门全面评估，并提出相关的论证报告上报医院决策机制审议。

（3）对于改建项目，医院基本建设部门在接到院领导签批的项目需求报告后，应当进行技术论证并形成论证报告，根据医院分级决策流程及决议，启动项目申请报告编制工作。

2.可研报告编制及核准关键控制活动

（1）医院应当提出基本建设项目技术要求并委托具备相关资质的咨询单位编制可研报告初稿。

（2）可研报告经内部审查并修改后，医院应依照决策流程逐级上报审批，获得通过后，上报上级主管部门进行专家评审。咨询单位根据评审意见修改可研报告后，形成可研报告终稿，并取得上级主管部门批复意见。

3.初步设计和方案设计关键控制活动

（1）在初步设计阶段，医院应当向设计单位提供初步设计的相关资料及要求，设计单位出具初步设计图初稿后，由基本建设部门组织协调相关部门集体审核并提出修改意见。

（2）初步设计图经内部审查并修改后，医院应依照决策流程逐级上报审批，获得通过后，上报上级主管部门进行专家评审。设计单位根据评审意见修改初步设计图后，并取得上级主管部门批复意见。

（3）在方案设计阶段，医院应当向设计单位提供设计任务书，设计单位出具方案设计文件初稿后，由基本建设部门组织协调相关部门集体审核并提出修改意见。

（4）方案设计文件经内部审查并修改后，医院应依照决策流程逐级上报审批，获得通过后，上报政府规划部门审批，取得批复意见书。

4.施工图设计关键控制活动

（1）医院基本建设部门应当组织相关部门及使用科室集体审核施工图初稿，并提出修改意见。

（2）医院基本建设部门应当将施工图提交审图机构进行线上审查并备案。

（四）案例解析——某医院改建项目立项管理

1.业务概况

由于医院需求的变化、医疗技术的进步和设施设备的老化，医院需要对老旧项目进行改造来满足新的医疗服务需求。医院改建项目立项管理是指对医院进行改建、扩建及相关的装修、拆除、修缮等项目进行立项的过程。医院通过改建项目立项管理，能够确立改建项目的目标、范围、初步预算和预计工期，并获得必要的审批决策，以便顺利进行项目实施。此业务由医院基本建设运行部门负责，其他职能部门配合。

2.改建项目立项管理流程（图5.19）

步骤1：由使用科室提出改造需求报告，报院长签批后转交基本建设运行部。

步骤2：基本建设运行部根据单位实际情况，组织进行技术论证并形成论证报告，包含可行性调研、技术方案、预估费用和资金支出方式等。

步骤3：论证报告报送基本建设运行部分管院领导审签。

步骤4：若预估费用大于5万元（含），论证报告还须报送财务分管院领导审签。

步骤5：若改造项目预估费用大于50万元（含），论证报告须报送院长办公会审议。

步骤6：若改造项目预估费用大于500万元（含），论证报告须报送党委常委会审议。

步骤7：论证报告通过党委常委会，下发党委常委会决议。

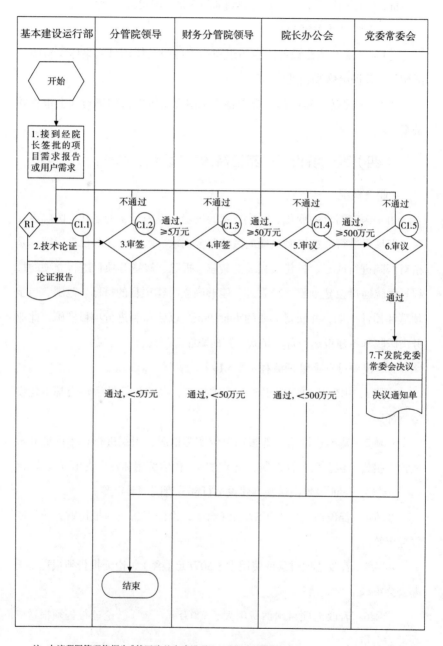

注: 本流程图管理依据为《某医院基本建设项目立项报建管理办法》。

图5.19　改建项目立项管理流程图

3.改建项目立项管理内部控制建设

改建项目立项管理风险控制矩阵见表5.39。

表 5.39　改建项目立项管理风险控制矩阵

风险编号	风险描述	控制活动编号	控制描述	控制频率	控制文档	控制责任主体
R1	项目开展前论证不充分，项目评审流于形式，误导项目决策，给医院带来巨大损失	C1.1	①由基本建设运行部牵头组织进行全面的需求分析，与医院管理团队和相关部门充分沟通，确保项目目标和需求的明确性；②由基本建设运行部造价组进行详尽的预算规划，包括项目费用的全面估算和风险的考虑；③建立明确的沟通渠道，必要时组织多部门协调会议，确保信息的及时传递和共享，及时处理并解决不一致的意见；④进行综合的项目可行性研究和评估，包括技术可行性、经济效益和管理可行性的综合分析，以便在立项时确定项目的可行性；⑤立项报告修改后，应依照决策流程逐级上报审批并获得通过	按需	项目论证报告	基本建设运行部
		C1.2	为了避免项目前期论证不充分，立项报告经基本建设运行部审核通过后，报基本建设运行部分管院领导审批并签字	按需	项目论证报告	基本建设运行部分管院领导
		C1.3	为了避免项目前期论证不充分，立项报告经基本建设运行部分管院领导审核通过后，若预估费用大于等于5万元，还需报财务分管院领导审批并签字	按需	项目论证报告	财务部分管院领导
		C1.4	为了避免项目前期论证不充分，立项报告经基本建设运行部和财务部分管院领导审核通过后，若改造项目预估费用大于等于50万元，还需上报院长办公会讨论	按需	项目论证报告	院长办公会

续表

风险编号	风险描述	控制活动编号	控制描述	控制频率	控制文档	控制责任主体
R1	项目开展前论证不充分，项目评审流于形式，误导项目决策，给医院带来巨大损失	C1.5	为了避免项目前期论证不充分，立项报告经院长办公会讨论通过后，若改造项目预估费用大于等于500万元，需上报党委常委会，并下发党委常委会决议通知单	按需	党委常委会决议通知单	党委常委会

4.内部控制评议

（1）内部控制建设亮点

医院改建项目立项流程分级决策流程清晰，有效控制各个层级审批流程风险，对于重大的改造项目，经医院院长办公会和党委常委会充分讨论，更切实地落实医院基本建设发展方向和用户需求。对于立项流程中关键控制环节，在技术论证阶段重点把控，由医院基本建设部门编制相关的技术论证报告，有效降低立项论证不充分给医院带来损失的风险。

（2）内部控制建设优化空间

对于投资高的大型改建项目，可能存在决策审批流程长、效率不高的情况。技术论证报告主要由医院基本建设部门编制，具有一定专业性，可能受编制人员和审核人员经验限制，缺乏对突发情况和事件的处理机制。

三、基本建设工程项目招标管理内部控制

（一）控制目标

1.确保招标过程的合规性和公正性，依法进行招标活动，遵守相关法规和政策，确保招标过程的透明、公开和公平。

2.通过招标流程，遴选具备专业资质和胜任能力的优秀承包商，确保

项目施工的质量和进展。

3.控制工程项目的成本和预算，明确项目预算和招标限额，确保招标文件中的价格要求合理和可接受。

4.预判并评估招标和施工过程中可能存在的风险，并在招标文件中规定相应的风险应对措施以降低后期履约风险。

（二）主要风险

工程招标管理风险清单见表5.40。

表 5.40 工程招标管理风险清单

序号	风险点描述	风险定级	影响内控目标的类型				
			经济活动合法合规	资产安全和使用有效	财务信息真实完整	有效防范舞弊和预防腐败	提高资源配置和使用效益
1	医院相关部门招标方式选择不当或招标文件编制不当，导致中标人实质上难以承担工程项目	重大	√	√		√	√
2	定稿的招标文件、比选文件、合同文件储存不当或审批过程中被篡改，导致签署确认的招标文件与讨论稿不符	重要	√	√	√	√	
3	工程招标、比选、邀请议价或直接委托过程中存在串通、暗箱操作、商业贿赂等舞弊行为或中标价格失实，给医院造成经济损失	重要	√	√	√	√	√
4	工程合同条款不符合法律规定及医院要求，给医院造成损失	重要	√	√	√		√
5	工程合同执行缺少监管，未能及时发现对方当事人未严格恰当履行约定义务并采取措施，可能导致合同无法正常履行，导致医院经济利益受损	重要	√	√	√	√	√

（三）关键控制活动

1.医院建立基建项目的招标比选机制，设立负责医院基建项目经济事项集体论证的基建招标比选组，成员单位包括基建部门、财务部门、国有资产管理部门及工会，审计处按照相关法律法规要求对基建招标比选工作实施监督。

2.在招标文件或比选文件中明确施工要求和验收标准，确保承包商具备必要的专业技术和施工能力；招标比选技术要求需至少三位专业工程师讨论修改并会签，上报部门领导签批后，方可提交基建招标比选组审议；考虑到基建业务的专业性较强，建立院外咨询专家库，对单项金额较大或专业性较强的项目，通过随机抽签的方式邀请相关领域的院外专家，召开专家讨论会对项目的技术方案、招标文件或比选文件等进行评估，形成专业评估意见；最后，招标定稿文件或比选定稿文件需基建招标比选组审核会签。

3.需进行公开招标的项目，医院应当委托专业的招标代理公司，由招标代理公司编制公开招标文件初稿，提交基建招标比选组审议，根据经比选组讨论通过后的项目技术参数，按照国家招投标或政府采购有关流程进行招标，监督部门对开标全过程进行监督。

4.未达到公开招标标准的，根据医院基建项目院内比选管理办法进行采购，医院基建部门按照工程实际情况编制比选文件初稿，提交基建招标比选组讨论；比选文件讨论通过后，由基建招标比选组发布比选公告；项目开标、评标过程需在基建招标比选组监督下完成，评审组由不少于三位专业工程师组成，必要时可外请评标专家进行评标，评审组需按照招标文件规定的评审办法，对投标文件全面评审，比选组根据评审组意见讨论决标并形成会议纪要。

（四）案例解析——某医院基建工程项目公开招标管理

1.业务概况

某医院制定了《某医院基建项目公开招标及政府采购管理办法》，对于单项金额达到120万元（含）以上的工程项目，则根据行政主管部门立项或医院决议的要求，按照《中华人民共和国政府采购法》和《中华人民共和国招标投标法》等有关规定确定中标人。

2.基建工程项目公开招标流程

基建工程项目公开招标管理流程如图5.20所示。

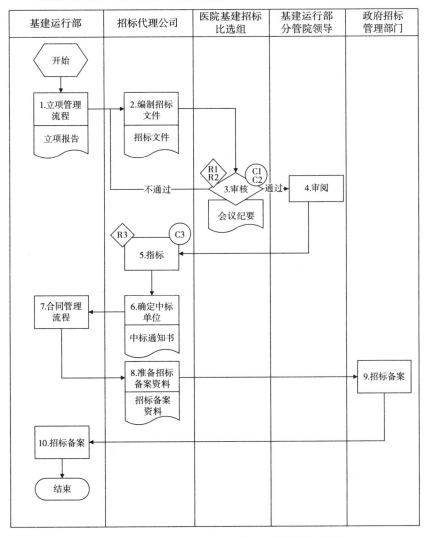

注：本流程图管理依据《某医院基本建设项目公开招标及政府采购管理办法》绘制。

图5.20　基建工程项目公开招标管理流程图

步骤1：基建运行部完成工程项目立项。

步骤2：根据立项报告，由具备相关资质的招标代理公司编制招标文件。

步骤3：招标文件报给医院基建招标比选组审核，形成会议纪要。

步骤4：招标文件经审核无误后上报基建运行部分管院领导审阅。

步骤5：根据医院工程招标流程，委托依法设立的从事采购代理业务并提供相关服务的招标代理公司进行招标工作。

步骤6：确定工程中标单位。

步骤7：基建运行部组织签订合同。

步骤8：招标代理公司准备招标备案资料。

步骤9：政府招标管理部门对项目进行招标备案。

步骤10：基建运行部进行文件归档。

3.基建工程项目公开招标管理内部控制建设

工程招标管理风险控制矩阵见表5.41。

表 5.41　工程招标管理风险控制矩阵

风险编号	风险描述	控制活动编号	控制描述	控制频率	控制文档	控制责任主体
R1	招标方式选择不当、招标文件编制不当，导致中标人实质上难以承担工程项目	C1	为了保障招标文件的编制以及招标流程的规范合法合理有效，在项目取得立项批复后，基建运行部按照工程实际情况编制招标文件初稿提交基建招标比选组会议讨论，招标文件讨论定稿后由基建招标比选组审核并在招标文件会签表上会签	按需	招标文件会签表	基建运行部、基建招标比选组

续表

风险编号	风险描述	控制活动编号	控制描述	控制频率	控制文档	控制责任主体
R2	定稿的招标文件储存不当或审批过程中被篡改，导致签署确认的招标文件与讨论稿不符	C2	为保障定稿招标文件的准确及可查性，由基建运行部在招标文件会签前，在基建项目信息管理平台上传定稿的招标文件	按需	定稿的招标文件	基建运行部
R3	工程招标过程中存在串通、暗箱操作、商业贿赂等舞弊行为或中标价格失实，给医院造成经济损失	C3	为保障工程招标过程公开透明，符合流程规范，在工程招标过程中，交由专业的招标代理公司按照国家招投标或政府采购有关流程进行招标。国有资产管理部、审计处、财务部共同对开标全过程进行监督	按需	—	基建运行部、基建招标比选组

4.内部控制评议

（1）内部控制建设亮点

医院基建工程项目公开招标流程清晰，招标工作由专业招标代理公司进行，并且医院基建部门、国有资产管理部、审计处和财务部共同对招标全过程进行监督，有利于保证基建业务活动合法合规，资产安全和使用有效，控制廉洁风险。在招标文件编制完成后，文件初稿需经医院基建招标比选组召开会议审核，并形成会议纪要，有效把控招标文件编制质量问题，流程可追溯。

（2）内部控制建设优化空间

可能存在评审人员专业水平和经验限制，导致技术标评审结果不准确，招标承包商难以承担工程项目的情况。

四、基建项目施工全过程管理内部控制

（一）控制目标

1.通过质量控制措施和监测，保证施工过程符合设计要求和标准，确保医院基建项目能够达到竣工验收质量要求。

2.通过监测和控制施工进度，及时发现并处理施工延误和进度偏差，确保医院基建项目按时完工。

3.通过监督和检查施工现场，做好施工过程中的安全操作和应急准备，预防并避免事故和伤害的发生。

4.严控施工过程中经济签证管理，合理控制施工过程中额外成本的产生，确保基建项目在预算范围内完成。

5.严格执行档案管理流程，按照合同约定及时整理并移交基建项目档案资料。

（二）主要风险

施工全过程管理风险清单见表5.42。

表 5.42　施工全过程管理风险清单

序号	风险点描述	风险定级	影响内控目标的类型				
			经济活动合法合规	资产安全和使用有效	财务信息真实完整	有效防范舞弊和预防腐败	提高资源配置和使用效益
1	工程项目施工管理、工程监理不到位，可能导致工程质量低劣、工期延误、出现安全事故等	重大		√		√	√

续表

序号	风险点描述	风险定级	影响内控目标的类型				
			经济活动合法合规	资产安全和使用有效	财务信息真实完整	有效防范舞弊和预防腐败	提高资源配置和使用效益
2	审核签证时把关不严格，不遵守签证制度，存在少做多签的行为，损害医院利益	重要	√	√	√	√	√
3	未达到竣工验收条件而降低标准通过验收，降低施工质量标准，留下质量安全隐患	重要	√	√		√	√
4	竣工项目建设档案不及时整理和移交，档案缺乏统一、有序管理，可能导致项目档案遗失或毁损，工程后续维护维修困难	一般		√		√	

（三）关键控制活动

1.工程施工管理关键控制活动

（1）医院基建部门应当对施工单位提交的施工方案、进度计划、质控措施、安全措施、材料认质认价单等相关资料进行审核，并严格按审核通过的上述资料进行现场管理工作，对施工现场的人员、材料、机械进行统筹管理。

（2）工程现场业主代表应当定期对施工现场进行监督，严格要求施工单位按施工图、施工规范、有效的设计变更、经审查批准的施工组织设计施工。

（3）工程现场业主代表应当督促施工单位及监理单位严格履行自检及验收程序，并对重要部位及构件进行抽检，做好检查记录，由双方签字确认后存档。

2.工程技术核定单及经济签证单关键控制活动

（1）医院基建部门应当对施工单位上报的技术核定单、经济签证单真实性和准确性进行审核。

（2）对于经济签证单，医院基建部门现场专业工程师应当提交相关职能部门审批，部分需提供详细的收方等依据的，由基建部门组织多部门召开会议，形成会议纪要。

3.工程验收管理关键控制活动

（1）在工程正式验收前，医院基建部门应当组织相关单位按照合同约定的范围进行预验收，在改造项目现场提出整改意见，督促完成整改。

（2）正式验收时，医院基建部门应当组织相关单位、使用部门共同现场验收，提出整改意见，整改完成后签署竣工验收意见。

4.工程项目档案管理关键控制活动

（1）工程施工合同应当明确施工单位移交建设项目档案资料的时限。

（2）医院基建部门应当明确专人在工程竣工验收后对所有档案资料进行整理监督，并提交医院档案科或城市建设档案馆保存。

（四）案例解析——某医院基建工程项目（院内小改造）竣工管理

1.业务概况

某医院制定了《基建工程验收管理办法》，明确了基建工程竣工验收过程的要求，规范建设工程的竣工验收及备案管理，确保合格工程能及时通过竣工验收并交付使用，不合格工程及时进行整改后验收合格投入使用。

2.基建工程项目竣工管理流程

基建工程项目（院内小改造）工程验收管理流程如图5.21所示。

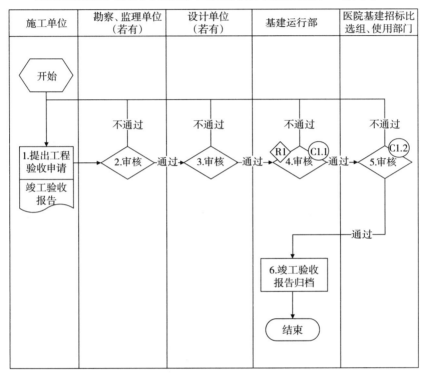

注：本流程图依据《某医院基本建设工程竣工验收管理办法》绘制。

图5.21　基建工程项目（院内小改造）工程验收管理流程图

注释：

1.若有勘察单位的情形，该基建项目需评估项目所在位置的地质条件、地下水状况、地基承载力等信息时，会涉及勘察单位参与。

2.若有监理单位的情形，该基建项目具有复杂、投资金额较大等特点，或根据《建设工程监理范围和规模标准规定》（建设部令第86号），下列医院建设工程必须实行监理：①国家重点建设工程，即依据《国家重点建设项目管理办法》所确定的对国民经济和社会发展有重大影响的骨干项目；②大中型公用事业工程，即总投资额在3 000万元以上的下列工程项目，包括卫生、社会福利、供水、供电、供气、供热等项目；③利用外国政府或者国际组织贷款、援助资金的工程；④国家规定必须实行监理的其他工程，即项目总投资总额在3 000万元以上的关系社会公共利益、公众安全的基础设施项目。

3.若有设计单位的情形，该基建项目实施较为复杂，需进行专业深化设计或施工图设计时，会涉及设计单位参与。

步骤1：施工单位提出工程验收申请并提交竣工验收报告。

步骤2：竣工验收报告报勘察单位（若有）、监理单位（若有）、设计单位（若有）审核。

步骤3：竣工验收报告报医院基建招标比选组和使用部门审核，组织现场验收。

步骤4：施工单位、勘察单位（若有）、监理单位（若有）、设计单位（若有）进行竣工验收单会签。

步骤5：基建运行部、基建招标比选组和使用部门进行竣工验收单会签。

步骤6：基建运行部将竣工验收单文件归档。

3.基建工程项目竣工管理内部控制建设

基建工程项目（院内小改造）工程验收管理风险控制矩阵见表5.42。

表 5.42　基建工程项目（院内小改造）工程验收管理风险控制矩阵

风险编号	风险描述	控制活动编号	控制描述	控制频率	控制文档	控制责任主体
R1	未达到竣工验收条件而降低标准通过验收，降低施工质量标准，留下质量安全隐患	C1.1	为保证项目验收质量，在施工单位完成全部工程且自检合格后，由基建运行部组织监理单位（若有）等按照合同约定的范围进行验收，在改造项目现场提出整改意见，督促完成整改，并签署竣工验收意见	按需	竣工验收报告	基建运行部
		C1.2	为保证项目验收质量，在基建运行部初验合格后，由基建运行部组织使用部门及基建招标比选组按照合同约定的范围进行验收，并签署竣工验收报告	按需	竣工验收报告	基建运行部、基建招标比选组

4.内部控制评议

（1）内部控制建设亮点

验收环节经过全部参建单位现场进行审核，提出整改意见，并经过施工单位整改，在预验收阶段整改处理完成质量问题，有利于提高工程验收质量和效率。

（2）内部控制建设优化空间

工程验收流程中的评估和判定结果可能受到验收人员主观因素的影

响，可能受验收人员专业能力和经验不足的影响，导致实际质量未达到交付要求，未能及时发现问题。

对于竣工验收单的归档存在信息化程度不高的问题，可以利用现有基建信息系统，竣工验收单会签完成后，由相关负责人上传医院信息系统，以备后期查阅。

五、基建工程项目造价管理内部控制

（一）控制目标

1.确保项目资金专款专用，工程形象进度与现场实际相符，工程款拨付流程符合医院审批流程。

2.确保材料认质符合设计要求，材料认价流程完善、价格准确，符合市场行情，避免出现价格虚高的情况。

3.确保竣工结算金额准确，在竣工后，及时督促完成工程结算。

（二）主要风险

工程造价管理风险清单见表5.43。

表 5.43　工程造价管理风险清单

序号	风险点描述	风险定级	影响内控目标的类型				
			经济活动合法合规	资产安全和使用有效	财务信息真实完整	有效防范舞弊和预防腐败	提高资源配置和使用效益
1	项目资金不专款专用，资金使用混乱，结算管理不严格，可能导致工程进度延迟或中断、资金损失	重要	√	√	√	√	√
2	工程价款支付未经适当权限人员的审核审批，可能导致价款支付不准确或涉嫌舞弊，导致资产损失	重大	√	√	√	√	
3	材料认质认价人员徇私舞弊，导致材料质量不符合要求和价格虚高，给医院带来经济损失	重要	√	√	√	√	

续表

序号	风险点描述	风险定级	影响内控目标的类型				
			经济活动合法合规	资产安全和使用有效	财务信息真实完整	有效防范舞弊和预防腐败	提高资源配置和使用效益
4	工程竣工验收完成后，不及时完成工程结算，影响医院资产转固	一般	√		√		√
5	竣工结算金额不准确，给医院带来损失	重要	√	√	√	√	

（三）关键控制活动

1.在工程款拨付环节，医院基建部门应当派驻现场专业工程师，负责审核工程形象进度与实际进度是否相符，签署审核意见；审核无误后，由基建部门造价工程师审核工程款是否有误，并签署审核意见；最后，由财务部指定专人作为基建会计对基建工程项目资金进行管理，审核工程款报告。

2.在材料认质认价环节，医院基建部门应当对施工单位报送的工程材料质量、品牌等进行审核，并签署材料认质会签表；材料认质完成后，医院基建部门应当对工程材料进行认价，签署材料认质认价会签表；材料认质和认价均完成后，报医院基建招标比选组进行审核，审核无误后，共同签署材料认价会签表。

3.在工程结算管理环节，医院基建部门应当在施工合同中约定施工单位办理结算的时限，并在过程中进行监督；同时，由医院审计处委托具备相关资质的结算审核单位进行竣工结算审核、出具竣工结算报告。

4.针对大型项目，由医院审计处聘请第三方全过程造价咨询单位，通过对投资控制、进度款审核、变更管理、材料认价等环节进行有效的成本管控和优化，帮助医院有效管控工程成本，防止超预算支出。

（四）案例解析——某医院基建工程项目认质认价管理

1.业务概况

医院在基本工程建设项目中，存在需要对招标清单中所需材料价格的暂估以及在施工过程中变更、漏项材料质量及价格确认的情形，某医院制定了《基建工程认价（认质）通知单签署管理办法》，明确了基建工程项目认质认价的要求，确保医院利益最大化。

2.基建工程项目认质认价流程

基建工程项目认质认价流程如图5.22所示。

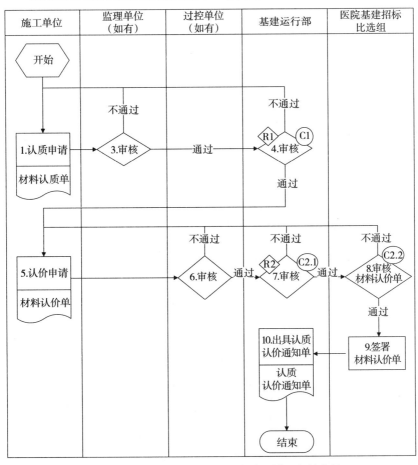

注：本流程图依据《某医院基本建设工程认价（认质）通知单签署管理办法》绘制。

图5.22　基建工程项目认质认价流程图

注释：

1.若有监理单位的情形，参考图5.21注释2。

2.若有过控单位的情形，过控单位全称为全过程造价控制单位，该基建项目具有投资金额较大、造价管控较复杂等特点时，会涉及过控单位参与。

步骤1：施工单位提出工程材料认质申请，提交材料认质申报表。

步骤2：材料认质单报监理单位（若有）审核。

步骤3：材料认质单报基建运行部审核，审核通过后签署材料认质单。

步骤4：材料认质完成后，施工单位提出材料认价申请。

步骤5：过控单位（若有）、基建运行部、基建招标比选组审核材料认价单，审核无误后，各方签署材料认价单。

步骤6：基建运行部出具材料认质认价通知单。

3.基建工程项目认质认价内部控制建设

工程认质认价管理风险控制矩阵见表5.44。

表5.44　工程认质认价管理风险控制矩阵

风险编号	风险描述	控制活动编号	控制描述	控制频率	控制文档	控制责任主体
R1	材料认质人员徇私舞弊，导致材料质量不符合要求，给医院带来经济损失	C1	材料认质和认价分为两个环节进行，首先需对材料质量进行确认，为保障材料认质的准确性，在施工单位报送需认质的材料后，由监理单位（若有）对材料质量和认质表进行审批后，报送基建运行部项目负责人和专业工程师对材料进行认质，共同签署材料认质单	按需	材料认质单	基建运行部
R2	材料认价人员徇私舞弊，导致价格虚高，给医院带来经济损失。	C2.1	在完成材料认质环节后，进行材料认价环节，为保障材料认价的准确性，由施工单位报送需认价的材料，在过控单位（若有）依据认质表对材料认价表进行审批后，报送基建运行部造价主管和造价技术骨干对材料进行认价，共同签署材料认价单	按需	材料认价单	基建运行部
		C2.2	为保障材料认价的准确性，在基建运行部完成对材料认质和认价后，报送基建招标比选组进行审核，审核无误后，共同签署材料认价单	按需	材料认价单	基建招标比选组

4.内部控制评议

（1）内部控制建设亮点

某医院将工程材料认质和认价两个环节分离，材料认质由基建部门项目负责人和专业工程师双人负责，同时医院基建部门设立专业造价组，材料认价由基建部门造价主管和造价技术骨干双人负责，材料认质和材料认价两个环节互不干涉，有效管控业务风险和廉洁风险；对于大型改造项目，某医院聘请第三方全过程造价控制单位进行工程材料认价审核，确保工程材料的认价更加公平合理，帮助医院有效控制工程成本，防止预算超支。

（2）内部控制建设优化空间

材料认质和认价人员存在较大的廉洁风险，可能徇私舞弊导致医院利益受损，对关键岗位人员需定期轮岗，加强组织廉洁警示教育；工程材料认质认价由第三方单位优先审核把关，可能存在"吃拿卡要"的情况出现，需定期组织廉洁教育，建立投诉制度。

第七节　合同业务内部控制

一、医院合同业务概述

（一）医院合同的定义和特点

医院合同是指医院与自然人、法人，以及其他组织等之间设立、变更、终止民事法律关系的协议，是医院开展对外经济活动和内部管理行为的重要载体，是经济事项动议、立项论证、决策、履行、结算的支撑和主要依据。本书所指的医院合同主要是与医院经济活动相关的合同，根据医院的业务需要，主要包括采购合同、建设项目合同、科研成果转化合同、房屋租赁合同、医疗服务合作合同、捐赠合同等多种类型。

医院一般采用书面形式订立合同。医院合同的订立一般由合同事项的经办部门发起，经多部门、院领导参与会签，由双方当事人签字并盖章后，合同成立并生效，其往往具有参与部门多、合同种类广、业务流程长、专业要求高、管理难度大等特点，是医院内部控制建设的重要环节，而合同管理的缺位可能让医院面临法律风险、造成利益损失等。

（二）医院合同管理内容

结合《办法》和医院管理实际，将医院合同管理流程分为合同前期准备、合同订立、合同执行和合同后续管理四个阶段。

1.合同前期准备阶段

合同前期准备阶段是医院结合战略规划和业务需要，对拟开展项目进行策划、论证和谈判等工作的过程，包括完成合同事项的立项、论证、谈判等院内管理流程，以及与合作方对合同事项的关键核心条件及内容进行沟通确认的过程。通过双方深入讨论和磋商，明确合同目标和范围，就合同价格、期限、权利义务等条款达成一致意见。合同前期准备工作为医院合同订立奠定坚实基础，有助于确保合同的准确性和合规性，保障医院的合法权益。

2.合同订立阶段

（1）合同草拟环节。合同草拟旨在根据合同双方协商一致的内容，制定合同文本。在这一阶段，医院的法务或有关部门应对合同重要条款把关，合同格式及内容应符合法律要求和医院规范。草拟完成后，合同发送至当事方，经双方充分讨论、修改并确认。

（2）合同审批环节。合同审核阶段是指医院在合同文本拟定后，对合同内容进行严格审查和验证的阶段。主要对合同条款进行审核，包括但不限于合同标的、合同权利义务、付款方式、违约责任、争议解决等关键内容，确保合同条款在语言表述上准确无误、条理清晰，合同内容完整真实。此外，还需审查合同是否符合法律法规和内部政策，合同订立手续是否完备，合同金额、数量等细节是否与前期谈判结果、采购结果一致等，以确保合同的准确性、合规性和有效性。

（3）合同签订环节。合同签订环节是指在完成合同文本拟定和审核后，将双方协商一致的合同内容进行正式签署的阶段。在此阶段，需要核实合同审批流程和授权权限，确保签署合同的合法性和合规性。核实无误后，合同经双方法定代表人或授权人签字并加盖公章后，合同正式成立并生效。

3.合同执行阶段

（1）合同履行环节。合同履行环节是双方按照合同约定履行各自权利和义务的阶段。医院和合同相对方需严格按照合同约定条款执行，履行合同规定的服务、交付、付款等责任。同时，医院应当建立履约监督机制，跟踪合同履行情况，及时发现并解决合同执行问题。在合同履行过程中，双方及时沟通协商并处理可能出现的变更和风险，以确保合同的顺利履行，达成合作目标。

（2）合同变更、终止和解除环节。合同变更、终止和解除环节涉及合同条款的调整和合同关系的终止，用于应对合同执行中可能出现的变化和不可抗力情况。合同内容确需发生调整时，双方应进行合同变更协商，并在书面形式下达成一致意见。若出现无法继续履行合同的情况，双方可以根据合同约定或法律规定，进行合同终止或解除的协商与处理。

（3）合同纠纷处理环节。合同纠纷处理是指在合同履行过程中因合同的生效、解释、履行、变更、终止等行为引起合同当事人之间的争议，通过相应的机制和措施，对纠纷进行识别、调解、仲裁或诉讼等处理，以达到及时、公正、有效地解决合同纠纷的目的。

4.合同后续管理阶段

（1）合同登记及数据管理环节。医院合同归口管理部门应当加强合同登记管理，建立合同台账，确保每份合同在签署后予以登记，台账需详细登记合同的订立、履行和变更情况，实行对合同的全过程管理。另外，加强合同数据管理，对登记的合同数据进行分类、统计，设立合同监督机制，及时提醒履行期限和约定义务，确保合同按时履行。

（2）合同归档与保管环节。合同归档与保管是指在合同签订和履行过程中，将合同文本和相关文件进行整理、分类、存档，并妥善保存的管理措施。该环节旨在确保合同文本的安全性和可追溯性，便于随时查阅。在合同归档与保管中，医院应建立健全档案管理制度，明确归档的时限和要求，对每份合同进行标识和编号，以方便管理和检索。同时，确保存档环境的安全与稳定，防止合同文本的损坏或丢失。

（三）医院合同业务内部控制框架

医院经济活动管理中，合同业务内部控制的建设并非孤立的板块，而是与其他业务活动内容具有十分密切的关系，贯穿医院运营管理的多个环节和节点，需要与预算管理、收支管理、资产管理、采购管理、基建、科研管理等多项内部控制流程相互关联、相互贯通。医院应当对合同实施全生命周期的过程管理，主要涉及项目立项、项目预算、招标采购、合同草拟、审批、签署、履行、变更、终止、合同登记以及归档等环节。通过对各环节进行内部控制和规范管理，以优化合同管理制度流程、提高合同管理效率、降低合同管理风险。

二、合同业务内部控制

（一）控制目标

1.医院合同管理组织体系控制目标

（1）建立健全合同管理制度及管理流程，确保医院合同管理工作规范、有效实施。

（2）明确合同管理职能，实现归口管理，管理程序规范，重大经济活动经集体决策。明确合同承办部门、财务部门、审计部门、法律部门、院长办公室等内部相关部门在合同管理中的职责权限。

（3）实现合同管理岗位科学合理设置，岗位权责清晰，明确合同的审批和签署权限，确保不相容岗位相分离。

2.业务流程控制目标

（1）合同前期管理控制目标

①前期对合同事项进行充分了解和策划，合同事项经专业论证并集体讨论决策，确保合同内容符合医院战略规划及业务发展需要，合同具有可行性。

②形成常态化合同谈判及磋商机制、重大疑难及复杂合同引入多部门

及第三方技术专家谈判的工作机制，合同事项经科学论证。

（2）合同订立控制目标

①明确合同订立的范围和条件、合同主体、合同重要条款等，形成全面、完整的合同示范文本，规范合同形式，实现合同订立的优化管理。

②完善合同会审制度，优化合同会签具体流程，强化合同重点审核内容，保证合同内容和形式的合法性、合规性。

③形成规范的印章管理机制，明确印章保管及使用要求，避免违规使用医院印章签订合同。

（3）合同执行控制目标

①实现对合同履行情况的有效监控，建立合同履行定期调查机制，形成科学规范、系统有效的应对机制，合理规避合同履约风险，保障医院合法权益。

②形成合同签订与付款审批、合同执行与付款审批的有效衔接机制，保证合同价款结算、账务处理与合同履行情况相一致，保证合同价款结算、账务处理符合流程规范。

③建立健全合同履行监督审查制度，形成合同变更、合同中止、合同终止与合同解除的工作机制及具体处理流程，强化相关过程性文件法律审查和合规审查。

④强化合同纠纷管理，明确合同纠纷处理流程，形成科学有效的合同纠纷处理协调方法及责任追究机制，最大化保障和维护医院利益、信誉和形象。

（4）合同后续管理控制目标

①形成合同管理工作台账，强化合同登记管理、分类管理及归档管理，实现合同全过程管理。

②建立合同信息安全保密机制，加强合同信息安全保密工作，保证合同订立与履行过程中严守国家秘密、工作秘密或商业秘密。

（二）主要风险

合同管理风险清单见表5.45。

表 5.45   合同管理风险清单

序号	风险点描述	风险定级	影响内控目标的类型				
			经济活动合法合规	资产安全和使用有效	财务信息真实完整	有效防范舞弊和预防腐败	提高资源配置和使用效益
1	合同管理制度及管理流程不完善，管理职责权限划分不清，未能实现归口管理，合同业务不相容岗位未能分离，导致相关岗位存在差错或舞弊风险，造成医院经济损失	重大	√		√	√	√
2	合同决策依据不充分，重要事项未经有关部门专业论证、未经集体决策，合同事项与国家有关政策要求相违背，造成医院利益损失	重要	√			√	√
3	合同主体资质审核不严，合同内容和条款不合法、不合规，合同内容前后矛盾或不一致，或存在重大疏漏和欺诈，导致医院合法利益受损、诉讼成本增加	重要	√			√	√
4	合同内容、形式未经恰当审核，未执行或未按规定执行合同审批流程，重要且复杂合同未按要求咨询技术专家或律师意见，导致医院合法利益受损	重要	√			√	
5	合同签订内容与采购文件内容、采购结果或院内决议不一致，未按规定程序签订合同，合同印章管理不规范，导致合同无效或造成经济损失	重要	√			√	
6	缺少对合同履行情况的有效监控，可能导致未按约定履行合同义务；未及时发现合同履行中的风险并采取应对措施，导致医院面临法律风险	重要	√			√	√
7	未就合同变更、解除或纠纷事项进行及时、妥善处理，未签订补充协议，可能导致合同履约风险	重要	√			√	

续表

序号	风险点描述	风险定级	影响内控目标的类型				
			经济活动合法合规	资产安全和使用有效	财务信息真实完整	有效防范舞弊和预防腐败	提高资源配置和使用效益
8	合同管理工作台账登记不规范，未按期对合同进行统计、分类和归档，可能导致合同统计信息错误、合同保管不善或丢失等	一般	√				√

（三）关键控制活动

1.合同管理组织体系关键控制活动

（1）医院应当建立健全合同管理机制，明确合同业务决策机制、工作机制、审核机制、监督机制、纠纷协调机制。加强多部门协作，建立沟通配合机制，实现合同管理与预算管理、收支管理、采购管理等相结合。

（2）医院应当建立健全合同管理制度，设定合同管理的总体目标，规范合同管理的原则和指导方针。实行合同归口管理，明确归口管理部门的职责权限，由其负责统一规划、协调和监督医院的合同管理工作。

（3）医院应当明确合同管理相关岗位的职责权限，确保合同签订与合同审批、合同签订与付款审批、合同执行与付款审批、合同签订与合同用章保管等不相容岗位相分离。

(4)加强合同管理系统建设,将内部控制节点嵌入合同信息管理系统,实现供应商管理、电子合同模板、线上授权审批、合同执行提醒、电子档案管理、统计与分析等功能,覆盖合同管理各环节,加强合同管理模块与医院采购、收支、预算等信息模块的数据互联互通,利用信息化手段强化合同管理的动态监管,加强系统控制,减少人为错误、降低风险、提高合同管理的效率和效益。

2.合同业务环节的关键控制活动

1）合同前期准备环节关键控制活动

（1）医院在订立重大或内容复杂的合同前，应事先进行充分调研，对项目可行性进行论证或评估，收集并分析相关信息和数据，评估潜在的风险和利益，形成论证或评估结果。

（2）合同事项应按照医院分级审批权限的规定，经有关部门负责人、医院领导审核批准，合同涉及"三重一大"事项的，立项前应根据医院"三重一大"决策事项规定，提交院长办公会、党委会履行集体决策程序，明确立项依据、目的、项目金额、具体合作事项等内容。

（3）合同起草前，医院应当对合同相对方资信情况进行调查，包括审查对方的身份证明、法人资格证明、合同标的涉及的经营权或者其他资质证明、信誉及经营状况、授权委托书等，确保合同相对方具有相应资质和合同履约能力。

（4）拟开展的涉及支出的项目应当纳入当年度预算支出项目中，不得超预算支出、无预算支出。合同签订范围应当在预算项目内，不得随意改变预算项目资金用途。预算外项目应当经适当审批程序批准。

2）合同订立环节关键控制活动

（1）医院应当加强对合同订立的管理，明确合同订立的范围和条件。合同条款应当符合《中华人民共和国民法典》有关规定，主要包含：当事人的姓名或名称和住所；合同标的；数量；质量标准；价款或报酬及支付方式；履行期限、地点和方式；违约责任；合同争议解决方式；通知与送达条款；生效条件、订立日期等内容。合同内容不得违反法律、行政法规强制性规定或损害国家、社会公共利益及医院利益，不得超越医院职权范围的承诺或者义务性约定等，医院审核部门应当进行严格审查，确保合同要素齐全。

（2）医院应当建立合同会签制度，合同经法律、技术、财务等相关部门审核，根据实际工作情况在会签流程中可以适当增减合同会签的职能部门和科室。对于影响重大、涉及复杂专业技术或法律关系的合同，必要时可聘请法律顾问、外部专家或咨询机构参与合同审查工作。

（3）合同审查应重点关注合同的合法性、有效性、可操作性和合理性，包括审查合同主体是否具备签订及履行合同的资格，各类资料记载单位、金额等信息是否一致，合同条款是否完备，合同双方意思表示是否真实，合同内容是否合法、合理，合同文字表述是否规范，合同签订的手续和形式是否完备等。

（4）合同事项确立后，应当及时审批并签署合同，加强已签订合同的效期管理和到期预警提醒，及时续签合同或重新执行采购、谈判等程序，避免出现审批程序滞后、先履约后签订合同的情况。

（5）医院合同应当由法定代表人或其授权代表签名并加盖公章。合同专用章应当妥善保管和使用，未经医院法定代表人授权，任何部门、科室或个人不得以医院名义对外签订合同，严禁违规签订担保、投资和借贷合同。合同相对方由授权代表签订的，应持有其法定代表人身份证明及授权委托书。

3）合同执行环节关键控制活动

（1）医院应当跟踪合同履行进度、履行情况及履行效果，记录合同业务收付款情况，按照有关规定及合同约定组织验收。

（2）财会部门应当根据合同履行情况及时办理价款结算和进行账务处理，严格把控付款程序，加强付款资料审核。合同未按照合同条款履约的，财会部门应当在付款之前向单位有关负责人报告。采购货物、工程、服务支付中小企业款项的，付款期限、方式、条件应当符合《保障中小企业款项支付条例》有关规定。

（3）医院应当建立合同履行监督审查制度，督促合同相对方保质、保量、按期完成合同约定事项，在合同履行过程中保留相关过程性资料及证据材料。对于因各种原因导致可能无法按时履行的应当及时采取应对措施，切实保障医院权益。

（4）合同实际业务推进过程中，因外界环境变化或内部管理需要，确需发生合同变更的，变更事项应经医院有关组织审批同意，由承办部门或法务部拟定变更协议或补充协议，经与合同相对方协商一致后，重新履行医院合同审批程序并与合同相对方签署变更协议后，按照协议执行。

（5）合同无法继续执行需要终止或解除的，医院应书面通知合同相对方解除合同，必要时按合同约定追究和合同相对方违约责任。合同相对方拒绝承担违约责任或未按约定承担全部违约责任的，医院可收集相关证据，通过司法途径追究合同相对方违约责任。

（6）医院应当加强对合同纠纷的管理。合同发生纠纷的，应当在规定时效内与对方协商谈判。合同纠纷协商一致的，双方应当签订书面协议；合同纠纷经协商无法解决的，经办人员应向单位有关负责人报告，并根据合同约定选择仲裁或诉讼方式解决。

（7）医院应当加强合同信息安全保密工作，增强保密意识，明确适当的人员知晓范围，未经批准，不得以任何形式泄露合同订立与履行过程中涉及的国家秘密、工作秘密或商业秘密。

4）合同后期管理环节关键控制活动

（1）合同归口管理部门应当加强合同登记管理，建立合同签订与履行登记台账，详细登记合同的订立、履行和变更情况，定期对合同进行统计、分类和归档。明确合同文本统一分类和编号规则，确保合同编号的规范化、唯一性和可追溯性，方便合同查阅和归档管理。

（2）医院应当加强合同档案管理基础工作，按照医院档案管理要求，建立完善合同档案并妥善保管合同。已生效合同应当及时归档，档案资料包括在合同立项、采购、审批、履行、变更、解除及解决纠纷过程中形成的所有书面材料等。

（四）案例解析——某医院合同管理内部控制建设

1.业务概况

某医院由法务部作为合同归口管理部门，定期召开合同例会，形成合同归口管理部门、合同审批部门与合同业务承办部门相互监督、高效协作的管理模式。

法务部根据医院经济活动主要分类，制定通用的合同示范文本，对医院合同重要条款审核把关，规范合同形式，确保医院的合法权益。法务部分类设置合同台账，完成合同登记、分类及归档管理等工作，实行合同业务全过程管理。

下面以合同订立、变更流程为例说明某医院合同管理内部控制建设情况。

2.医院合同管理流程

（1）合同订立流程

合同订立流程如图5.23所示。

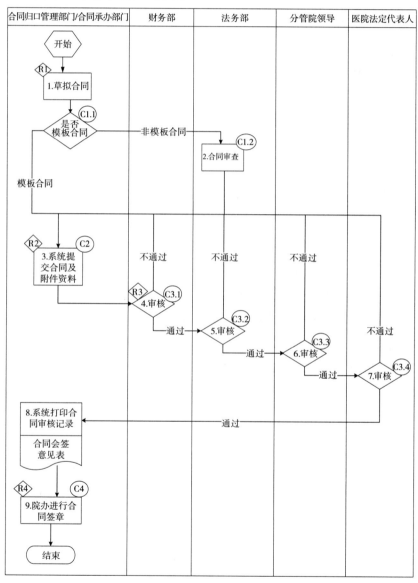

注: 本流程图管理依据《某医院合同管理办法》绘制。

图5.23　合同订立流程图

步骤1：合同归口管理部门或合同承办部门草拟合同文本。

步骤2：非模板合同由合同归口管理部门或合同承办部门交由法务部审查，根据实际需要可交由其他职能部门审查。如遇重大疑难或复杂合同，必要时法务部进行初审后交由法律顾问或其他技术专家审核。

步骤3：模板合同以及由法务部审查通过的非模板合同，由合同归口管理部门或合同承办部门在合同管理系统模块中填写合同信息并上传合同及合同附件资料扫描件。

步骤4：财务部对合同资料内容进行审核确认。

步骤5：法务部对合同资料内容进行审核确认。

步骤6：分管院领导对合同资料内容进行审核确认。

步骤7：医院法定代表人对合同资料内容进行审核确认。

步骤8：合同归口管理部门或合同承办部门从系统内打印纸质合同会签意见表。会签意见表根据系统合同审批记录生成，不可修改。

步骤9：合同归口管理部门或合同承办部门将合同原件、合同会签意见表交院长办公室签章，签章前进行用章登记。

（2）合同变更流程

合同变更流程如图5.24所示。

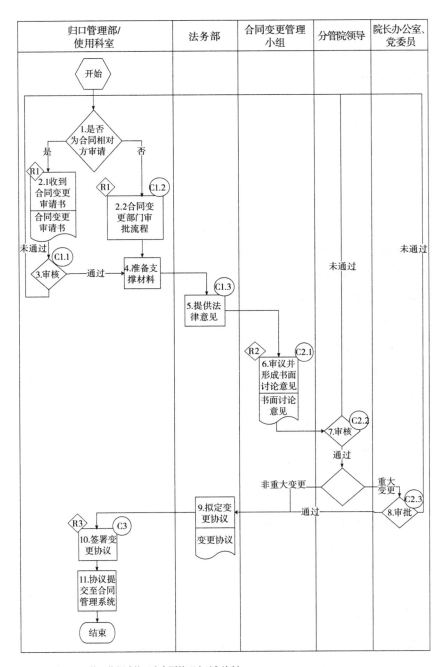

注：本流程图管理依据《某医院合同管理办法》绘制。

图5.24 合同变更流程图

步骤1：根据是否为合同相对方提出变更申请，执行不同审核流程。

步骤2：合同归口管理部门或使用科室提出合同变更的，执行合同变更内部审批程序。

步骤3：合同相对方向医院合同归口管理部门或使用科室提出合同变更申请的，提交合同变更申请书。

步骤4：合同相对方提出变更的，合同归口管理部门根据合同变更申请书对变更事项进行审核。

步骤5：归口管理部门或使用科室收集准备合同变更所需支撑材料。

步骤6：法务部结合合同条款及执行情况，提供法律意见。

步骤7：合同变更事项经合同变更管理小组审议，形成书面讨论意见。合同变更管理小组由合同归口管理部门/科室、法务部、财务部、审计部、纪委办公室/监察室等部门组成。

步骤8：分管院领导对合同变更的书面报告进行审批，未通过的由合同归口管理部门或使用科室告知合同相对方。

步骤9：属于合同重大变更的，变更事项提交院长办公会、党委会集体决策，形成决议。

步骤10：根据领导审批意见，法务部拟定变更协议。

步骤11：合同归口管理部门或使用科室组织合同会签，签署变更协议。

步骤12：协议经双方签字盖章后，提交至合同管理系统存档。

3.医院合同管理内部控制建设

（1）制度建设

某医院制定了《医院经济合同管理办法》，明确了医院合同管理按照"统一领导、归口管理、分级负责"的原则，建立经济合同管理体系，对相关部门职责、合同审核要求、合同签署与归档、合同履行与变更、合同考核与追责等内容进行了规定。该制度适用于某医院对外签订的购销、租赁、承揽、建设工程、合作、技术服务等各类经济合同，各部门（科室）

不得自行对外签订经济合同。

（2）职责分工

合同管理在医院的统一领导下进行，由法务部进行综合管理。各类合同分别由该类合同的签订部门或归口管理部门负责拟定、签订、分发、履行和归档。

法务部、财务部根据自身职责对合同内容及合规性进行审核与指导。法务部负责联合合同归口管理部门/科室开展合同纠纷处理、合同变更等工作。审计部、法务部等部门对合同管理执行情况进行监督抽查。

合同管理流程涉及多个部门和岗位，因此，某医院加强合同管理岗位合理设置，明确岗位职责分工，确保医院合同拟定与审批、合同的审批与执行、合同付款审批与执行等不相容岗位相分离（表5.46）。

表 5.46 合同管理不相容职务分离表

岗位	合同拟定	合同审批	付款审批	合同执行	合同用章保管
合同拟定		×	×		×
合同审批				×	
付款审批				×	
合同执行					
合同用章保管					

（3）系统建设。

某医院合同由HRP系统下的合同管理模块进行管理，主要包括合同会签、合同台账登记、合同信息查询等功能，在系统内设定合同授权审批及签署权限，通过合同线上审签流程，对合同文本全面审核与重点内容强化审查，保障合同内容、形式的合法性、合规性。同时HRP系统能够进行合同到期预警提醒、付款节点提醒，通过信息化手段加强合同监管，降低先履约后签订合同、未按合同约定执行等风险。·

（4）控制矩阵

①合同订立风险控制矩阵见表5.47。

表 5.47　合同订立风险控制矩阵

风险编号	风险描述	控制活动编号	控制描述	控制频率	控制文档	控制责任主体
R1	合同内容和条款不完整、表述不严谨、不准确，或存在重大疏漏和欺诈，造成医院合法权益受损；常用合同缺少合同模板，采用对方提供的合同	C1.1	为保证医院合同内容完整、准确，在收到合同事项的论证、谈判或采购结果后，归口管理部门、承办部门检查合同条款内容、要素的完整性、准确性、合规性、模板合同使用医院对应类别的合同模板拟定	按需	合同模板	归口管理部门或承办部门
		C1.2	为保证医院合同内容完整、准确，法务部在收到草拟的非模板合同后，对合同条款内容进行审查，根据实际需要可交由其他职能部门审核。如遇重大疑难合同或其他技术难点，必要时由法务部进行初审后交由法律顾问或其他技术专家审核	按需	合同文本	法务部
R2	经济合同签订范围和条件不明确，部分重大经济事项未签订合同，不能妥善维护医院权益，可能造成医院面临法律风险或履约风险	C2	为确保医院合同签订程序规范，合同立实行线上管理，归口管理部门或承办部门完成审批后，双方审核确认合同，并上传合同及合同附件HRP合同管理模块中填写合同信息、图片等不可修改的格式。原则上格式应为PDF资料。合同审批流程提交以后，系统合同及附件资料不再做修改。若需修改，则应退回合同归口管理部门或承办部门，修改完成后在HRP系统中重新提交	按需	合同及附件	归口管理部门或承办部门

续表

风险编号	风险描述	控制活动编号	控制描述	控制频率	控制文档	控制责任主体
R3	合同内容未经适当审核审批，可能导致合同和条款不完整、表述不严谨、不准确，或存在重大疏漏和欺诈，造成医院合法利益受损。	C3.1	为保障医院合法权益，降低法律风险，财务部在收到合同及附件电子资料后，由合同审核人员、财务部主任对合同内容进行审核，并在系统中签署审核意见	按需	合同及附件	财务部合同审核人员，财务部主任
		C3.2	为保障医院合法权益，降低法律风险，法务部在收到合同及附件电子资料后，由合同审核人员、法务部主任对合同内容进行审核，并在系统中签署审核意见	按需		法务部合同审核人员，法务部主任
	合同签订内容与采购文件内容、采购结果或院内决议不一致，存在未经审批签订合同，超出授权范围签订合同，未按采购结果签订合同的情况	C3.3	为保障医院合法权益，降低法律风险，分管院领导在收到合同及附件电子资料后，对合同内容进行审批，并在系统中签署审批意见	按需		分管院领导
		C3.4	为保障医院合法权益，降低法律风险，法定代表人在收到合同及附件电子资料后，对合同内容进行审批，并在系统中签署审批意见	按需		院长
R4	未经审批程序签订合同，或合同未经当事人签字、盖章，合同内容未经医院相关部门审核，导致合同要素不全等，影响合同执行，造成医院利益受损	C4	为保证医院合同订立合法合规，院长办公室在收到纸质《合同会签意见表》和合同后，由用章管理人员核实合同原件与《合同会签意见表》完整无误后进行签章	按需	《合同会签意见表》	院长办公室

②合同变更风险控制矩阵见表5.48。

表 5.48　合同变更风险控制矩阵

风险编号	风险描述	控制活动编号	控制描述	控制频率	控制文档	控制责任主体
R1	合同变更内容不符合法律法规或医院内部规定，导致医院合法利益受损	C1.1	为维护医院合法权益，合同归口管理部门在收到合同相对方的变更申请后，应向使用科室征求意见并进行审核，对于有损医院利益、法律法规或医院管理制度规定不能变更的，合同归口管理部门书面告知合同相对方不得变更	按需	变更申请	归口管理部门
		C1.2	为维护医院合法权益，在使用科室向合同归口管理部门提出变更需求后，归口管理部门履行相应的合同变更部门内部审批流程，初步审查变更需求的合规性、合理性	按需	合同变更审批单	归口管理部门
		C1.3	为保证医院合同变更事宜合法合规，法务部在收到合同变更申请后，根据合同条款及履行情况，对合同变更事项提供专业意见	按需	变更申请	法务部
R2	合同变更未经医院适当的审批程序，导致合同变更行为不当或无效	C2.1	为严格按照审批权限进行合同变更，合同变更管理小组在收到关于合同变更的请示报告后，对变更事项进行审议，并形成书面意见	按需	合同变更请示报告	合同变更管理小组
		C2.2	为严格按照审批权限进行合同变更，分管院领导收到合同变更请示报告后，进行审批，并签署意见	按需	合同变更请示报告	分管院领导
		C2.3	为严格按照审批权限进行合同变更，若遇金额变更幅度大于30%或其他重大情形的合同变更，医院院长办公会、党委会进行集体决策，形成决议	按需	合同变更请示报告	院长办公会、党委会

续表

风险编号	风险描述	控制活动编号	控制描述	控制频率	控制文档	控制责任主体
R3	未与合同相对方签订书面变更协议，可能产生合同纠纷，损害医院利益	C3	为保障医院合法权益，归口管理部门或使用科室根据收到的合同变更事项审批结果，组织启动合同会签流程，与合同相对方签署变更协议，按照变更后的协议内容执行	按需	变更协议	归口管理部门或使用科室

（5）控制文档示例

以合同订立为例，某医院在该流程中主要涉及的控制文档为《合同会签意见表》，相关人员在合同管理系统模块中完成合同录入、线上审批流程后，将会自动生成此表单，主要包含合同名称、合同编号、合同金额、签约单位、合同日期、资金来源、采购方式及审批流程等信息，具体见表5.49。

表 5.49　某医院经济合同会签意见表

合同名称		签约单位			
合同编号		合同签订日期		合同到期日期	
合同金额（元）		资金来源		采购方式	
申购科室					
备注					
审批流程					
审批部门		审批人	审批意见		审批时间

4.内部控制评议

（1）内部控制建设亮点

某医院主要通过以下几个方面强化合同内部控制建设，降低合同管理风险，规范合同管理。一是明确岗位职责，确立法务部为归口管理部门，梳理各业务部门的合同管理职责范围，提升合同签订和执行的效率与规范性。法务部制定合同模板并及时修订，实现模板动态化管理，参与非模板合同文本审查，规范合同条款，降低法律风险。二是加强系统控制，通过HRP系统的合同管理模块进行系统管控，通过系统权限实现不相容岗位相分离，线上审批实现实时监督、全程留痕、过程可追溯，能够提高医院合同管理工作效率，提升风险防控能力。

（2）内部控制建设优化空间

当前，某医院使用合同管理系统进行合同会签、合同台账登记、合同信息查询、合同收付款登记等管理，合同预算、付款以及验收等活动分别在医院HRP财务系统和物资管理系统中执行，合同变更、终止及纠纷处理环节的有关流程暂未纳入系统管理中。

下一步，某医院可以进一步完善合同管理系统的数据统计及执行监管、预警功能，通过对接预算、资产、报销系统的数据，实现合同管理模块与医院预算、收支等信息模块的互联互通。将合同变更、终止以及合同纠纷处理流程纳入系统管理，对执行异常的合同予以标记和提示，实施合同全生命周期的线上管理，加强数据分析与统计，促进数据共享和信息交流，为医院管理及经济活动提供更好的决策支持。

第八节　信息化建设业务内部控制

一、信息化建设业务概述

本书所称信息化建设业务，指医院将信息化技术应用于医院临床业务开展、医疗质量管理、医院运营管理、财务管理、人力资源管理、科学研究等领域，推进电子病历、智慧服务、智慧管理"三位一体"的智慧医院建设，同时提升医院医疗、管理、教学、科研业务及运营能力的过程。医院信息化建设业务涵盖信息化建设全流程管理及数据安全管理两个方面。

二、信息化建设管理

（一）控制目标

1.医院信息化建设业务管理组织体系控制目标

（1）建立健全信息化建设业务管理制度。旨在确保医院信息化建设的规范性和有效性，制定涵盖需求分析、系统开发、升级改造、运行维护等方面的管理制度，明确医院信息化建设业务管理机构和相关岗位的设置及其职责权限、医院信息化建设业务开展工作流程、医院信息化建设业务相关的审核责任和审批权限等，确保医院信息化建设业务管理工作有章可循、有据可依，使医院信息化建设业务管理规范有序提高信息化建设的整体质量和效率。

（2）实行信息化建设业务归口管理。明确信息化建设的管理部门和项目牵头部门，建立有效的合作与制约机制，以确保信息化建设项目实施和管理的一致性。

（3）合理设置信息系统管理岗位。明确各岗位的职责权限，特别是不相容岗位的分离，如规划论证与审批、设计与验收、运行维护与监控等。

2.医院信息化建设业务实施控制目标

（1）保障信息系统的开发、购买和使用符合国家及监管部门法律法规的有关要求。

（2）通过落实相关标准规范，制定数据共享与交互规则，确保各信息系统按照统一标准建设，完整反映业务活动流程，提高数据质量和可靠性，保障信息系统功能的有效性，能够满足医院业务开展。

（3）保障系统运行安全稳定，出现故障能及时恢复。

（4）建立和完善用户管理、数据备份、安全保密和泄密责任追究等制度，以增强信息系统的安全性和可靠性，确保重要信息资产得到有效保护。

（二）主要风险

医院信息化建设业务风险清单见表5.50。

表 5.50　医院信息化建设业务风险清单

序号	风险点描述	风险定级	影响内控目标的类型				
			经济活动合法合规	资产安全和使用有效	财务信息真实完整	有效防范舞弊和预防腐败	提高资源配置和使用效益
1	各信息系统间缺乏统一规划和归口管理，缺乏有效整合，系统购置未审批或未进行可行性论证，存在重复建设或真空区域，导致信息无法共享、数据分析不准确，影响管理决策	重要		√		√	√
2	医院信息化建设需要专业的团队和明确的组织架构来支撑。如果缺乏专业的信息技术人员或组织架构设置不合理，可能会导致信息化项目推进不力，影响医院运营效率	重要		√		√	√
3	信息系统开发商选择不当或开发行为本身不当，系统无法完全满足医院实际需要导致医院运营效率与效果低下或违反国家法律法规	重要	√	√		√	√
4	权限设置与授权管理不当等原因导致重大差错、舞弊、欺诈，给医院造成损失	重要		√			√

（三）关键控制活动

1.建立健全信息化建设业务管理制度，实行信息化建设归口管理

明确医院信息化建设业务管理机构和相关岗位的设置及其职责权限，规范医院信息化建设业务的工作流程。对医院信息化建设实行归口管理，由归口管理部门根据医院战略发展目标牵头拟定信息化建设规划并逐步推进。

2.科学合理设置信息化建设业务管理机构及人员

根据信息化建设业务需求和规模，结合行业相关管理规定设置相匹配的管理机构及相关人员；建立清晰的组织结构和职能划分，确保各个岗位之间的协作和配合。常见的信息化建设业务管理部门的职能包括：信息化战略规划、项目管理、系统运维、数据管理、信息安全等。根据信息化建设业务的复杂性和特点，可配置的人员包括：信息技术专家、项目经理、数据管理人员、信息安全专员等。

3. 强化系统开发论证

对医院各类信息化建设、系统开发需求进行充分论证及统筹，避免出现信息孤岛或重复建设。

4.设立访问控制

确保只有授权人员能够访问和操作医院信息系统。

（四）案例解析——某公立医院信息类项目预算立项内部控制建设

1.业务概况

为加强信息系统建设的整体性，某医院在预算申报（需求论证）、建设方案、采购参数等环节均建立了相应的逐级评审制度对医院各类信息化建设项目进行充分论证，以避免出现信息孤岛或重复建设情况。其中，预算申报环节的需求论证工作最为基础，下面以该环节为例说明某公立医院信息系统建设需求论证内控控制建设情况。

2. 信息类项目预算立项流程

信息类项目预算立项流程如图5.25所示。

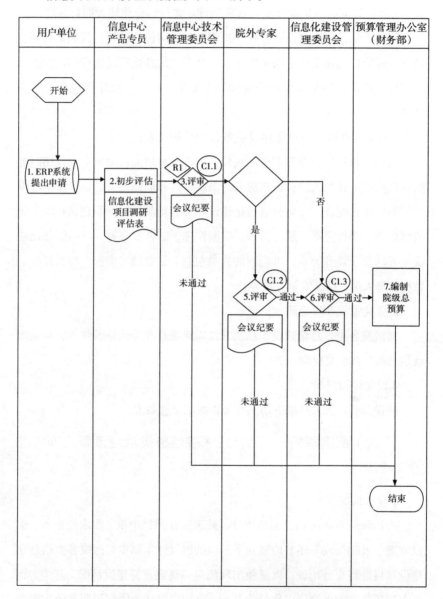

注: 本流程图管理依据《医院信息化建设预算编制实施办法》(内部制度) 绘制。

图5.25　信息类项目预算立项流程图

步骤1：用户单位提出预算申请。

步骤2：用户单位对应的信息中心产品专员对用户需求进行初步评估，完善相应需求说明。

步骤3：信息中心技术管理委员会从需求合理性、与现有系统适配性、安全性、标准化建设等维度进行综合统筹评审。

步骤4~5：院外专家对预算金额≥100万元的项目进行评审。

步骤6：信息化建设管理委员会进行综合评审。

步骤7：预算管理办公室（财务部）汇总通过评审的信息化预算，编制院级总预算。

3. 信息类项目预算立项内部控制建设

（1）制度建设

某医院建有信息化建设规划管理制度、信息化建设预算编制实施办法、信息化建设项目管理制度、信息类项目院外专家评审办法、信息中心技术管理委员会议事规则等制度，用于指导信息化建设项目预算编制等业务过程。

（2）职责分工

某医院成立医院信息化建设管理委员会，由院长担任主任委员、分管财务及信息化建设的副院长任副主任委员，相关职能管理部门长及临床、科研、教学专家代表任委员；设立信息化建设管理专职机构信息中心，配备项目管理、网络管理、数据统计等岗位。

信息化建设管理委员会的主要职责是研究制定医院信息与统计建设的战略规划；审定医院信息与统计建设方案；审定医院信息化建设年度计划；审定与医院信息装备购置、平台建设、医院信息包括患者诊疗信息安全等相关的重大管理制度；审定与信息建设、统计建设、医院信息包括患者诊疗信息安全相关的其他重要事项。信息中心技术管理委员会的职责包含审议需通过信息中心报请信息化建设管理委员会审议的信息化项目，确保项目立项、预算、实施、验收等环节信息技术资料准备完善，流程规范合理；审议医院信息与统计建设规划方案，确保信息与统计技术符合医院规划和发展方向；审议信息化项目中信息与统计技术使用合理和规范，确保符合医院统一管理；审议信息化建设相关管理制度、办法、规范和信息技术管理开发方案及操作规则；审议一定时期信息技术的发展和定位，重点技术落地的策略及服务方案；审议信息化建设过程中信息技术风险，确定风险级别和应急处置预案；审议信息化建设过程中涉及的患者诊疗信息，确定敏感数据加密方案等。

（3）控制矩阵

信息类项目预算立项风险控制矩阵见表5.51。

表 5.51　信息类项目预算立项风险控制矩阵

风险编号	风险描述	控制活动编号	控制描述	控制频率	控制文档	控制责任主体
R1	信息化项目缺乏充分论证，各信息系统间缺乏统一规划和归口管理，导致预算编制不当，存在重复建设或真空区域，影响医院信息化建设效果或造成资金浪费	C1.1	为保证信息化设备及信息化项目预算编制合理，信息中心产品专员对各用户单位提出的预算申请进行初步评估后，信息中心技术管理委员会从需求合理性、与现有系统适配性、安全性、标准化建设等方面进行统筹评审，并形成拟上报的年度计划清单	每年	会议纪要、拟上报的年度计划清单	信息中心技术管理委员会
		C1.2	为保证信息化设备及信息化项目预算编制合理，信息中心技术管理委员会统筹评审后，由信息中心组织院外专家对100万元以上预算项目进行评审	每年	会议纪要、拟上报的年度计划清单	院外专家
		C1.3	为保证信息化设备及信息化项目预算编制合理，信息中心技术管理委员会、院外专家评审后，拟上报的年度计划清单报信息化建设管理委员会评审，会议结果记录于会议纪要，会议纪要签署后形成信息化项目年度计划报院预算管理办公室（财务部）	每年	会议纪要、拟上报的年度计划清单	信息化建设管理委员会

（4）控制文档示例

拟上报的年度计划清单见表5.52。

表 5.52　拟上报的年度计划清单

2024年新增设备表

填报部门：　　　　部门负责人：　　　　分管院领导：

序号	归口管理部门	申请科室	设备名称	资产用途	新增原因	资金来源	专项名称	单价（万元）	数量	总金额（万元）									使用频率（单价100万元及以上设备）必填	规格参数（单价100万元及以上设备）必填	购置必要性（单价100万元及以上设备必填，理由充分，字数100~200字）
										小计	其中：医院自有资金	中央财政资金	地方财政资金	横向科研	纵向科研	外来教学科研项目	院拨科研专项资金	院拨教学专项资金			

4.内部控制评议

（1）内部控制建设亮点

由信息中心技术管理委员会、院外专家、信息化建设管理委员会分层分级进行全面统筹评审，充分利用授权审批管理的内控方法，使得信息化预算论证更为充分。

（2）内部控制建设优化空间

院外专家库的建立及专家抽取细则待进一步细化，可以设置随机抽查机制以及利益回避机制，以保证论证更加客观公正。

三、数据安全管理内部控制

（一）控制目标

保障数据安全和数据应用的有效平衡。畅通部门间数据提取、数据服务沟通协调机制，确保沟通协调顺畅。

（二）主要风险

医院数据安全风险清单见表5.53。

表 5.53　医院数据安全风险清单

序号	风险点描述	风险定级	影响内控目标的类型				
			经济活动合法合规	资产安全和使用有效	财务信息真实完整	有效防范舞弊和预防腐败	提高资源配置和使用效益
1	数据使用未经审批或越权审批、未按照规定的用途使用，可能会导致数据泄露，损害医院利益	重要		√			√

续表

序号	风险点描述	风险定级	影响内控目标的类型				
			经济活动合法合规	资产安全和使用有效	财务信息真实完整	有效防范舞弊和预防腐败	提高资源配置和使用效益
2	基础数据缺乏标准化、数据审核不到位、数据的流转不及时不恰当，导致数据产生的及时性、准确性不高	重要		√			√

（三）关键控制活动

1.建立数据使用申请及批准流程，遵循"谁主管、谁审查"的原则，按照事前申请及批准、事中监管、事后审核的工作程序严格执行，确保数据活动流程合规。严格规定人员权限，加强数据使用过程中的申请及批准流程管理，确保数据在可控范围内使用，加强日志留存及管理工作，杜绝篡改、删除日志的情况发生，防止数据越权使用。

2.加强数据收集、存储、传输、处理、使用、交换、销毁等全生命周期安全管理工作。制定统一的数据标准，确保数据格式和编码的一致性；建立严格的数据审核流程，使用自动化工具辅助校验数据；明确数据流转路径，采用技术手段提升数据传输效率；定期对员工进行数据质量管理培训，提升数据操作规范性；实施数据质量监控，及时生成报告并反馈问题。

（四）案例解析——某公立医院数据使用及安全管理内部控制建设

1.业务概况

为规范数据安全管理，医院对数据提取、数据使用建立了数据安全管理制度，分类分级明确数据使用过程中的申请及审批流程。

下面以行政管理类数据申请流程为例说明某公立医院数据使用及安全管理内控控制建设情况。

2.医院数据申请流程

数据申请流程（行政管理类）如图5.26所示。

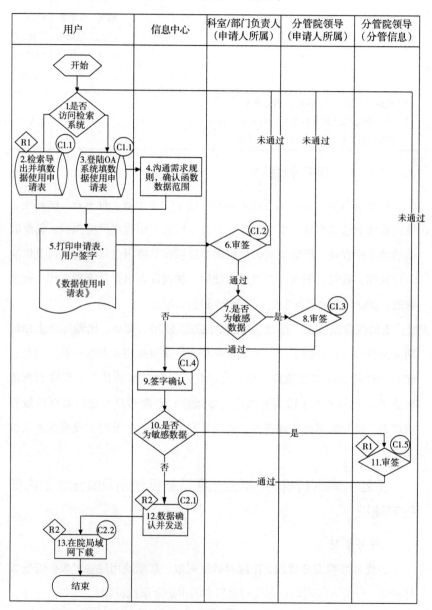

注：本流程图管理依据《某医院信息数据使用管理制度》绘制。

图5.26　数据申请流程图（行政管理类）

步骤1~3：用户提出数据使用申请。

步骤4~5：信息中心与用户沟通数据提取规则、确认数据范围，用户确认签字。

步骤6：用户所在科室/部门负责人审签。

步骤7~8：敏感数据（已在数据安全管理制度中明确定义、在数据提取申请环节告知用户）由用户所在科室/部门的分管院领导审签。

步骤9：信息中心内部接到用户提出的数据使用申请后进行分级分类审批。

步骤10~11：若为敏感数据还需由信息中心分管院领导审签。

步骤12：信息中心设定专人专岗对数据服务产生的敏感、隐私数据进行安全管理，在医院内部安全网络环境下面进行数据确认并发送。

步骤13：医院实行数据的"有限交互"，用户在院内局域网下载数据。

3.医院数据申请流程内部控制建设

（1）制度建设

某医院结合《基本医疗卫生与健康促进法》《网络安全法》《密码法》《数据安全法》《个人信息保护法》《关键信息基础设施安全保护条例》《网络安全审查办法》及《医疗卫生机构网络安全管理办法》等有关法律法规标准，制定了《医院信息安全管理办法》及《医院信息数据使用管理制度》，明确了数据安全管理的组织机构及职责、监督管理、保障机制以及数据使用应遵循的原则，规范和标化了数据使用申请和审批的管理机制及流程。

（2）职责分工

某医院行政管理类数据申请流程主要涉及用户所在部门的分管院领导、信息中心、信息中心分管院领导等角色。其中，用户及其所在科室/部门负责人的主要职责是对所申请的数据范围、提取规则进行确认，并承诺合法合规使用。院领导的职责是对用户所提取的敏感数据及其用途进行审批。信息中心主要职责是依据用户申请对数据范围、提取规则进行沟通确认，以及在上级领导审批同意后按约定的规则进行数据提取并在安全环境下发送并为用户提供安全下载的环境。

（3）控制矩阵

数据申请（行政管理类）风险控制矩阵见表5.54。

表 5.54 数据申请（行政管理类）风险控制矩阵

风险编号	风险描述	控制活动编号	控制描述	控制频率	控制文档	控制责任主体
R1	数据使用未经审批或越权审批、未按照规定的用途使用，可能会导致数据泄露，损害医院利益	C1.1	为保证数据使用目的合理，用户提出数据使用申请时，用户在《数据使用申请表》中需签署信息数据安全使用承诺	每天多次	数据使用申请表	用户
		C1.2	为保证数据使用目的合理，用户提出数据使用申请后，需由所在科室负责人进行审核，审核同意在《数据使用申请表》上签字	每天多次	数据使用申请表	用户所在科室负责人
		C1.3	为保证敏感数据的使用更加谨慎，用户提出敏感数据使用申请需经所在科室负责人审核后，由申请部门分管院领导审批，审批同意在《数据使用申请表》上签字	每天多次	数据使用申请表	申请部门分管院领导
		C1.4	为保证数据使用符合医院规定，信息中心接到用户提出的数据使用申请后需进行审批，一般数据由科长审批；敏感数据由信息中心主任审批，审批同意在《数据使用申请表》上签字	每天多次	数据使用申请表	信息中心科长/信息中心主任
		C1.5	为保证敏感数据的使用更加谨慎，信息中心主任审批敏感数据申请后，由信息中心的分管院领导审批，审批同意在《数据使用申请表》上签字	每天多次	数据使用申请表	分管信息的院领导

续表

风险编号	风险描述	控制活动编号	控制描述	控制频率	控制文档	控制责任主体
R2	管理措施不当，导致数据在开发环节或传输环节外泄，给医院造成损失	C2.1	为确保数据服务产生的敏感、隐私数据安全，信息中心设定专人专岗进行管理，所有接触到数据开发的环节（无论数据分析还是接口代码开发）均在医院内部安全网络环境下操作，并进行全程屏幕录像和视频录像监控	按需	屏幕录像和视频录像监控	信息中心
		C2.2	为保证数据传输及使用安全，医院实行数据的"有限交互"，信息中心每次数据提取完成后要求用户在院内局域网下载数据	每天多次	数据使用申请表、交互系统	信息中心

（4）控制文档示例

数据使用申请表见表5.55。

表 5.55　数据使用申请表

申请科室		科室负责人		申请日期	
申请人工号		申请人姓名		申请人电话	
下载方式	医院外网下载　医院内网下载				
需求类别					
使用目的					
统计时间					
覆盖范围					
统计条件					
输出内容					
附件预览					

续表

申请科室		科室负责人			申请日期	
数据风险评估	类型	字段	使用目的（申请人填写）			
	隐私数据	□姓名				
		□身份证号				
		□地址				
		□电话				
		□医生姓名				
		□其他：				
		□不涉及				
	敏感数据	□药品				
		□材料				
		□不涉及				
数据申请部门意见审签		根据《医院信息数据安全管理制度》和《国家临床医学研究中心管理办法》要求，现将信息数据使用应遵循的原则简要告知如下，包括但不限于： 1.用户获取的数据，只能由医院内部（院内授权）人员在院内使用，严禁私自将原始数据流转院外。 2.凡有第三方参与，第三方机构参研人员能接触的数据只能是脱敏后的汇总数据而非明细数据，我院参研人员尽量以二次统计结果与其交互，数据使用者和第三方交互过程中应签订配套的数据使用及保密协议，申明数据使用范围和责任，数据只能应用于协议中申明的学术和研究活动。 3.对于药品和材料等敏感数据的统计查询，若涉及科室、医生和病人信息，原则上不予提供。特殊需求必须严格执行特殊数据审批流程。 4.为保护患者隐私，除特殊需求，一律对患者姓名、身份证号码、居住地和电话号码等唯一身份标识做隐私化处理。 5.数据使用人和使用单位负责人对数据承担保密责任和安全责任，若因违反数据使用管理制度造成严重后果的，将按缺陷管理条例与相关管理制度追究其责任。 申请人签字：				

续表

申请科室		科室负责人		申请日期	
科室负责人 意见签批			申请部门分管院领导签 批（涉及敏感数据时）		
信息中心 意见签批			信息中心分管院领导签 批（涉及敏感数据时）		

4.内部控制评议

（1）内部控制建设亮点

用户在申请阶段即与信息中心沟通数据提取规则、确认数据范围，而后逐级审并依据审批结果提取数据，一方面避免了实际提取范围与审签范围出现偏差，另一方面使得各相关审批角色能直观了解用户的所需数据范围与其用途，且数据交互限定在院内局域网内，降低了数据提取服务的安全风险。

（2）内部控制建设优化空间

科研需求日益增长，数据提取需求日益增多，目前的流程审批环节较多，效率不高，需进一步利用新兴技术结合实际情况探索更加高效且安全的数据提取服务模式。

第九节　后勤业务内部控制

一、后勤业务概述

医院后勤是为保障医院的医疗、教学、科研等核心业务正常运行，为医院员工、患者及相关人员提供的全方位、多角度保障和支持性服务。医院后勤管理囊括衣、食、住、行、水、电、气、冷、暖等诸多方面，涉及医院保洁运送、安保、膳食、绿化、物业维修、护工、设备运行、专业设备检测与维修保养、专业设备运行与管理、合同能源管理、导医/辅医、智能化管理平台运行、太平间服务等多领域，涵盖多方面的专业知识，具有先行性、连续性、服务性、技术性、社会性、突发性、经济性、时效性等特点。

基于节约成本、提高效率、提升后勤服务专业化等各种原因，医院后勤面临社会化的趋势，所以目前医院的后勤存在自主服务模式、部分社会化服务模式、完全社会化服务模式三类。无论采取何种模式，医院后勤负责人和工作人员都需要通过建立一系列内部控制制度对医院后勤各类经济活动进行控制，从而达到优化资源配置、确保医院国有资产安全使用有效等目的。

本节以维修业务、后勤外包业务、膳食业务为例，介绍后勤业务内部控制。

二、维修业务内部控制

此处所称维修业务，指水、电、暖、泥、木、锁具等医院内部自行维修业务，不包括精密仪器外包维保目录以内的业务，也不包括维保期内由施工单位负责的维修、工程等。

（一）控制目标

1.院内维修管理组织体系控制目标

健全院内物业维修内部管理制度、工作流程，明确审核和审批权限，确保院内维修管理工作有章可循，使院内维修管理规范、有序。

2.院内维修实施控制目标

（1）确保院内维修项目符合医院整体规划、满足消防安全、经济合理。

（2）确保维修流程规范，资金使用有效，避免国有资产流失。

（二）主要风险

维修业务风险清单见表5.56。

表 5.56 维修业务风险清单

序号	风险点描述	风险定级	影响内控目标的类型				
			经济活动合法合规	资产安全和使用有效	财务信息真实完整	有效防范舞弊和预防腐败	提高资源配置和使用效益
1	科室未提出维修需求，而维修人员捏造维修事实，存在国有资产流失风险	一般				√	√
2	维修人员因与配件商勾结或个人惰性，直接更换可维修或未损坏零配件，存在国有资产流失风险	一般		√			√
3	零配件领用存在多领、冒领、闲置情况，存在资源浪费风险	一般		√			√
4	报废配件低价出售，存在国有资产流失风险	一般	√				

（三）关键控制活动

1.院内维修物资核算关键控制活动

二级库房管理员严格登记维修物资的入库、领用、回收等情况，定期盘点。

2.院内维修物资回收关键控制活动

维修完成后，维修人员将旧物资归还物资库，并由二级库房管理员登记检查。专业技术人员定期评估旧物资，判断其是否可以再利用，并记录在册。将不能再利用的旧物资进行报废处理，并按照部门有关规定进行拍卖。

（四）案例解析——医院巡修管理内部控制建设

1.业务概况

某公立医院的维修工作由基建运行部下设的物业管理科负责。医院目前总建筑面积已超过30万平方米，为保障一线临床工作环境随时处于良好状态，合理调配人力资源将维修班组一分为二，一部分沿用传统电话报修模式，另一部分改为主动巡修模式。某医院按照建筑面积、设备数量及使用频率进行片区划分，设置了专职巡修员，将维修服务管理前移至需求发现环节，并建立专业化、标准化、系统化的管理体系。

2.医院巡修流程

下面以巡修流程为例说明该医院院内维修内部控制建设情况。巡修业务流程如图5.27所示。

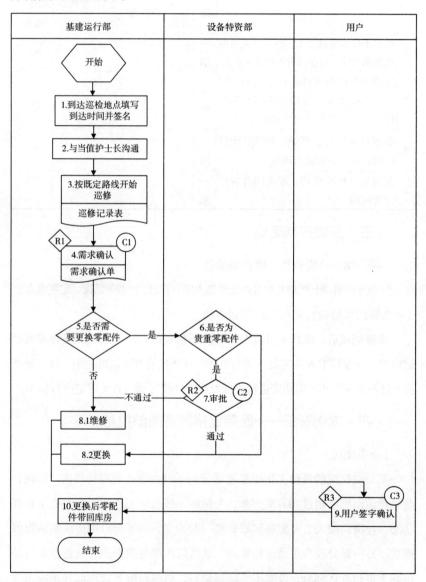

图5.27　巡修业务流程图

步骤1~2：巡修人员到达指定地点，与当值护士长进行沟通，确认是否有指定维修需要，如果有先进行指定维修后开始巡修。

步骤3：按照既定路线进行巡修，并记录巡修地点，巡修时间。

步骤4~8：若存在维修需求，巡修人员填写需求确认单。无须更换备件直接维修；若需更换零配件，常规零配件则回物管科签字领取；贵重零配件需物管科班组长及设备物资部二级库房管理员共同审批通过后领取。

步骤9：在巡修完成后需在巡修记录表上记录所使用配件并请用户签字。

步骤10：将更换后可回收的零配件带回库房进行分类存放。

3.医院巡修内部控制建设

（1）制度建设

某公立医院制定了巡修工作标准化实施体系，规定了巡修流程、巡修周期、注意事项等。其中，对于总价超过1 000元的贵重零配件要求二级库房管理员与班组长共同签字后方可领用，降低了资产流失或浪费风险。该医院建立维修业务定期培训制度，提高人员维修技能，做到应修尽修。更换后的零配件带回库房，与其余零配件进行组合，提高资源利用率。

（2）职责分工

某公立医院巡修业务主要涉及需求部门、维修部门、设备物资部。其中，维修需求部门负责提出维修或改造需求，维修改造完成后的确认；物业维修部门负责建筑末端维修、改造业务实施；设备物资部负责零配件采购与二级库房管理。各部门分工明确，确保医院维修业务需求、采购、维修、验收、耗材保管、耗材报废等不相容岗位的分离。

（3）控制矩阵

巡修业务风险控制矩阵见表5.57。

表 5.57　巡修业务风险控制矩阵

风险编号	风险描述	控制活动编号	控制描述	控制频率	控制文档	控制责任主体
R1	科室未提出维修需求后，而维修人员捏造维修事实，存在国有资产流失风险	C1	为确保维修需求真实，巡修人员发现维修需求后，需填写需求确认表，维修改造后由用户在需求确认表上签字	按需	需求确认表	需求部门、基建运行部
R2	领用零配件未使用于临床科室，存在盗用零件风险，给医院造成损失	C2	维修人员在领用物资时，需填写物资领用单，说明领用的物资信息，若领用配件总价超过1 000元，则由物管科班组长和二级库房管理员共同审核签字方可领用，避免维修人员将配件带回家使用或变卖	按需	物资领用单	基建运行部、设备物资部
R3	维修人员因与配件商勾结或个人惰性，直接更换可维修或未损坏零配件，存在国有资产流失风险	C3	为避免浪费，维修人员在完成维修后，将旧配件归还库房，由二级库房管理员进行登记和检查，专业技术人员判断旧物资是否可以再利用，并记录评估结果	按需	零星维修单	基建运行部

4.内部控制评议

（1）内部控制建设亮点

制度建设方面，该医院制定了巡修巡检标准化实施流程，明确了不同区域不同楼栋巡修人员巡修路线，最大程度节约人力成本，将过去零星报修后救火式维修方式转化为主动、灵活的巡修模式，提高后勤管理能力，降低后勤运行成本。维修改造后由用户确认需求，确认单内领用的耗材已使用于本科室，避免国有资产使用无效或使用效益低下。由物管科班组长和库管员监督贵重零配件领用，提高资产使用效率。

（2）内部控制建设优化空间

目前的流程对维修需求的评估主要依赖维修人员的专业判断，以"能修就不换"作为单一逻辑进行决策，忽略了频繁修理也会增加医院人力成本。可以将纸质的维修记录电子化，以便于定期统计分析数据，找到综合成本最低的维护模式。

三、后勤外包业务内部控制

此处所称后勤外包业务指医院将后勤管理中的保洁、生活垃圾清运、医疗废物、太平间等业务对外委托给第三方服务单位，医院履行监管职责的业务管理模式。

（一）控制目标

1.建立健全外包服务管理制度，审慎选择外包公司，充分考虑其在行业的综合服务水平以及抗风险能力。

2.建立外包业务风险控制机制，不一味追求低成本而忽略或低估风险因素。督促外包公司加强自身内控建设。

3.确保医院外包业务主管部门与外包公司沟通顺畅，减少误解和分歧，共同及时解决外包业务在运营过程中产生的新问题，形成紧密的合作关系。

4.运用多层次、多维度评价方法与体系，对后勤业务外包进行评价，以评促改，提高外包服务的质量。

（二）主要风险

后勤外包业务风险清单见表5.58。

表 5.58　后勤外包业务风险清单

序号	风险点描述	风险定级	影响内控目标的类型				
			经济活动合法合规	资产安全和使用有效	财务信息真实完整	有效防范舞弊和预防腐败	提高资源配置和使用效益
1	未按照相关法律法规及院内规定选择适当的采购方式确定外包单位，影响了采购过程的公平公正，可能导致外包单位选择不当或医院受到违法违规处罚	重要	√			√	√

续表

序号	风险点描述	风险定级	影响内控目标的类型				
			经济活动合法合规	资产安全和使用有效	财务信息真实完整	有效防范舞弊和预防腐败	提高资源配置和使用效益
2	外包合同条款不完整，责任划分不明确，导致合同执行存在争议，影响医院正常运营	重要	√		√	√	

（三）关键控制活动

1.外包服务采购关键控制活动

（1）科学制定采购文件

结合医院实际情况制定采购文件，科学合理设计评审权重以及评标细则。采购文件需明确医院的服务需求、外包公司资质要求、服务人工以及管理成本定价，采购预算需综合考虑市场岗位工资、岗位需求、最低工资及社保增长等因素。

（2）落实岗位分离制度

外包服务单位监管部门与招采部门分离，监管部门负责外包服务技术要求的拟定与后期外包服务单位监管，招采部门需负责在遵守《中华人民共和国政府采购法》《中华人民共和国招标投标法》等相关法律法规基础上完成外包服务采购。

2.外包服务合同关键控制活动

（1）严格执行合同审签程序

外包服务合同经法务等多部门评估，评估合同内容的合法性、合规性、合理性，明确双方的权利与义务，规避可能存在的违约行为或者风险，保障医院利益不受损害。

（2）履行合同订立程序

所有签订的外包业务合同须经过拟定、审查、报批、订立、备案等程序，涉及重大事项的，须上报医院决议。

(四)案例解析——某公立医院新增保洁服务外包内部控制建设

1.业务概况

某公立医院将保洁业务外包,由基建运行部对外包公司进行监管。随着医院新院区的不断拓展和原有院区的结构调整,新增保洁需求的情况时有发生。某医院通过加强前期立项审批和调研完善保洁外包业务的内部控制。

2.医院新增保洁服务外包流程

新增保洁服务外包流程如图5.28所示。

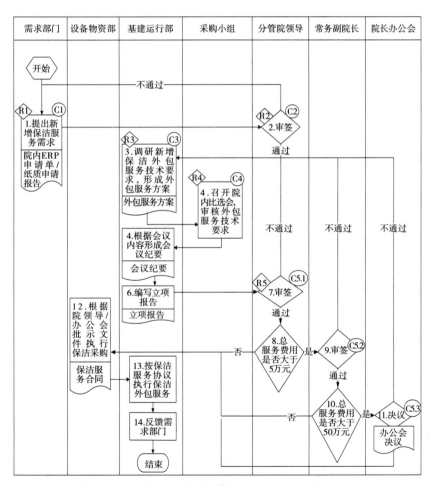

注:某医院采购小组由基建运行部、国有资产管理部、财务部、职工代表共同组成。

图5.28　新增保洁服务外包流程图

步骤1：需求部门根据业务开展情况提出新增保洁服务需求，通过ERP系统（医院高效运营管理系统）或手工填写申请单向分管院领导请示。

步骤2：需求部门分管院领导批示是否同意新增保洁服务。

步骤3：基建运行部调研技术要求，形成技术要求初稿和外包服务方案。

步骤4：技术要求初稿经采购小组审核，由采购小组共同商讨确定。

步骤5：基建运行部根据会议内容形成会议纪要。

步骤6～7：基建运行部编写立项报告（附会议纪要）至分管院领导审签。

步骤8～11：新增保洁外包服务总费用≥5万元，常务副院长再次审签。新增保洁外包服务总费用≥50万元，还须院长办公会决议。

步骤12：设备物资部执行保洁外包服务采购工作，签订新增保洁外包服务合同。

步骤13：基建运行部根据签订的保洁合同监督外包单位执行新增保洁服务。

步骤14：基建运行部向需求部门反馈情况。

3.医院新增保洁服务外包内部控制建设

（1）制度建设

某公立医院制定了服务采购管理办法，明确了采购方式的确定原则、职责分工、采购流程等，外包业务监督管理办法，明确了监督管理职责、监督方式、处罚机制等。

（2）职责分工

某公立医院后勤业务外包主要涉及外包业务需求部门、基建运行部、国有资产管理部、财务部、分管院领导，其中外包业务需求部门负责提出外包业务需求；国有资产管理部、财务部作为采购小组成员共同审核技术要求；基建运行部的负责调研外包服务的可行性及技术要求。基建运行部内部通过设置多个岗位分别完成申请、调研、审批、执行、考核等工作，确保医院外包业务需求申请与外包服务单位调研、技术要求拟定与复核、执行与考核等不相容岗位的分离。

（3）控制矩阵

新增保洁服务外包风险控制矩阵见表5.59。

表 5.59　新增保洁服务外包风险控制矩阵

风险编号	风险描述	控制活动编号	控制描述	控制频率	控制文档	控制责任主体
R1	需求部门未根据实际情况新增保洁服务需求，造成资源浪费	C1	为保证新增保洁服务需求符合实际情况，需求部门通过医院ERP填写的申请单或纸质申请报告均需递交至部门负责人进行审签	按需	ERP申请单/纸质申请报告	需求部门
R2	对申请报告审核不严，可能导致决策失误给医院造成经济损失	C2	需求部门分管院领导在收到新增保洁服务申请报告后对其申请的必要性进行审核，审核通过后移交至基建运行部进行充分调研，保证新增保洁服务需求的合理性	按需	ERP申请单/纸质申请报告	需求部门分管院领导
R3	外包服务方案未根据现场实际运行情况充分调研，误报服务范围和人力配置，导致外包服务方案可行性低	C3	基建运行部指定专人根据申请的保洁服务范围和人力配置进行调研。一方面通过现场勘察确认新增保洁服务范围不在已有保洁范围内；一方面联合采购小组对新增保洁服务需求进行人力测算，填写人工时核查表，形成外包服务可行方案上报基建运行部负责人初审	按需	人工时核查表	比选组/基建运行部
R4	技术要求降低服务标准，虚报服务费用，获取不当利益	C4	基建运行部初步拟定服务技术要求后须经采购小组共同商讨，最终确定并形成会议纪要	按需	会议纪要	比选组/基建运行部

续表

风险编号	风险描述	控制活动编号	控制描述	控制频率	控制文档	控制责任主体
R5	新增保洁外包服务立项申请审核不严,可能导致决策失误造成医院经济损失	C5.1	分管院领导在收到立项申请后,以会议纪要、调研报告等作为参考,审签立项报告	按需	立项报告	分管院领导
		C5.2	新增保洁外包服务总费用≥5万元时,常务副院长以会议纪要、调研报告等作为参考,审签立项报告	按需	立项报告	常务副院长
		C5.3	新增保洁外包服务总费用≥5万元时,院长办公会以会议纪要、调研报告等作为参考,对该项目是否立项进行决议	按需	立项报告	医院办公会

（4）控制文档示例

人工工时核查表见表5.60。

表5.60　人工工时核查表

医院新增保洁需求人工工时核查明细表

序号	新增范围	新增需求	核查项目	外包单位核算日常用时（分钟）	现场保洁操作人员	测量用时	测量平均用时	备注
1					操作人员1			
					操作人员2			
					操作人员3			

检查部门

基建运行部：

监督部门

国有资产管理部：　　　　财务部：　　　　　审计处：

4.内部控制评议

（1）内部控制建设亮点

需求部门提出业务外包需求后需经过本部门领导、基建运行部、采购小组等多环节审核调研，才能形成数据可靠的立项报告，并根据测算金额的大小进行分级审批，利用了不相容职务分离加强了项目论证，降低了一人决策风险。

（2）内部控制建设优化空间

保洁业务外包需求的核心内容为服务人员的人工时。人工时的核定目前仅根据现场实际用工时折算，依据不充分，影响核定结果的准确性。应该综合考虑服务内容、工作效率、操作标准等因素。

四、膳食业务内部控制

膳食业务是指医院为职工和住院患者及患者家属提供安全营养健康的膳食而开展的一系列工作。

（一）控制目标

1.确保生鲜原材料的采购价格波动范围在合理的市场价格波动区间内，控制生鲜原材料成本，降低定价环节的廉政风险。

2.保证大宗生鲜食材供货质量与数量的安全性与稳定性，从而节约成本并保证职工餐食安全，避免浪费。

3.防止验收物资与计划单内容不相符，预防供货商提供的原料质次价高，损害医院防止供货商与科内人员之间存在利益输送。

4.规范库房管理，确保验收物资与计划单内容一致，确保出入库记录数据真实，库房物资账实相符。避免食物的积压与浪费。

5.保证付款信息与仓储记录、发票凭证、采购合同等记录的一致性，确保付款的真实性、准确性、合规性；避免对供应商重复付款；实现对预付账款、应付账款和存货、资金周转的有效管理，提高资金使用效率。

6.避免出现多收、少收、漏收餐费的情况，保障患者及职工利益的同时有效缓解排队拥挤的问题。

（二）主要风险

膳食业务风险清单见表5.61。

表 5.61　膳食业务风险清单

序号	风险点描述	风险定级	影响内控目标的类型				
			经济活动合法合规	资产安全和使用有效	财务信息真实完整	有效防范舞弊和预防腐败	提高资源配置和使用效益
1	采购定价的相关制度不规范，未能选择科学的采购定价方式，对重要原材料价格缺乏比价和持续监控市场行情，最终导致采购价格不合理，给医院造成经济损失	重要	√		√	√	√
2	与供应商勾结，原材料订单偏向某供应商，或验收中对不符合验收标准的原材料违规入库或虚假入库，造成医院损失或影响食品安全	一般				√	
3	菜品生产质量不达标，菜品中心温度不够，出现异物等，造成投诉和食品安全事件	重要					√
4	生产计划不当，导致原材料订货不足或过剩，影响患者与员工就餐体验，降低患者与员工满意度	重要		√			√
5	未建立规范的付款流程，导致多付或者重复付款，给医院造成经济损失	重要	√		√		
6	餐费收取流程不当，导致易出现少收的情况，医院遭受损失	重要	√		√	√	

（三）关键控制活动

（1）建立科学的原材料定价机制。定价流程需多部门多人参与，定期轮岗，确定合理的价格更新周期，确保结算价格和市场波动情况一致。

（2）①采取周菜单编制模式进行计划性工作，成立菜单小组，各生产小组安排代表参与。②计划员使用固定公式根据次日菜单进行食品原料的需求量换算。同时，配制组库管每日晚餐配置完毕后进行库存盘点，用于调整次日原材料订购数量。③每两月进行库存明细分析，编制分析报告。

（3）①建立健全验收管理相关规章制度，明确验收岗位职责。②验收组人员每日按照信息系统生鲜原材料计划单验收货品。实行双人验收，每日收取蔬菜农残检验、动物检疫合格报告；原料验收单必须双人签字。

（4）①建立健全食品生产管理相关规章制度，生产组每天进行食品留样并做好记录。质控组对各个生产点的食品留样进行每日抽检，整理各个生产点的食品留样记录。②建立健全库房管理制度，明确库房管理员的岗位职责。按照先进先出的原则进行库房管理，确保"进"与"出"的有效核销。做好库房食品安全管理，每日记录库房温湿度，每周对库房进行清洁与消毒并记录。

（5）①建立对账机制，科室订货员与商家每月通过系统完成原材料的单价、数量对账工作。②针对付款建立严格的跨部门审核流程，财务部每月与营养膳食部共同核对付款金额、开具付款单，确认付款金额、发票金额、入库单汇总金额的一致性、发票物资明细与入库单物资明细的一致性。

（6）建立健全分餐环节的登记制度和发餐环节的核销流程，利用信息化设备对病员取餐进行记录，留下凭证，确保配餐员送餐和病人取餐扣费的一致性。职工就餐使用智慧餐盘结算系统，提高付款效率，避免人工控制出现的多收漏收，账目不清的问题。

（四）案例解析——某医院生鲜原材料定价管理

1.业务概况

蔬菜、肉类、禽蛋类、海鲜、水果等生鲜原材料受季节、气候变化等方面的影响，市场价格波动较大，因此采购中不能签订固定单价合同，而要通过建立定期调价机制确定生鲜原材料价格，合理控制医院膳食中生鲜原材料的整体成本。

某医院按照采购制度确定膳食业务所需原材料的供应商后，在采购合同中仅约定原料品类，而对于采购单价，则是每月月底通过询价、议价、定价的方式确定，确定后在信息系统中更新次月单价，次月供应商按照该定价进行供应、结算。

2.医院生鲜原材料定价流程

步骤1：成本管控组负责每月从ERP系统中打印生鲜原料清单交由议价组。

步骤2：议价组根据生鲜原料清单在合同中指定的大型农贸市场或者大型超市进行询价，整理出一份现场询价表。

步骤3：议价组接收供应商的报价单。

步骤4：议价组整理询价表、供货商报价单、国家发展和改革委员会公布的价格表三个文档，作为与供货商议价的参考资料。

步骤5：议价组在财务部的监督下与供货商现场磋商、议价，最终形成定价清单。

步骤6：定价清单交由科室门管理小组审批签字。如管理小组对定价清单有疑问需返还给议价组，进行重新议价。如无异议，则将审签的定价清单交给成本管控组。

步骤7：成本管控组每月底根据审签的定价清单更新ERP系统上的次月价格。

生鲜原材料定价流程如图5.29所示。

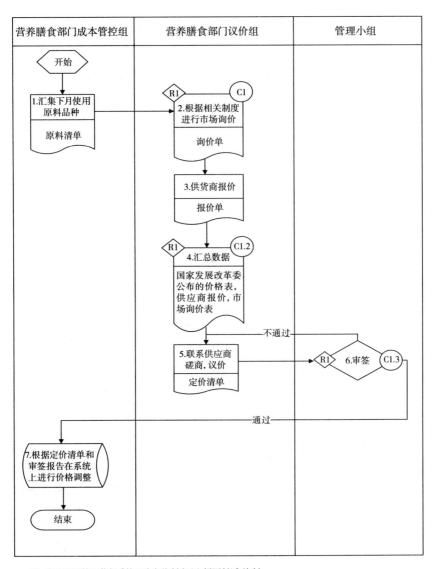

注: 本流程图管理依据《某医院定价制度(生鲜原料)》绘制。

图5.29　生鲜原材料定价流程图

3.医院生鲜原材料定价内部控制建设

（1）制度建设

营养膳食部门成立专门的议价小组，制定规范标准的议价体系。建立健全询价、定价制度，规定询价的人员组成、时间、地点以及议价的方式、周期、参考依据、注意事项等。

（2）职责分工

某医院的营养膳食部门分为为职工提供服务的膳食中心和为病人提供服务的临床营养科。食品原材料定价管理的询价、议价环节，两个科室均需派人参与，其中，议价环节财务部进行监督。

（3）控制矩阵

生鲜原材料定价风险控制矩阵见表5.62。

表 5.62　生鲜原材料定价风险控制矩阵

风险编号	风险描述	控制活动编号	控制描述	控制频率	控制文档	控制责任主体
R1	原材料定价过高，医院易受到经济损失，不利于成本管控	C1.1	为更好地了解原材料市场情况，每月由临床营养科、膳食中心两个科室的询价人员对周边大型农贸市场进行现场询价，形成询价表	每月	原材料询价表	询价人员
		C1.2	为防止议价人员与供应商串通抬高价格，每月末临床营养科、膳食中心组成议价小组，在财务部的监督下对原材料价格进行议价。议价以询价表和国家发展改革委公布的价格表作为参考，与供货商共同磋商后形成定价清单	每月	发展改革委公布的价格表、原材料询价表、供应商报价单	议价组
		C1.3	为预防议价人员与供应商串通导致原材料单价定价过高，每月议价组与供货商磋商后拟定的定价清单交由科室管理小组人员签字审核，最终确定原材料价格	每月	定价清单	管理小组

（4）控制文档示例

医院生鲜原材料询价定价单（猪肉类部分截图）见表5.63。

表 5.63 医院生鲜原材料询价定价单（猪肉类部分截图）

类别	名称	市场调价 /（元·kg⁻¹）			供应商报价 /（元·kg⁻¹）	冷鲜肉 /（元·kg⁻¹）		涨幅（较上月比较）/%
		发展改革委	大型超市	农贸市场		上月结算价	本月结算价	
……		……			……	……		……

议价组： 科室管理小组： 日期：

4.内部控制评议

（1）内部控制建设亮点

该医院生鲜原材料形成周期性的定价机制，每月定期由膳食中心和临床营养科的人员进行食品原材料价格的询价，财务部门人员监督议价、定价，科室管理小组复核，最终形成下月食品原材料结算价格，整个环节由多部门多人参与，定期轮岗，降低舞弊风险，维护医院利益。

（2）内部控制建设优化空间

生鲜食品原料价格每年存在一定的波动性，无法通过月议价表直观查看，建议对近两年每月生鲜食材议价表进行汇总分析，形成生鲜食材原料年价格波动曲线图，以便直观了解生鲜食材月价格走势。当生鲜原料市场出现不可控因素，如出现猪瘟、牛海绵状脑病（俗称"疯牛病"）、季节性灾害等引起原料短缺或过剩，导致价格出现巨大波动，偏离以往价格走势时，管理部门可结合实际情况进行分析，对异常情况进行标注、说明并存档。

第十节　人力资源管理内部控制

一、人力资源管理概述

公立医院在人力资源管理方面，应严格遵照《中华人民共和国劳动法》《中华人民共和国劳动合同法》及《事业单位人事管理条例》等相关法律法规，坚持从人才的选拔、使用、培养及留任等角度出发，构建全面的人力资源管理体系。该体系涵盖人力资源规划、招聘与选拔、职业生涯规划、培训与发展、绩效管理等多个关键领域，以确保能够满足医院在科研、教学、医疗及管理等不同职能领域对人才的需求，为医院的持续发展提供人才保障。本节着重介绍公立医院人力资源管理中的两个重要环节——人事招聘管理内部控制与专业技术职务评聘。

二、人事招聘管理内部控制

医院人事招聘管理是医院人力资源管理的重要环节之一，也是保障医院人才队伍质量和医疗服务水平的重要手段之一。医院人事招聘管理工作的主要任务是通过建立科学的招聘流程和规范的招聘操作程序，吸引和选拔具有专业素养、团队合作精神和创新意识的人才，实现医院人力资源的科学配置和优化。这一过程涵盖了医院人力资源战略规划、招聘流程设计、选聘评估和风险管理等方面。

（一）控制目标

1.安全性控制目标

人事招聘流程中涉及应聘者个人信息、招录指标、评委名单、评分明细等关键敏感信息，这些信息关乎整个招聘进程的顺利开展，因此，对相关记录的保密性要求尤为重要，以防信息被篡改、销毁或泄露。在这一方面，医院需要在招聘过程中建立健全的资料管理规范，对招聘资料进行分类、标识和储存，并实施严格的审核程序，确保敏感信息安全。

2. 有效性控制目标

在人员招聘方面，医院需设立明确的岗位职责和基本要求，如从学历、专业、职业道德、语言能力、人际沟通能力、团队协作和创新意识等方面进行规定和评判。以此为基础，招聘过程须客观公正，全流程无歧视现象，确保招聘人员资质满足岗位需求和招聘标准，避免出现招录人员专业能力不足、道德或素养低下、缺乏岗位胜任力等问题。

3. 经济性控制目标

人员招聘过程中，医院应提高招聘效率，降低招聘成本，保证效益，通过多渠道发布招聘信息，包括线上和线下途径，避免过度依赖某种单一方式导致信息传播效率降低。在应聘和面试流程中，还应注意使用信息化手段，并根据实际情况适时优化流程，以此控制人力和时间成本。

（二）主要风险

人事招聘管理业务风险清单见表5.64。

表 5.64　人事招聘管理业务风险清单

序号	风险点描述	风险定级	影响内控目标的类型				
			经济活动合法合规	资产安全和使用有效	财务信息真实完整	有效防范舞弊和预防腐败	提高资源配置和使用效益
1	招聘过程不严谨、不公正影响招聘质量，招聘流程存在违反政策法规的情况，引发法律风险	重大	√			√	√
2	招聘流程中存在舞弊行为而危及招聘公正性和合法性，并危害医院正常风气、助长不良之风	重大				√	√
3	人事招聘涉及候选人的重要信息管理不善，可能导致关键资料遗失、泄露或被篡改，进而影响招聘进程，甚至可能影响最终招录结果	重要				√	√
4	招聘方式未能全面评估应聘者，可能导致其在入职后暴露负面问题，为医院带来潜在的管理风险和经济损失	重大		√		√	√

（三）关键控制活动

1.招聘计划和流程的建立与执行

医院人事招聘管理主要涉及人力资源规划、招聘流程、选聘评估和风险管理等内容。在制度层面明确招聘计划和流程至关重要，医院人事招聘管理部门需会同科室/部门、相关职能部门对院内人力资源指标数量、具体岗位要求等进行有效的需求分析和职位描述制定。医院确保整体招聘工作以此为基础，围绕招聘计划和流程有序开展，避免过度、随意招聘或者未经审批的招聘行为，以及在此过程中可能存在的舞弊行为，降低潜在风险。

2.面试评估和综合审查

医院人事招聘管理部门应建立合理的候选人评估程序和面试评价机制，对应聘者的履历材料进行核实，并根据不同面试阶段建立多轮资格筛查环节，着重加强对应聘者意识形态、道德素养等非专业技术方面的审核，以降低由不合格者入职医院带来的风险。

3.文件资料的储存和备份

医院人事招聘管理部门应重视对相关官方文件和各类资料的妥善保存和备份，包括但不限于制度文件、应聘者基本信息、笔试和面试记录、评委名单和评分表等文件材料，以便监督和检查招聘流程。

4.风险分析和控制

医院人事招聘管理部门应充分认识招聘活动中可能出现的各类风险，并据此制定针对性的风险防范和内部控制措施，以有效规避潜在风险所导致的负面影响。

（四）案例解析——某医院应届生招录内部控制建设

1.业务概况

某医院高度重视新进人员招录工作，其中应届生的招录是该医院每年规模最大的招聘活动，也是该医院补充新生力量的关键途径。下面将以此为例说明某医院人事招聘管理内部控制建设情况。

2.应届生招聘流程

招聘管理流程如图5.30所示。

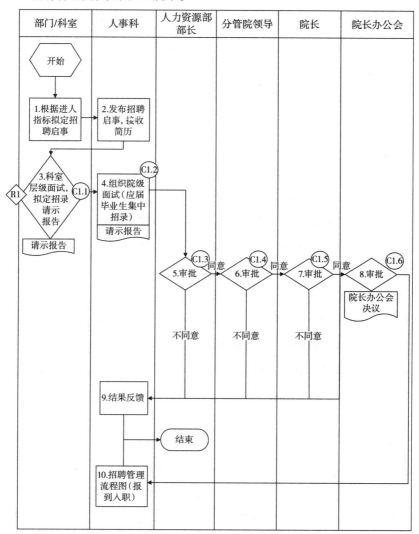

注：本流程图管理依据《某医院应届毕业生招录管理办法（试行）》绘制。

图5.30　招聘管理流程图

若任一环节审批未通过，由人力资源部反馈审批结果至科室/部门。

步骤1：科室/部门根据用人指标和需求拟定招聘启事，并由人力资源部人事科公开发布。

步骤2：科室/部门层级组织初试，并反馈面试结果至人力资源部人事科。

步骤3：人力资源部人事科组织院级面试，并形成最终拟招录结果，报人力资源部部长、分管院领导、院长、院长办公会审批。

步骤4：院长办公会审批通过后形成决议，确定最终招录名单。

3.应届生招聘内部控制建设

（1）制度建设

某医院针对应届毕业生招录，制定了严谨的招录流程制度。其中，《应届毕业生招录管理办法（试行）》作为核心制度，对招录规划、公开招聘流程、科室/部门面试、医院面试、调剂、录用、监察及违规处理等重要环节进行了全面规范，对潜在风险进行了有效管控。

如在招录规划层面，制度规定科室/部门结合自身实际确定招聘指标，报医院审批通过后方可生效；在应聘流程方面，制度规定应聘者无须提供纸质材料和现场应聘，只需登录医院人事信息管理平台提交应聘申请，并以符合条件者均应参加科室面试为原则，由人力资源部协同相关部门对应聘者进行初步资格审查，各科室/部门根据初审结果和招录条件再次进行资格复核，以确定参加面试的应聘者名单；在两级面试方面，制度明确了评委产生方式、独立考评原则、资格终审内容及院内监察方式等关键内容。

（2）职责分工

某医院应届生招录工作主要涉及用人科室/部门、人力资源部、相关职能部门、分管院领导、院长（院长办公会）。其中，用人科室/部门的主要职责是根据实际需求提出明确的招录指标、负责应聘人员的资格再审及组织科室/部门层面的面试和推荐；人力资源部的主要职责是总体统筹推进此项工作，协调平衡科室/部门和医院层面的需求和要求，最终选拔出符合招录标准、德才兼备的员工；其他相关职能部门的职责由部门分管业务决定，如运营管理部负责评估用人指标需求、纪委办公室·监察处负责全面监督招聘工作、学工部及研究生部负责核实本院学生的基本情况、科技部负责协助审查学术成果等。职能部门领导、分管院领导、院长（院长办公会）主要负责审批该过程中形成的重要结果，并以决议的形式赋予相关效力，以此形成具体执行的基础。

（3）控制矩阵

招聘管理流程风险控制矩阵见表5.65。

表 5.65　招聘管理流程风险控制矩阵

风险编号	风险描述	控制活动编号	控制描述	控制频率	控制文档	控制责任主体
R1	应聘、面试流程不规范，可能导致应聘者、科室/部门、工作人员等发生不当行为，面试结果偏离公正	C1.1	科室/部门填写科室面试反馈回执单，须由科室管理小组亲笔签字确认（不能使用签字章），并报人力资源部备案方可进行科室面试	按需	科室面试反馈回执单、面试结果汇总表、院长办公会决议	科室管理小组
		C1.2	人力资源部人事科按照一定差额推荐进入医院面试人员，并组织院级面试，形成面试结果汇总表			人力资源部人事科
		C1.3	人力资源部部长审批面试结果汇总表			人力资源部部长
		C1.4	分管院领导审批面试结果汇总表			分管院领导
		C1.5	院长审批面试结果汇总表			院长
		C1.6	院长办公会对面试结果汇总表进行讨论和审核，并形成院长办公会决议			院长办公会

4.内部控制评议

（1）内部控制建设亮点

在建立严谨的招聘制度，规范医院人事招聘活动的基础上，全流程监督是构建内部控制建设体系的关键环节。该医院人力资源部在纪委办公室·监察处的监督下协同相关部门完成招聘任务，此过程有助于及时发现并修正疏漏，保障整个招聘流程的有效性和合规性。同时，这一机制也促进了流程的反馈和改进，对招聘流程中可能存在的问题进行了及时纠正，从而降低了潜在风险。

高效的信息化管理为内部控制建设提供了有力支撑。鉴于应届生招聘规模的庞大性，该医院采用了全程信息化的招聘手段，即在线投递简历、发送和接收面试消息、线上评分、分数自动排序等控制活动，使招聘流程更加规范和便捷，不仅提高了工作效率，降低了成本，更增强了各类数据的准确性和安全性，降低了信息泄露和遗失的风险，进一步完善了内部控制流程。

综上所述，该医院在规范全流程监督和控制以及信息化管理等方面取得了显著的成果，为医院的内部控制工作提供了有力的保障，推动了医院可持续发展，具有一定的借鉴价值。

（2）内部控制建设优化空间

尽管医院现有制度对相关招聘流程进行了梳理和规定，一定程度上规避了可能出现的风险，但由于外部环境变化，医院在每年招聘过程中都会面临新风险点，如果风险识别不及时，则可能会产生新的负面影响。因此，及时更新现有制度流程至关重要。医院应根据公立医院发展的新特点、分析新的风险点，不断优化完善招聘流程和管理制度；注重招聘人员的各项素质要求和综合审查，加强招聘流程中对信息工具的应用，降低招聘过程中的主观性因素的影响，为医院持续高质量招贤纳士提供坚实基础。

三、专业技术职务评聘

专业技术职务评聘是人事工作和人才评价的重要组成部分，也是社会评价体系的重要内容，在人力资源开发和专业技术人员队伍建设中发挥着重要作用。专业技术职务评聘工作包括申报、审核评议、公示、发文聘任等一系列工作环节。

（一）控制目标

1.组织体系控制目标

专业技术职务评聘工作流程、审核责任等有章可循、有据可依，规范有序；部门/科室间沟通顺畅、高效协同。

2.实施控制目标

申报人员按规定申报职称，提交的个人信息与资料真实、完整、准确；审核流程规范、审核过程公正、审核结果准确；专业技术职务评聘的审议投票环节公平公正。

3.监督控制目标

申报人员的资质及业绩真实，严防弄虚作假现象和因信息掌握不全面而导致的工作偏差；专业技术职务评聘全流程中尤其是公示期间反馈渠道畅通。

（二）主要风险

专业技术职务评聘工作业务风险清单见表5.66。

表 5.66 专业技术职务评聘工作业务风险清单

序号	风险点描述	风险定级	影响内控目标的类型				
			经济活动合法合规	资产安全和使用有效	财务信息真实完整	有效防范舞弊和预防腐败	提高资源配置和使用效益
1	职工未按规定申报职称，提交的资料虚假、不全或不满足相应职称等级要求	重要				√	√
2	评审机构掌握的信息不全面，业绩认定环节可能存在重大偏差	重大				√	√
3	专业技术职务评聘推荐工作可能存在请托、贿赂等重大瑕疵，导致职称评聘结果出现重大偏差	重大				√	√

续表

序号	风险点描述	风险定级	影响内控目标的类型				
			经济活动合法合规	资产安全和使用有效	财务信息真实完整	有效防范舞弊和预防腐败	提高资源配置和使用效益
4	缺乏透明度和反馈机制，影响过程的公正与结果的准确	重大				√	√

（三）关键控制活动

1.建立部门/科室间的沟通协调机制

专业技术职务评聘过程需全面评估申报人员德、能、勤、绩等各方面表现，为确保对申报人员的资格认定和业绩审核客观准确，各部门/科室间应保持紧密沟通与协调，及时反馈和沟通，保证审核结果的准确性。此外，加强信息化建设，也是提升职务评聘工作效率的重要支撑。

2.建立职称申报预审机制

为避免申报人员提交的资料不全或资质不符，确保申报人员按规定如实、准确填报各类信息，医院应加大品德审查和处理力度，建立负面清单，对业绩、资质造假等弄虚作假行为实行"一票否决"制，取消当年评聘资格，并将此行为作为不良记录纳入个人综合考核；同时建立职称申报预审机制，明确职称申报的基本条件和申报资格，加强政策宣传与解读，由人事部门进行预审核。

3.严明审核审议纪律及流程

为确保审核过程公正、审核结果准确，医院应遵循"谁审核，谁签名；谁签名，谁负责"的原则。申报人员所在科室/部门、人事部门按照审核程序与审核规则对资质、业绩等进行逐级审核；同时，在审议投票环节，应严格落实各项纪律要求，严防"请托"和泄密行为。

4.实行"双公示"制度

为避免申报人员资质、业绩弄虚作假以及信息掌握不全面而导致职称评聘工作出现重大偏差，医院应实行申报材料公示与推荐名单公示的"双公示"制度；同时建立健全有效的反馈机制，对评聘结果有异议的科室/部门或个人，可通过实名、书面形式向纪检部门或人事部门申诉或投诉。

（四）案例解析——某医院专业技术职务评聘工作内部控制建设

1.业务概况

某医院作为高校附属医院，鉴于该高校拥有职称评审自主权，因此主要依托该高校开展专业技术职务评聘工作。

为规范专业技术职务评聘工作，确保该项工作"严谨、准确、公正、客观"，医院成立专业技术职务评聘推荐小组，小组成员由具有正高级专业技术职务、学术水平较高、在本专业（领域）有一定影响力和知名度的专家学者组成。专业技术职务评聘的日常工作机构设在医院人力资源部人事科，负责组织申报、资料审核、评审推荐、咨询解答以及受理申诉等日常工作。

2.医院专业技术职务评聘流程

步骤1：启动专业技术职务评聘工作，申报人员进行申报。

步骤2：部门/科室审核、推荐，名单提交至初评小组。

步骤3：初评小组评议、推荐，名单提交至人力资源部人事科。

步骤4：人事科会同相关部门对申报人员的资质、业绩等进行综合审核。

步骤5：公示个人申报材料，公示时间不少于5个工作日。

步骤6：公示结束后，医院召开专业技术职务评聘推荐小组会议，根据学校下达的指标进行审议和投票推荐。

步骤7：公示医院推荐名单，公示时间不少于5个工作日。

步骤8：人事科将公示无异议的名单上报学校人事处，由学校人事处组织同行专家评审和相关部处材料审核。

步骤9：根据学校工作布置，召开学科组会议进行审议和投票推荐，公示名单后上报学校人事处。学校组织召开专业技术职务评聘委员会评审，推荐名单公示后，学校/医院发文聘任。专业技术职务评聘工作流程如图5.31所示。

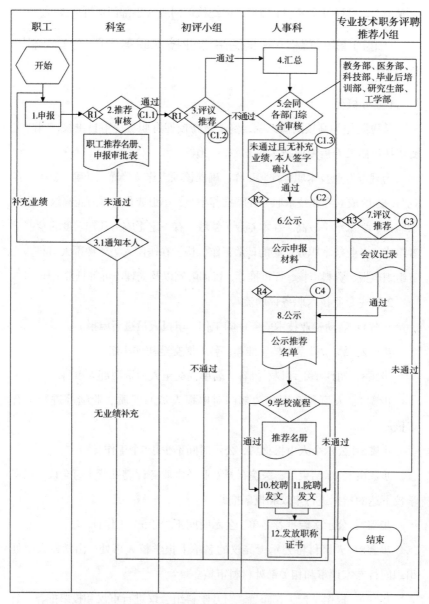

注：本流程图管理依据《某医院专业技术职务评聘管理办法》绘制。

图5.31　专业技术职务评聘工作流程图

3.医院专业技术职务评聘内部控制建设

（1）制度建设

为规范专业技术职务评审和聘任工作，某医院制定了《某医院专业技术职务评聘管理办法》，该办法是管控专业技术职务评聘工作的主要依据，明确了专业技术职务评聘工作的组织机构、申报和评审制度、申报范围、基本条件、信息公开、评聘纪律等内容。

（2）职责分工

某医院专业技术职务评聘工作主要涉及科室/部门、初评小组、人事科、专业技术职务评聘推荐小组。其中，科室/部门的主要职责是进行初审，核实申报人员提交材料的真实性，进行评议推荐；初评小组的主要职责是严格对照申报条件进行复审、推荐。人事科的主要职责是组织综合审核、评审、咨询解答及受理申诉等。专业技术职务评聘推荐小组的主要职责是严格按照评审纪律和评审规则投票推荐，确定报送学校人事处的推荐名单。

（3）控制矩阵

专业技术职务评聘风险控制矩阵见表5.67。

表 5.67　专业技术职务评聘风险控制矩阵

风险编号	风险描述	控制活动编号	控制描述	控制频率	控制文档	控制责任主体
R1	职工未按规定申报职称，提交的资料虚假、不全或不满足相应职称等级要求	C1.1	职工在人事系统申报完成后，由部门/科室进行初步审核，形成部门/科室推荐名单，签字后提交初评小组	按需	部门/科室推荐名单	部门/科室负责人

续表

风险编号	风险描述	控制活动编号	控制描述	控制频率	控制文档	控制责任主体
R1	职工未按规定申报职称，提交的资料虚假、不全或不满足相应职称等级要求	C1.2	初评小组收到各部门/科室提交的职称推荐名单后，对申报人是否满足职称聘任条件进行复审、推荐，形成初评小组推荐名单，由初评小组组长签字后交人事科	按需	初评小组推荐名单	初评小组
		C1.3	人事科收到初评小组推荐名单后，会同教务部、医务部、科技部等部门进行综合审核，审核不通过且无补充业绩，申报人在人事系统上签字确认；审核通过，形成公示名单，进入第一轮公示环节	按需	公示名单	人事科
R2	评审机构掌握的信息不全面，业绩认定环节可能存在重大偏差	C2	多部门综合审核后，人事科将通过审核的申报人的申报材料在院内公示5个工作日，公示完成后，将公示结果报专业技术职务评聘小组审核、投票推荐。如对公示有异议，则需实名提交书面反映材料，由人事部门会同相关部门进行核实，并及时反馈核实结果	按需	公示照片	人事科
R3	专业技术职务评聘推荐工作可能存在请托、贿赂等重大瑕疵，导致评聘结果出现重大偏差	C3	申报材料公示无异议后，医院专业技术职务评聘小组召开会议，投票完成推荐，形成XX年某医院专业技术职务推荐名册，进入第二轮公示环节	按需	ＸＸ年某医院专业技术职务推荐名册	专业技术职务评聘小组

续表

风险编号	风险描述	控制活动编号	控制描述	控制频率	控制文档	控制责任主体
R4	缺乏透明度和反馈机制，影响过程的公正与结果的准确	C4	医院专业技术职务评聘小组投票完成推荐后，名单公示5个工作日，公示完成后，将公示结果报送学校。如对公示有异议，需实名提交书面反映材料，由人事科会同相关部门进行核实，并及时反馈核实结果	按需	公示照片	人事科

4.内部控制评议

（1）内部控制建设亮点

某医院专业技术职务评审工作实行三级评审制度，包括部门/科室审核—初评小组审核—人事科组织相关部门综合审核，以期及时发现申报人员资料不全或资质不符等问题。同时，医院建立健全了评审结果的申诉机制，将综合审核结果及时反馈申报人，申报人如有异议，可申诉并补充业绩或提供证明材料以便人事科再次审核，确保审核结果客观、准确。

此外，某医院实行申报材料及推荐名单"双公示"制度，对于通过正常渠道反映、申诉或投诉的问题，建立了"即时回应—联动处理—反馈落实"的工作机制，确保专业技术职务评聘工作公平公正。

（2）内部控制建设优化空间

某医院专业技术职务申报人员基数大、业绩多、工作任务重，审核过程中可能出现信息掌握不全面导致的审核结果偏差。对此，该医院计划优化审核流程与审核机制，各部门对口审核相应业绩，如人力资源部审核申报资质，科技部审核科研项目、学术论文等科研业绩，教务部审核教学业绩，医务部审核医疗业绩，确保各类信息真实、全面和准确。

第十一节　医疗业务内部控制

一、医疗业务内部控制概述

医疗是高风险行业，医疗风险"无处不在，无时不有"。《办法》中明确提出，医疗业务内部控制是公立医院业务层面内部控制建设的重要方面，这与医院业财融合、高质量发展、运营管理精细化等相关政策要求密不可分。开展医疗业务内部控制，识别医疗风险点，一方面可以提高医院医疗质量和服务水平，另一方面，可以加强对患者基本权益和就医安全的保障，缓解看病难、看病贵的问题。

医疗业务管理分为人员资质管理、技术管理、医保业务管理、医疗质量管理、行风管理、门诊管理和医疗纠纷管理。

（一）人员资质管理

医疗卫生人员是指在医疗卫生机构从业卫生专业技术的人员，主要包括医师、护士、卫生技术人员等。国家对医疗卫生人员依法实行执业注册制度，各级医务人员需在注册的执业范围内，履行岗位职责，按照有关规范进行医学诊查、医学处置、出具相应的医学证明文件，制定合理的诊疗方案。

医院对医疗卫生技术的临床应用实施分类管理，对技术难度大、医疗风险高，服务能力和人员专业技术水平要求较高的医疗卫生技术实行严格管理。医院开展医疗卫生技术临床应用，应当与其功能任务相适应，遵循科学、安全、规范、有效、经济的原则，并符合伦理要求。

（二）医保业务管理

医保业务内控管理目的是确保医院医保业务的合规性、有效性和可持续性。医院应根据医保协议，梳理审核规则，规范医保审核业务办理流程，及时发现和纠正违规行为和操作失误，提升诊疗项目报销规范性、准确性。

（三）医疗质量管理

医院建立诊疗规范和诊疗管理制度，按照临床诊疗指南、临床技术操作规范和行业标准以及医学伦理规范等有关要求开展临床路径、单病种质量管理；医院应当加强对临床科室诊疗活动的监督检查，建立合理检查、合理用药管控机制，严格控制不合理检查、不合理用药的行为，促进合理诊疗；定期围绕医疗质量安全核心制度、三级医院等级评审等要求开展医疗质量检查，并运用质量管理工具对问题及时整改；加强医疗卫生安全风险防范，优化服务流程，持续改进医疗卫生服务质量。

（四）门诊管理

门诊管理主要包括号源、诊间、入院服务管理等。医院应制定门诊业务的各项管理制度和规范流程，包括门诊挂号、就诊流程、入院服务管理等，明确各项工作的责任和权限，定期对门诊号源、诊间、入院服务管理进行监测、评估，规范门诊医疗业务有序开展，保证门诊医疗业务的合法合规。

（五）行风管理

医院应当设置行风管理岗位，定期检查临床科室和医务人员在药品、医用耗材、医疗设备引进过程中的行为规范以及各临床科室是否严格执行本部门的申请机制，建立与纪检监察部门的协调联动机制，严厉查处药品、耗材、设备购销领域的商业贿赂行为。

（六）医疗纠纷管理

医患有效沟通是改善医疗服务、落实患者安全目标的重要手段，顺畅的沟通渠道和"以人为本"的医患交流能够使患者获得全面、客观的医疗服务信息，改善患者就医体验，医院应建立投诉汇总、分析和反馈机制，并借此持续改进医疗质量管理。医院应建立医疗风险防范机制，成立医疗风险防范和管控组织、制定相应管理制度与医疗风险管理方案，及时识别医疗风险，开展医疗风险评估和控制，确保患者安全。

二、人员资质管理内部控制

本节所涉的人员资质管理主要是对医师的管理。对具备医疗组长、住院总医师岗位要求的医师授权从事该岗位医疗工作的权利，是保障医疗质量和医疗安全的重要手段。

（一）控制目标

（1）应当确保医疗组长、住院总医师的管理符合国家相关法律法规和医院内部规章制度的规定，每一名医师的申请授权都严格按照相关权限进行审核、审批。

（2）应当建立健全医疗组长、住院总医师管理岗位责任制，合理设置岗位，不得由一人办理申报业务的全过程，确保不相容岗位相互分离。

（3）应当建立医疗组长、住院总医师审批流程，制定管理办法，保障医疗组长、住院总医师具备岗位工作能力。

（4）应当加强医疗组长、住院总医师管理，定期和不定期开展医疗质量检查，确保在岗履行岗位职责。

（二）主要风险

人员资质管理风险清单见表5.68。

表格 5.68　人员资质管理风险清单

序号	风险点描述	风险定级	影响内控目标的类型				
			经济活动合法合规	资产安全和使用有效	财务信息真实完整	有效防范舞弊和预防腐败	提高资源配置和使用效益
1	未建立医疗组长和住院总医师授权管理制度，未明确关键岗位职责，可能导致不相容岗位未分离，发生舞弊行为	重大	√	√		√	√

续表

序号	风险点描述	风险定级	影响内控目标的类型				
			经济活动合法合规	资产安全和使用有效	财务信息真实完整	有效防范舞弊和预防腐败	提高资源配置和使用效益
2	申请医疗组长的医师未达到医疗组长的临床技术水平，不具备担任医疗组长的能力，可能影响医疗质量安全	重要	√	√		√	√
3	申请住院总的医师未达到住院总的临床技术水平，不具备担任住院总的能力，可能影响医疗质量安全	重要	√	√		√	√

（三）关键控制活动

（1）建立健全医院医疗组长、住院总授权管理制度。明确各岗位申报条件和工作职责，建立申报流程和终止暂停条件，明确业务责任人和相应的考核管理等。

（2）合理设置岗位职责和人员分工，责任落实到人。同时要实现不相容岗位相分离，做好监督和复核工作，减少工作失误，杜绝舞弊行为。

（3）严格落实医疗组长、住院总医师的审批。临床科室管理小组对申报者的申报材料、医疗技术水平等方面进行评估与审核，二级学科管理办公室对申报者的综合素质等方面进行评估，医务管理部门对申报者的职称、工作经历、医德医风等进行评估，医疗授权委员会对申报者的申报材料进行最终评估审核。

（四）案例解析——某公立医院医疗组长资质管理内部控制建设

1.业务概况

2007年，某医院在国内率先探索并成功实施医疗组长负责制，由医疗授权委员会严格授权准入，提升医疗质量与安全，并基于医疗质量、效率、费用对医疗组长进行绩效考核与动态评估。通过岗位授权对医疗组长的能力进行评估，确保重点岗位人员能力和素质，从而有效保障医疗质量和医疗安全。科室和医院职能部门还对医疗组长进行岗位动态考核管理，对不合格者及时终止或暂停其医疗组长职务。

2.医疗组长资质管理流程

医疗组长授权管理流程如图5.32所示。

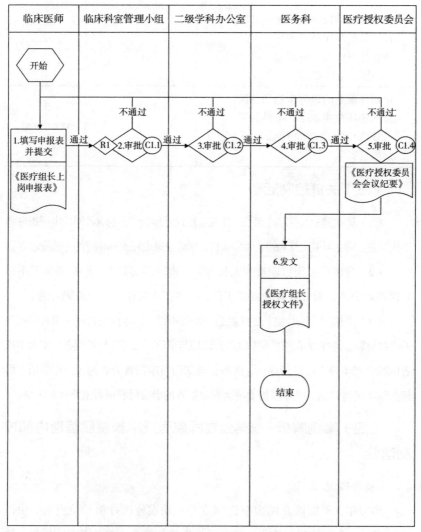

注：本流程图管理依据《某医院医院组长、总住院医师资格医疗授权管理办法》绘制。

图5.32　医疗组长授权管理流程图

步骤1：临床科室医师填写《医疗组长上岗申报表》（以下简称"申报表"）并提交科室管理小组。

步骤2：临床科室管理小组审批。

步骤3：临床科室管理小组审批后报二级学科办公室审批。

步骤4：二级学科办公室审批后报医务科审批。

步骤5：医务科审批后报医疗授权委员会审批并授权。

步骤6：医务科根据医疗授权委员会意见发文。

3.医疗组长资质管理内部控制建设

（1）制度建设

某医院制定了《医疗组长和住院总医师医疗资格授权管理办法》，明确了医疗组长医疗授权的工作体系、工作制度、管理模式及工作职责；建立了医疗授权及取消授权的标准，明确了开展医疗组长申报审批权限及需要提供的相关资料；建立了医疗组长动态考核机制。

（2）职责分工

医疗组长的授权首先经科室管理小组会讨论，对申报者的医疗水平、医德医风、临床技能等能力进行综合评估，同时也应当考虑学科本身的发展趋势。科室内部讨论完毕后，二级学科再进行综合能力审核。医院医疗授权管理分委会从申报人员的基本资质、学科发展趋势及人力资源调配上进行审核授权。

（3）控制矩阵

医疗组长授权管理风险控制矩阵见表5.69。

表 5.69　　医疗组长授权管理风险控制矩阵

风险编号	风险描述	控制活动编号	控制描述	控制频率	控制文档	控制责任主体
R1	医疗组长医师是医院医疗工作十分重要的岗位，是落实医疗质量安全核心制度和确保质量安全的重要保障，医院对医疗组长实行医疗资格授权，即授予具备相应岗位要求的医师从事该岗位医疗工作的权利	C1.1	临床科室管理小组在收到申报表及相关资料时，对其医疗水平、医德医风、教学查房和临床技能训练项目等方面能力进行审核。审核通过后，临床科室管理小组需在申报表中签字	按需	申报表	临床科室管理小组
		C1.2	科室内部评议讨论完毕后，提交二级学科再进行综合能力的审核。审核通过后，二级学科办公室需在申报表中签字	按需		二级学科办公室
		C1.3	医务科对申报者的职称、工作经历、医德医风等方面进行评估后，在申报表上签字，报授权委员会评估	按需		医务科
		C1.4	医疗授权委员会对申报者的申报材料进行最后的评估审核，并授权医务科发文	按需	医疗组长授权红头文件	医疗授权委员会

4. 内部控制评议

（1）内部控制建设亮点

医疗授权管理以医疗授权为手段，健全机制，理顺流程，对影响医疗质量和医疗安全的重要环节、技术开展评估、实施准入，强化考核，从而实现全过程监管。制度建设方面，制定《医疗组长和住院总医师医疗资格授权管理办法》，明确医疗组长医疗授权的工作体系、工作制度、管理模式及工作职责；建立医疗授权及取消授权的标准；建立医疗组长、住院总医师动态考核机制，使医院的关键岗位授权工作有序开展。

总体来讲，某医院关键岗位人员资质管理流程清晰，岗位职责分明，不相容职务实现分离，风险得到有效控制。

（2）内部控制建设优化空间

医疗组长资质授权的审核，由医务科组织开展并报医疗授权委员会审批授权，在授权以后，应加强对医师行使医疗权限行为的持续动态追踪监管，定期对医疗权限进行清理和重新评定。

三、技术管理内部控制

医疗技术按照安全性、有效性确切分为三类：禁止类医疗技术、限制类医疗技术、其他类医疗技术。医疗技术管理是指医院制定并组织实施医疗技术临床应用。

（一）控制目标

1.应当确保医疗技术临床应用的管理符合国家相关法律法规和医院内部规章制度的规定，医院不得开展未通过技术评估与伦理审查的医疗新技术、禁止类医疗技术。

2.应当建立健全医疗技术管理岗位责任制，合理设置岗位，不得由一人办理申报授权业务的全过程，确保不相容岗位相互分离。

3.医院应当建立限制类技术、其他类医疗技术的临床应用管理流程，包括技术申请、技术论证、技术授权、技术评估、技术动态调整，保障医疗技术临床应用质量和安全。

4.医院开展医疗技术临床应用应当具有符合要求的诊疗科目、专业技术人员、相应的设备、设施和质量控制体系，并遵守相关技术临床应用管理规范。

（二）主要风险

技术管理风险清单见表5.70。

表 5.70　技术管理风险清单

| 序号 | 风险点描述 | 风险定级 | 影响内控目标的类型 | | | | |
			经济活动合法合规	资产安全和使用有效	财务信息真实完整	有效防范舞弊和预防腐败	提高资源配置和使用效益
1	未建立医疗技术管理制度，制度建立、监督执行都是各建设部门，未实现职责分离	重大	√	√		√	√
2	将未通过技术评估与伦理审查的医疗新技术、禁止类医疗技术应用于临床，造成严重后果	重大	√	√		√	√
3	医疗技术未及时更新，不能满足诊疗标准；或引入的医疗技术无法保证其可控性和稳定性，出现技术故障	重要	√	√			√
4	对医疗技术人员培训不当，未能掌握该项技术	重要	√	√			√
5	医疗技术的数据管理、存储、传输不当，导致患者的隐私泄露	重要	√				
6	新技术引起的社会关注和质疑，如果未能与患者进行有效充分沟通，易导致纠纷	一般				√	√

（三）关键控制活动

1.建立医疗技术临床应用管理体系

医院成立医疗技术临床应用管理委员会，制定医疗技术临床应用管理制度并组织实施，设立医疗新技术管理专委会、手术管理专委会、介入操作诊疗管理专委会分别负责全院的新技术、手术、介入诊疗管理工作。建立医疗技术临床应用管理目录，对目录类的手术按照手术分级管理，建立医疗技术临床应用负面清单，对限制类医疗技术实施备案管理，建立医师授权制度、医疗技术质量控制、档案管理、论证制度、评估制度。

2.建立新技术和新项目准入制度

医院对所有的新技术和新项目严格实行准入制管理，形成新技术和新项目申报—审核—审批—追踪评价的管理流程。根据新技术的安全性、有效性及技术难度与风险，实施3类4级管理，鼓励临床技术创新。明确开展新技术和新项目临床应用的专业人员范围、论证可能存在的安全隐患或技术风险，建立新技术"不良损害应急处置预案"，对发生不良医疗事件的新技术，组织开展调查，经委员会讨论是否继续开展。

3.建立手术分级管理制度，明确相关责任及要求

医院应当建立手术级别标准，手术分级管理目录应细化到术式、具体到个人，并及时调整。建立手术分级授权的标准化流程，建立术前小结及手术计划核准书，规范术前讨论。医院建立医师手术质量安全数据库，为手术授权提供参考，通过信息化管控，避免越级手术。

4.制定医疗技术临床应用质量控制制度

建立医疗技术临床应用质量控制制度及工作流程，对医疗技术临床应用情况进行日常监测与定期评估。参照国家要求制定符合本院实际的限制类医疗技术质量控制指标，加强信息收集、分析与反馈，持续改进医疗技术临床应用质量。

（四）案例解析——某公立医院临床新技术管理内部控制建设

1.业务概况

某医院将临床新技术进行分类管理，针对不同的项目类别分别采用备案、专家评审立项等管理模式。同时，该医院也设置了相应的临床新技术激励政策，鼓励各临床科室积极申报开展临床新技术项目。

2.医院临床新技术申报流程

临床新技术申报流程如图5.33所示。

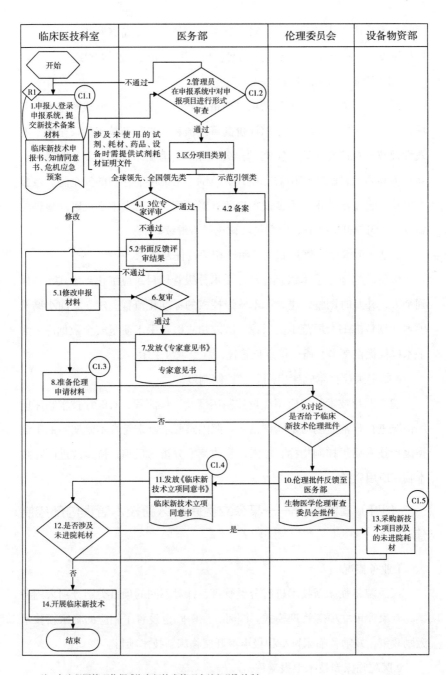

注：本流程图管理依据《临床新技术管理实施细则》绘制。

图5.33　临床新技术申报流程图

步骤1：临床科室申报人填报《临床新技术申报书》《知情同意书》《危机应急预案》《试剂耗材证明文件》，并在申报系统提交立项审查。

步骤2：医务部对申请材料进行形式审查并安排专家评审，出具专家意见书。

步骤3：申报人向伦理委员会提交伦理审查资料，伦理委员会出具伦理批件。

步骤4：申报人将立项同意书提供至设备部物资部，设备物资部购买未入院的试剂耗材。

3.医院临床新技术内部控制建设

1）制度建设

某医院制定了《临床新技术管理实施细则》。该制度明确了临床新技术的工作体系、工作制度、管理模式及工作职责；明确了临床新技术的定义与标准，明确提出临床新技术项目申报审批流程及需要提供的相关资料；建立了临床新技术管理考核机制。

2）职责分工

某医院成立医疗技术管理委员会，办公室设置于医务部医务科。医疗技术管理委员会由医院分管医疗工作的负责人担任主任委员，相关职能部门主要负责人（医务部、临床研究管理部、设备物资部、财务部等）及临床、护理、药学、医技等专家任成员。医疗技术管理委员会成员由某医院根据实际情况形成动态管理人员库。临床科室医务人员提出临床新技术项目申请，科室管理小组审批讨论该项目的创新性与安全性等，科室管理小组审核通过后向医院提出申请。医务部对申请资料进行形式审查并组织专家审查，伦理委员会对临床新技术项目进行伦理审查，设备物资部对未进院的试剂耗材资质审核与采购，财务部对临床新技术项目的收费情况进行审核。临床科室对新技术项目患者进行评估和实施。

3）控制矩阵

临床新技术申报风险控制矩阵见表5.71。

表 5.71　临床新技术申报风险控制矩阵

风险编号	风险描述	控制活动编号	控制描述	控制频率	控制文档	控制责任主体
R1	临床新技术未经充分论证及审批贸然开展，影响医疗质量及安全	C1.1	临床科室管理小组在收到《临床新技术申报书》及相关资料后，对该新技术项目的创新性、安全性、实用性等方面进行审核。审核通过后，临床科室管理小组需在《临床新技术申报书》中签字	按需	临床新技术申报书	临床科室管理小组
		C1.2	临床科室提交新技术申报材料，医务部进行形式审查并组织专家审查，出具《临床新技术专家意见书》	按需	临床新技术专家意见书	医务科
		C1.3	临床研究管理部在申报人提交相关伦理审查资料后，出具《生物医学伦理审查委员会批件》	按需	生物医学伦理审查委员会批件	伦理办公室
		C1.4	医务部根据《生物医学伦理审查委员会批件》，出具《临床新技术立项同意书》	按需	临床新技术立项同意书	医务科
		C1.5	设备物资部根据《临床新技术立项同意书》，采购还未进院的试剂耗材	按需	临床新技术立项同意书	设备物资部

4）控制文档示例

某医院临床新技术管理申请过程中涉及的控制文档主要有《临床新技术申报书》《临床新技术专家意见书》《临床新技术立项同意书》。

临床新技术申报书见表5.72。

表 5.72　临床新技术申报书

研究项目	项目名称			
	所属学科	技术类别及技术创新性	□Ⅰ类临床新技术（成熟技术） □Ⅱ类临床新技术（国内首创） □Ⅲ类临床新技术（国际首创）	
	起止年月	自　　年　　月至　　年　　月		
	开展周期	年（1～3年）		
	是否为细胞治疗或超说明书用药研究：□否　□是（□细胞治疗　□超说明书用药研究）			

申请者	姓名		性别	□男　□女	出生年月	
	专业技术职称		学位	□学士 □硕士 □博士	亚专业	

项目	姓名	年龄	专业	技术职称	项目分工	参加时间	签名
组主要成员							
研究项目主要内容摘要							

5）内部控制评议

（1）内部控制建设亮点

某医院制定了《临床新技术管理实施细则》，明确了临床新技术管理的工作体系、工作制度、管理模式及工作职责；建立了临床新技术管理动态考核机制，使医院的临床新技术管理工作有序开展。医院成立了医疗技术管理委员会，分管院领导为主任委员，各管理部门及相关临床科室负责人为委员，主任委员定期组织会议讨论医疗技术管理中存在的问题与解决方案。

（2）内部控制建设优化空间

由于目前临床新技术管理系统分为申报前期管理系统和立项后期管理系统，两个系统存在信息割裂，所管理项目不能一一对应，部分立项的新技术项目未按时填报进展和结题报告的风险，新技术开展后的实时监管还有待进一步加强。

四、医保业务管理内部控制

医院作为医保基金使用的重要场所之一，是医保政策落地执行的主要主体，也是参保患者医保基金报销申请与审核的主责人。建立全方位、多层次、立体化的内控监管体系，健全医保费用内部审核制度，确保报销申报资料的真实性、合规性及合理性，是提升医保内控质效的必然要求。医保业务内控范围主要包括：医生端审核权力的内控管理、医保审核端审核权力的内控管理、参保患者报销申请中参与行为的内控管理，以及全流程精细化监管与联动等。

（一）控制目标

1.医保业务管理——医保端控制目标

通过建立医保端业务经办内控制度，规范医保审核业务办理流程，确保审核规则设置正确，保证医保政策被正确解读，提升诊疗项目报销准确性。

2.医保业务管理——医生端控制目标

通过建立特药系统管理制度，简化医生端医保业务经办操作流程，实现特药业务线上全流程监管，保证门特医嘱与病种的准确匹配、特药认定条件准确勾选等，提升医生端医保报销内控质效。

3.医保业务管理——患者端控制目标

通过建立患者医保业务办理线上平台，保证线上化全流程办理医保报销业务，确保医保认定资料核实和报销资料电子化传输，保证患者资料的准确性和真实性，优化患者医保业务经办流程，提升医保业务经办患者端内控质量。

（二）主要风险

医保业务管理风险清单见表5.73。

表 5.73　医保业务管理风险清单

序号	风险点描述	风险定级	影响内控目标的类型				
			经济活动合法合规	资产安全和使用有效	财务信息真实完整	有效防范舞弊和预防腐败	提高资源配置和使用效益
1	因部分药品、手术、诊疗等项目报销标准和相应的临床专业知识较笼统导致审核规则无法标化，审核人员将不该报销审核为可报销项目，造成扣款风险	重要	√	√			
2	重疾认定规则制定不明确，或审核人员对认定标准理解有误，导致为不符合认定要求的患者办理认定，并报销特殊药品，造成医保基金损失	重要	√	√			
3	因部分药品、手术、诊疗等项目报销标准和相应的临床专业知识较笼统导致审核规则无法标化，将住院自费项目审批为可报销项目，或将住院可报销项目审批为自费项目，造成扣款风险或患者纠纷	重要	√	√			

续表

序号	风险点描述	风险定级	影响内控目标的类型				
			经济活动合法合规	资产安全和使用有效	财务信息真实完整	有效防范舞弊和预防腐败	提高资源配置和使用效益
4	系统提取申诉资料不完整,且申诉人员未在HIS系统中补充相关病史资料,导致上传不符合要求的门特申诉资料,申诉无效,无法获得扣款补偿,造成经济损失	重要	√	√			
5	患者提交虚假资料办理医保业务而未被识别,造成欺诈骗保,给医院带来经济损失	重要	√	√		√	

（三）关键控制活动

1.医保端关键控制活动

根据每年医保局颁布的医保协议,组织相关管理人员学习,就协议内容中的管理难点,锁定相应业务经办流程中的潜在风险点。定期对审核人员开展政策学习和业务培训,内容包括医保业务技能操作、管理制度和规则/标准解读等,促使其胜任医保业务经办工作。

联通医保局信息系统,实现"一键上传",避免手工录入错误。完善系统配置核对机制,通过抽审、比对等方式及时发现系统配置问题,避免因系统规则配置错误导致的审核扣款。

2.医生端关键控制活动

针对医生端因操作失误或主观违规为患者开具虚假病史资料和报销申请所导致的内控风险,建立医生端医保业务线上经办流程,通过系统自动抓取院内报销所需资料进行核实、对院外资料进行线上人工核实,并定期优化线上系统,定期分析和不定期收集医生端违规开具申请情况,落实联动和反馈优化机制。

3.患者端关键控制活动

建立资料核实机制，运用互联网，对院外、院内报告逐一核实，对造假的患者及报告予以系统标记，并建立"黑名单"，对患者的认定资料造假的情况及时发现，及时避免，并向省/市医保局备案，形成监管联动。

（四）案例解析——某医院医保审核规则管理内部控制建设

1.业务概况

某医院为确保医保审核规则管理工作顺利开展，每年依据国家医保局发布的医保目录对审核规则进行调整，通过抽审、比对等方式及时发现系统配置问题，避免因系统规则配置错误导致的审核扣款。

2.医保审核规则管理流程

步骤1：医保办规则管理员分析扣款数据，根据医保政策和新进医保药品审核要求调整院内审核规则。

步骤2：规则管理员核实审核标准是否明确。

步骤3：临床科室提供规则审核建议或意见，财务部、医务部、运管部根据实际工作情况反馈医保扣款意见。

步骤4：规则管理员汇总意见后形成审核规则调整建议并咨询医保局。

步骤5：医保局针对医保审核规则建议予以回复，规则管理员做好回复意见台账。

步骤6：规则管理员根据医保局回复意见优化审核规则。

步骤7：医保办将调整后的医保审核规则告知医保审核人员与临床科室。

医保审核规则管理流程如图5.34所示。

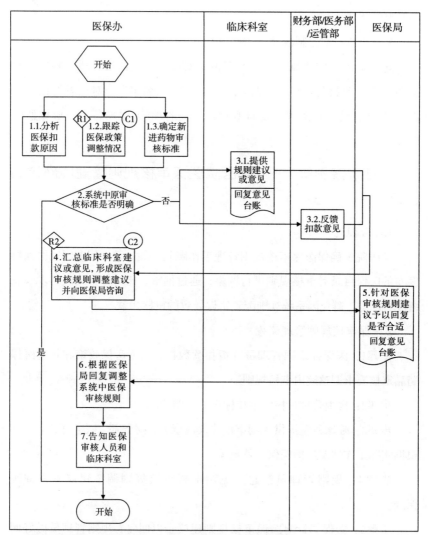

注: 本流程图管理依据《某医院医保办公室岗位职责与制度汇编》绘制。

图5.34　医保审核规则管理流程图

3.医保审核规则管理内部控制建设

（1）制度建设

根据每年动态调整的医保目录，审核人员在报销规定解读、临床沟通、省/市医保局确认的基础上，对规则标化维护和持续更新，为智能审核和人工审核的准确性提供可持续的保障，并对应建立政策与协议分析与管理制度、审核规则制定与更新管理制度、医保经办管理机构协调管理制度、临床医保助理沟通管理制度、医保助理管理制度、医保审核复核制度、医保扣款分析制度。

（2）职责分工

审核规则管理人员根据医保政策及医保目录，梳理药品、耗材、诊疗项目的报销规则，临床科室负责对报销规则笼统的项目提出意见，省/市医保局进行规则内涵确认和条款式细化，并准确定位报销规则审核依据来源。

（3）控制矩阵

医保审核规则管理风险控制矩阵见表5.74。

表 5.74　医保审核规则管理风险控制矩阵

风险编号	风险描述	控制活动编号	控制描述	控制频率	控制文档	控制责任主体
R1	医保报销政策跟进不及时，审核规则调整之后，院内医保审核规则不符合医保报销政策，导致审核错误，医保错误扣款	C1	为避免因为审核规则更新不及时造成审核错误，后台管理人员每月对最新医保政策实施跟进，如果新政出台，及时在每周部门例会进行培训，保证审核人员及时熟知新规则，保证医保审核正确率	每月	培训资料	后台管理人员
R2	审核规则调整不及时或系统中审核规则设置错误，导致审核规则不符合医保报销政策，医保错误扣款	C2	为避免因为审核规则更新不及时造成审核错误，管理人员每月分析扣款原因，及时和临床科室、财务部门、运管部、医务部沟通，获取规则建议、扣款意见，并根据医保局的回复在审核系统中调整审核规则保证医保审核正确率	每月	征求意见台账、扣款数据台账	后台管理人员、HIS系统

（4）系统截图

审核规则库界面如图5.35所示。

审核节点配置逻辑

- 银海规则库
  - 描述：限有明确药敏试验证据的患者
    - 药物敏感：头孢匹罗的药敏证据
  - 描述：限重症感染的患者
    - ICD：细菌感染
      - 体温：39℃
      - 费用记录：抢救
      - 费用记录：重症监护
      - ICD：恶性肿瘤
      - ICD：艾滋病（HIV病毒感染）
      - ICD：慢性阻塞性肺疾病急性加重
      - 费用记录：气管切开
      - 费用记录：呼吸机
      - ICD：脏器功能衰竭
      - 费用记录：气管插管-重症
      - 病历描述：体温超过39℃
      - 病历描述：既往使用其他抗生素的记录
      - 临床诊断：恶性肿瘤、艾滋病（HIV病毒感染）、慢性阻塞性肺疾病急性加重、脏器功能衰竭
    - ICD：大叶性肺炎
    - ICD：血流性感染
    - ICD：重症感染
    - 临床诊断：重症感染、血流性感染、大叶性肺炎
    - 临床诊断：细菌感染
      - 体温：39℃
      - 费用记录：抢救
      - 费用记录：重症监护
      - ICD：恶性肿瘤
      - ICD：艾滋病（HIV病毒感染）
      - ICD：慢性阻塞性肺疾病急性加重
      - 费用记录：气管切开
      - 费用记录：呼吸机
      - ICD：脏器功能衰竭
      - 费用记录：气管插管-重症
      - 病历描述：既往使用其他抗生素的记录
      - 病历描述：体温超过39℃
      - 临床诊断：恶性肿瘤、艾滋病（HIV病毒感染）、慢性阻塞性肺疾病急性加重、脏器功能衰竭

图5.35 审核规则库界面

智能审核界面如图5.36所示。

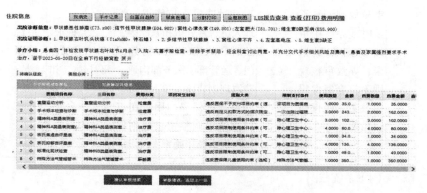

图5.36 智能审核界面

4.内部控制评议

（1）内部控制建设亮点

制度建设方面，制定了审核规则管理制度，明确了审核规则的梳理流程与规则优化机制，保障医保审核业务的顺利开展。通过审核规则标准化、条款化建设，避免了人工审核不统一、不准确的问题，降低了将不该报销的纳入报销所致的扣款风险，提高了审核准确性。

执行层面，审核规则管理人员根据日常门特、特药、住院的审核业务开展情况抽查规则设置的合理性，根据每月医保扣款数据分析规则的正确性，对于不够明确或不合理的审核规则，及时和临床、医保局进行沟通，及时修正规则设置，并定期开展审核规则培训。

（2）内部控制建设优化空间

目前主要以人工抽查的方式进行规则的复核，可能会存在遗漏，或在医保扣款后才发现问题，应该加强系统识别可疑规则的抓取，扩大抽审覆盖面。

五、医疗质量管理内部控制

医疗质量指在现有医疗技术水平、能力及条件下，医院及其医务人员在临床诊断及治疗过程中，按照职业道德及诊疗规范要求，给予患者医疗照顾的程度。医疗质量管理指按照医疗质量形成的规律和有关法律法规要求，运用现代科学管理方法，对医疗服务要素、过程和结果进行管理与控制，以实现医疗质量系统、持续改进的过程。

（一）控制目标

规范医务人员的诊疗行为，医务人员基于患者的病情、循证医学证据、临床经验和患者的需求等因素，采用科学、有效、经济和安全的方法，实施诊疗，以达到合理用药、合理检验检查，减轻患者不必要经济负担的目的。

（二）主要风险

医疗质量控制风险清单见表5.75。

表 5.75　医疗质量控制风险清单

序号	风险点描述	风险定级	影响内控目标的类型				
			经济活动合法合规	资产安全和使用有效	财务信息真实完整	有效防范舞弊和预防腐败	提高资源配置和使用效益
1	未建立医院医疗质量管理评估制度、医疗安全与风险管理制度、医疗质量安全核心制度体系，未将医疗质量管理情况纳入医院考核指标体系，影响医疗质量	重大	√				√
2	未建立合理检查、合理用药管控机制，顺应患者人情需求检查，重复医疗、过度医疗，不对症用药，影响医疗质量	重要	√			√	√
3	临床科室管理小组讨论确定纳入提示的单病种关键环节指标，如选择错误，将导致临床一线医生在诊疗过程中错误理解该病种关键环节指标，有可能导致诊疗过程中出现执行偏差，影响患者安全	一般	√			√	√
4	医务部针对临床科室提交的各单病种关键环节指标进行审核，如不审核，将导致临床单病种关键环节指标不准确，误导临床一线医生的执行，影响患者安全	一般	√				√

续表

序号	风险点描述	风险定级	影响内控目标的类型				
			经济活动合法合规	资产安全和使用有效	财务信息真实完整	有效防范舞弊和预防腐败	提高资源配置和使用效益
5	临床科室未认真按照病种数据进行终末质量分析，有可能会导致本科室单病种质量控制措施不到位，从而影响其病种终末质量	一般	√			√	√
6	临床路径设计未依据循证医学依据，或不符合临床工作实际，会导致临床路径入径率低，达不到临床路径实施效果，无法保证医疗质量	一般	√			√	√
7	临床路径修订如不符合医疗诊疗规范，或存在不合理性，会导致临床路径无法达到实施预期效果，无法保证医疗质量	一般	√			√	√

（三）关键控制活动

1.建立医疗质量管理体系和工作机制

建立医院医疗质量管理评估制度，明确医疗质量管理的责任主体、组织形式、工作机制和重点环节。医院医疗质量管理实行院、科两级责任制。完善医疗质量管理组织架构、分决策、控制与执行三个层级，医疗质量管理委员会是医院医疗质量管理重要的决策机构，主要把握质量管理的方向，制定质量目标及实现目标的方针政策，实施质量管理的组织、指挥、决策和协调工作。医务部履行策划、指导、检查、监督、考核、评价和控制职能，科室负责人是本科室的医疗质量与安全管理第一责任人，负责本科室质量与安全管理工作，科室医疗质量管理工作小组是医院医疗质量管理执行组织，各层职责落实到位。

2.建立健全医疗质量管理与控制制度

医务部、科室每月对医疗质量的关键环节、医疗质量安全核心制度落实情况等医疗质量开展检查与监管。运用管理工具开展医疗质量管理与自我评价。定期统计分析质量与安全指标、并总结、分析、反馈，提出改进措施，形成医疗质量管理内部公示。建立医疗质量指标考核体系，医疗质量作为医师医疗组长、技术授权的重要依据。

3.建立单病种质量管理与控制工作

医院制定单病种管理制度。病种的选择除卫生主管部门要求外，科室可根据收治病种情况，经临床科室管理小组讨论、医务部审核、单病种临床路径管理委员会审议后确定病种。建立单病种关键环节指标、终末管理指标、单病种数据库，科室负责单病种质量管理相关数据上报。每季度对单病种监测指标进行汇总，针对未达到国家及医院要求的单病种，组织临床科室开展分析，对管理中存在的问题及时反馈以规范临床诊疗行为。

4.成立临床路径管理工作体系

医院制定临床路径管理制度，可建立临床路径管理委员会、临床路径指导评价小组和临床路径实施小组形成的三级组织架构并明确工作职责。确定实施临床路径的病种，以国家临床路径文本为基本框架，遵循循证医学原则，根据相关专业学会和临床标准组织制定的最新诊疗指南、临床技术操作规范及基本药物目录等，形成具有可操作性的本地化临床路径。临床路径表单内容由临床路径实施小组修订，临床路径指导评价小组审议通过。医院组织开展临床路径培训，对临床路径的变异情况，开展分析讨论，及时调整临床路径内容，将临床路径管理情况纳入科室考核指标体系。

（四）案例解析——某医院临床路径内部控制建设

1.业务概况

临床路径旨在通过建立规范化、标准化的医疗流程，提高医疗质量、降低医疗费用、缩短患者住院时间、增强患者满意度等。因此某医院制定了临床路径申报流程，鼓励科室积极申报开展临床路径。

2.医院临床路径申报流程

临床路径申报流程如图5.37。

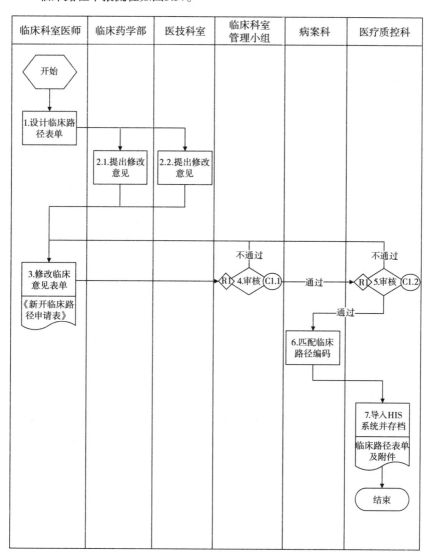

注：本流程图管理依据《某医院临床路径及单病种质量管理工作实施方案（试行）》绘制。

图5.37 临床路径申报流程图

步骤1：临床科室医师设计临床路径表单。

步骤2：临床药学部和医技科室对临床路径表单提出修改意见。

步骤3：临床科室医师修改临床路径表单，提交《新开临床路径申请表》。

步骤4：临床科室管理小组对临床路径表单进行审核，并签字确认是否同意。

步骤5：医疗质控科对临床路径表单进行审核，并签字确认是否同意。

步骤6：病案科匹配临床路径编码。

步骤7：医疗质控科将临床路径表单导入HIS系统，并存档。

3.医院临床路径申报内部控制建设

（1）制度建设

某医院制定了《临床路径管理制度》，该制度明确了临床路径的工作体系、工作制度、管理模式及工作职责；建立了临床路径纳入、退出标准，明确了开展临床路径申报审批权限、基本处置程序及需要提供的相关资料；建立了临床路径监控考核机制。

（2）职责分工

某医院与各相关临床科室分别成立临床路径管理委员会、临床路径管理指导评价专家组和临床路径管理实施小组，临床路径管理委员会及指导评价专家组办公室设置于医务部医疗质控科。

临床路径管理委员会由医院主要负责人及分管医疗工作的负责人分别担任正、副主任，医务部、信息中心、临床、护理、药学、医技等专家任成员。临床路径管理委员会及指导评价专家组由该医院根据实际情况形成动态管理人员库。临床路径管理实施小组由临床科室医疗主任担任组长，科室指定临床路径管理质控员作为组员。临床科室医生提出临床路径表单申请，临床路径管理实施小组讨论审批。医疗质控科的主要职责是协助科室临床路径开发与实施，并将路径开展情况反馈各科室，促进科室临床路径管理持续改进。临床药学部主要审核临床路径表单用药合理性。医技科室审核临床路径表单检验检查合理性。临床科室一线医生在医疗组长的指导下对科室临床路径管理患者进行评估后实施。

临床路径的开展涉及多个部门和岗位，为保证临床路径表单合法合规，应当明确岗位职责分工，确保临床路径申请、审批、执行、监督等不相容岗位的分离。

（3）控制矩阵

临床路径申报风险控制矩阵见表5.76。

表 5.76 临床路径申报风险控制矩阵

风险编号	风险描述	控制活动编号	控制描述	控制频率	控制文档	控制责任主体
R1	临床路径设计未依据循证医学，或不符合临床工作实际，会导致临床路径入径率低，达不到临床路径实施效果，无法保证医疗质量	C1.1	为了确保临床路径适用性，临床科室管理小组在收到《新开临床路径申请表》及相关资料时，要从专业层面进行审核，并参考国际或国内指南和（或）共识，对表单内容进行把控。审核通过后，临床科室管理小组需在《新开临床路径申请表》中签字	按需	新开临床路径申请表	临床科室管理小组
		C1.2	为了保证临床路径合理性，医疗质控科在收到《新开临床路径申请表》及相关资料时，要对临床路径结构、格式进行把控，并组织临床路径指导评价专家组评价审核，审核通过后，由医疗质控科根据会议纪要在《新开临床路径申请表》中签字	按需		医疗质控科

（4）控制文档示例

某医院临床路径申请过程中涉及的控制文档主要为《新开临床路径申请表》，见表5.77。

表 5.77   新开临床路径申请表

科室		申请人及联系方式	
路径名称			
路径类型			
准入诊断ICD10			
准入诊断关键字			
准入手术CM3			
准入手术关键字			
准入提示			
参考费用			
参考天数			
变异分析描述			
科室管理小组签字	签名： 时间：		
医务部审核	签名： 时间：		

4. 内部控制评议

（1）内部控制建设亮点

制度建设方面，某医院明确了临床路径的管理范围、建立了临床路径管理的工作体系、工作制度、管理模式及工作职责；成立了临床路径管理委员会、临床路径管理指导评价专家组和临床路径管理实施小组，定期组织会议讨论临床路径管理中存在的问题与解决方案。

（2）内部控制建设优化空间

目前，临床路径表单的更新依靠临床科室主动发起，缺乏明确的制度要求和监管机制，可以考虑建立激励机制，鼓励临床科室在适当的条件下，积极更新临床路径表单。

六、门诊管理内部控制

门诊业务属于医疗业务范畴，包括号源使用、诊间管理、入院排程等。《关于进一步加强公立医院内部控制建设的指导意见》等政策文件中要求，门诊诊疗活动需保证患者基本权益也应兼顾公益性和公平性。门诊管理内部控制是公立医院内部控制建设的重点业务及高风险领域，应定期进行风险评估，针对风险高的薄弱环节制定并实施控制措施。

（一）控制目标

（1）设置符合医院实际并具有可操作性的门诊管理体系，规范门诊医疗业务活动，建立门诊管理制度、号源管理制度、患者绿色就医通道管理制度、双向转诊管理制度，运用现代科学管理方案，对门诊服务要素、过程、结果进行管理与控制，确保门诊各项管理工作有章可循、规范有序，同时提高资源使用效率。

（2）建立组织领导和工作协调机制，设置关键岗位，对不相容岗位采取相互分离、相互制约、相互监督措施，明确相关岗位职责权限，确保门诊运行机制健全有效。

（二）主要风险

门诊业务风险清单见表5.78。

表 5.78　门诊业务风险清单

序号	风险点描述	风险定级	影响内控目标的类型				
			经济活动合法合规	资产安全和使用有效	财务信息真实完整	有效防范舞弊和预防腐败	提高资源配置和使用效益
1	门诊业务制度流程建设、岗位设置要求不严谨、不科学，权限管控不当、授权管理不当、挂号权限密码保管不当等原因导致重大差错，给医院造成损失	重大	√			√	√

续表

序号	风险点描述	风险定级	影响内控目标的类型				
			经济活动合法合规	资产安全和使用有效	财务信息真实完整	有效防范舞弊和预防腐败	提高资源配置和使用效益
2	工作人员未严格按照相关规定要求进行登记，利用职务之便违规操作挂号、入院排程，与"黄牛"勾结倒号并从中获利	重大	√			√	√
3	损坏公平有序就医秩序，工作人员审核患者基本信息，绿色就医通道号源适用对象不准确、不严格；入院优先级结果评估不严格，利用职务之便，在号源、床位资源安排中收受好处，损公肥私	重大	√			√	√
4	门诊未对号源使用、入院排程进行有效监控，导致医院资源使用异常未能被及时发现	重大	√			√	√

（三）关键控制活动

（1）在制度建设上，门诊需建立健全门诊管理制度、号源管理制度、患者绿色就医通道管理制度、双向转诊管理制度、入院服务管理制度；确定门诊患者绿色就医通道适用对象；完善双向转诊运行机制，确定双向转诊条件、标准；持续优化入院等候患者优先等级；运用现代科学管理方案，对门诊服务要素、过程结果进行管理与控制。从制度中明确加号、爽约号、入院排号的绿色通道使用范围为危急重症、双向转诊、干保、消防员、军人、残疾人、老年人等特殊人群。还需通过挂号规则进行有效管控，实行实名制就诊制度、挂号黑名单制度、绑卡人数限制等。

（2）合理设置关键岗位，明确相关岗位职责权限，确定门诊挂号岗位、入院服务中心后台岗、入院服务中心审核岗不相容职务相互分离、相互制约、相互监督。门诊办公室号源挂取人员需要定期轮岗，且不能为门诊部负责人，门诊部负责人无加号、爽约号挂号权限，仅能定期调取挂号明细，对号源使用情况进行监管，构成交互牵制。

（3）成立门诊管理委员会，定期对医院门诊管理进行讨论并形成会议决议，讨论内容包括医院门诊运行规划、综合管理、流程优化、质量控制策略以及医院缺陷管理条例规定的情形等。

（四）案例解析——爽约号、加号绿色通道号源管理流程

1.业务概况

为落实国家《关于推进分级诊疗制度建设的指导意见》《老年人权益保障法》《中华人民共和国残疾人保障法》《关于加强军人军属、退役军人和其他优抚对象优待工作的意见》等政策要求，做好医疗资源的整合、协调、管理，某医院结合实际情况，使用门诊爽约号、加号，对双向转诊、重大检查检验阳性结果、疑难重症及罕见病、省外患者、老年人、军人、残疾人、省劳模等特殊人群开通就医绿色通道。

2.爽约号、加号号源管理流程

步骤1：号源申请人需要爽约号、加号号源需在OA系统中提交线上申请，填写申请信息，内容包括号源使用人姓名（患者）、患者身份证号、挂号科室、原因。

步骤2：号源申请由部门/科室负责人核实使用情况后，进行审批。若同意则进入下一个流程，若不同意则驳回申请。

步骤3：号源申请由部门/科室负责人审批同意后，由门诊部负责人/护士长进行审批。若同意则进入下一个流程，若不同意则驳回申请，流程结束。

步骤4：门诊部负责人/护士长审批同意使用号源申请，由门办综合岗进行号源号池匹配，若有正号、爽约号直接预约在号源使用人电子就诊卡或身份证上。若没有正号、爽约号则将流程流转到当事医生处。

步骤5：当事医师若同意加号，门办综合岗将号源预约在号源使用人电子就诊卡或身份证上，流程结束。若当事医师不同意加号，则驳回申请，流程结束。

爽约号、加号号源管理流程如图5.38所示。

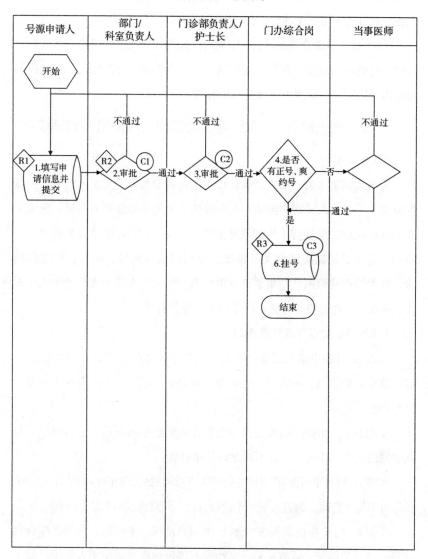

注: 本流程图管理依据《门诊管理制度》《门诊患者就医绿色通道管理规定》绘制。

图5.38　爽约号、加号号源管理流程图

3.爽约号、加号号源管理内部控制建设

（1）制度建设

某医院建立门诊管理制度，明确了门诊部设置就医绿色通道，并建立及不断完善相关管理规则，提高疑难重症病患、特殊人群的就医可及性。门诊部及信息科加强门诊HIS中排班及挂号相关权限管理。

（2）职责分工

某医院爽约号、加号业务主要涉及门诊办公室综合管理岗及门诊部部门负责人或护士长。门诊办公室综合管理岗位负责操作爽约号、加号；门诊负责人或护士长负责审批爽约号、加号业务。

（3）控制矩阵

爽约号、加号号源管理风险控制矩阵见表5.79。

表5.79　爽约号、加号号源管理风险控制矩阵

风险编号	风险描述	控制活动编号	控制描述	控制频率	控制责任部门/责任人	控制文档
R1	申请人使用号源随意性大，利用职务之便，谋取个人利益，严重扰乱医疗秩序	C1	为降低门诊资源使用不公的风险，严格监控门诊号源流转情况，当存在加号需求时，由号源申请人在OA系统中发起申请，申请人所在部门/科室负责人了解号源申请原因、申请人与使用人的关系等情况后，在OA系统中确认	按需	部门/科室负责人	OA系统：号源使用绿色通道
R2	申请人随意加号，加错号，缺乏有效监管，造成号源浪费	C2	为强化号源有效监管，门诊主任/护士长在部门/科室负责人审批后，在OA系统中对加号申请进行审批	按需	部门/科室负责人	OA系统：号源使用绿色通道

续表

风险编号	风险描述	控制活动编号	控制描述	控制频率	控制责任部门/责任人	控制文档
R3	1.挂号操作人员账号管理不善，导致账号密码泄露，账号被盗。2.挂号操作人员利用职务之便违规操作挂号，勾结"黄牛"参与倒号并从中获利	C3	为避免权限设置与授权管理不当，信息科在设置加号功能权限时固定IP和登录权限，使操作人仅能在特定电脑登录相应权限操作	按需	门办综合岗	《廉洁风险警示教育培训记录》；OA系统
			为避免门诊办公室综合岗利用职务之便违规操作挂号，门诊部建立定期轮岗机制，对挂号操作人员实行两年一次轮岗；同时每年组织挂号操作人员进行一次现场廉洁风险警示教育，并通过OA每月向挂号操作人员推送廉洁宣传视频			

（4）信息系统截图

OA系统中号源使用绿色通道申请界面如图5.39所示。

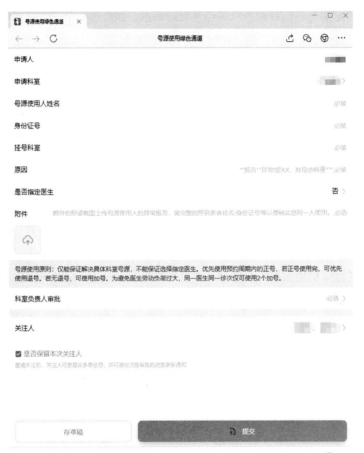

图5.39　OA系统中号源使用绿色通道申请界面

4.内部控制评议

（1）内部控制建设亮点

爽约号、加号绿色通道号源管理流程使用OA系统进行全链条信息化流转，避免了纸质申请被篡改的可能性和口头交代的随意性，确保各项环节落实到责任部门和个人，并从制度建设、执行管理、岗位设置等多个维度进行内部控制管理。

（2）内部控制建设优化空间

该案例内部控制风险梳理、内部控制措施均以门诊部为出发点，未全面考虑院内其他部门涉及号源的隐藏风险。如医院信息管理漏洞等，警示医院需定期专项监督检查医院信息管理漏洞，如外包的第三方公司运维、挂号管控失效、数据传输、存储等方面的风险漏洞。

七、行风管理内部控制

加强医德医风建设是提升患者满意度的基础保障，是构建和谐医患关系的重要手段。同时，医德医风也是医院管理与质量的内在体现与外在表征，医院需不断提升医务人员职业道德水平、树立良好的行业风气。

（一）控制目标

医院工作人员，包括但不限于卫生专业技术人员、管理人员、后勤人员以及在医院内提供服务、接受医院管理的其他社会从业人员，应当严格执行《医疗机构工作人员廉洁从业九项准则》，树立良好的医德医风，避免不合理医疗行为发生。医院应当建立健全医疗行风管理制度和体系，合理设置岗位，明确管理部门和人员的权责划分，建立部门间信息沟通与联动协调机制，确保信息传递准确到位，行风管理跨部门良好合作；建立健全行风考核和监督机制，建立规范有效的激励和约束机制，做到尊重、关爱患者，主动、热情、周到、文明服务于患者，杜绝"大处方、泛耗材"等加重人民群众经济负担的不合理医疗行为的发生。

（二）主要风险

行风管理内部控制主要风险见表5.80。

表 5.80　行风管理内部控制主要风险

序号	风险点描述	风险定级	影响内控目标的类型				
			经济活动合法合规	资产安全和使用有效	财务信息真实完整	有效防范舞弊和预防腐败	提高资源配置和使用效益
1	未设置行风管理岗位，未建立与纪检监察部门的协调联动机制，行风建设信息传递不通畅，可能导致医院漏查行风问题，给医院造成损失	重大	√	√	√	√	√

续表

序号	风险点描述	风险定级	影响内控目标的类型				
			经济活动合法合规	资产安全和使用有效	财务信息真实完整	有效防范舞弊和预防腐败	提高资源配置和使用效益
2	医院行风建设认识不足，可能导致医疗卫生工作人员违反国家法律法规，或开展不合理医疗行为，导致人民群众安全得不到保障，给医院名誉造成损失	重要	√			√	√
3	医德考评个人评价环节不严谨，科室人员的缺陷处理、行风投诉及医疗"三监管"扣分情况在科室评价环节被遗漏，医院科室评价结果不准确，考评对象对考评结果存有异议，可能影响医德考评的公平公正	重要	√			√	√
4	责任医师的申诉材料内容不规范，导致申述不成功，医院被上级主管部门认定存在医疗"三监管"的不合理医疗行为	重要	√			√	√

（三）关键控制活动

1.建立完善行风管理体系

明确医院主要负责人是本单位行风管理的第一责任人，建立由医院主要负责人担任组长、分管院领导担任副组长，办公室设在医务部门的行风建设工作组，在组长的领导下，办公室承担统筹协调行风建设任务工作，制定机构内行风管理政策，根据调研发现的行风问题以专项形式建立长效管理机制及制定工作方案，督促规范医疗行为，接待群众来信来访，开展医务人员的量化医德考评等工作。医院纪检监察、人事、财务、信息、医务、护理、药剂、设备、医保等相关部门要按职责分工，全程参与、切实履行行风管理职责。

2.规范开展医德医风考评

建立医德医风考评方案和量化标准，由行风办公室负责管理，每年对医务人员进行考评、公示，为每一位医务人员建立完整规范的医德考评档案。完善医务人员个人考评—科室管理小组评选—医务部行风办初审—科室管理小组复核—医德考评委员会（院评）—党政联席会审议的评价流程。医德考评结果与医务人员的晋职晋级、岗位聘用、评先评优、绩效工资、定期考核等直接挂钩。

3.以医疗"三监管"为抓手，持续规范诊疗行为

医疗"三监管"纳入院内惩防体系建设重要内容，成立惩防体系建设小组，建立医务部、临床药学部、信息中心等多部门协同工作的联动机制，明确部门工作职责，建立院内标准化的自查整改流程。针对平台反馈的每一条问题线索，均由职能部门组织责任人及所在科室管理小组进行研究分析。对问题线索反映较突出的科室，医院分管院领导带队深入科室开展提醒谈话和专题培训。对于最终认定存在问题的案例，纳入对科室年度考核的同时，严格按照院内《缺陷管理条例》《医德考评实施办法》与当事医务人员当年度医德考评、薪酬绩效、职称晋升、评优评先等挂钩，并利用晨交班、电视晨会、全院医师大会等进行全院警示教育，避免该类不合理医疗行为的再次发生。

（四）案例解析——某公立医院医疗"三监管"之不合理用药内部控制建设

1.业务概况

某医院建立医疗"三监管"院内自查整改工作机制，建立由医务部行风办牵头，医务部质控科、病案科、信息中心、临床药学部、财务部等多部门参与配合，院科两级自上而下开展自查整改工作的"横向协同、纵向穿透"闭环管理体系。同时制定督查及惩处机制，并将医疗"三监管"最终认定的不合理行为与科室年终考核挂钩，与个人医德考评、医疗缺陷处理、薪酬绩效、晋职晋升、评优评先挂钩，医务部不定期对科室最终认定案例的整改成效进行现场督查。下面以药品使用为例介绍某医院医疗"三监管"工作流程。

2.医院医疗"三监管"工作流程

医疗"三监管"关于认定不合理用药问题的流程如图5.40所示。

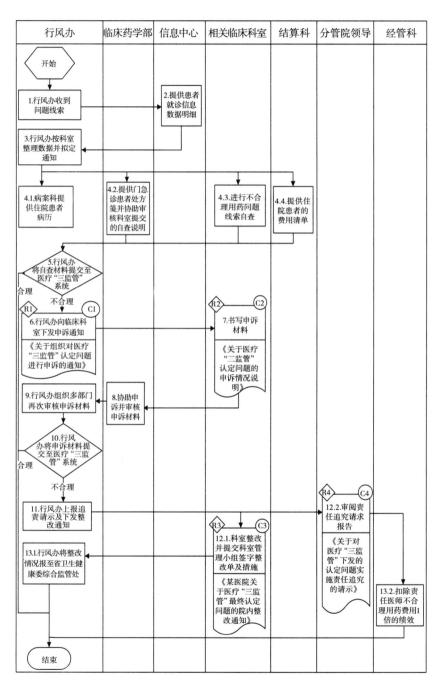

图5.40　医疗"三监管"关于认定不合理用药问题的流程图

步骤1：医务部行风办收到疑似问题线索。

步骤2：信息中心提取患者就诊信息数据明细。

步骤3：医务部行风办整理数据并拟定通知开展自查。

步骤4：医务部行风办提供门诊病历，病案科提供住院病历；临床药学部提供患者处方笺并协助审核科室提交的自查说明；相关临床科室进行问题线索自查；财务部结算科提供住院患者的费用清单。

步骤5：医务部行风办提供自查材料至医疗"三监管"平台。

步骤6：行风办向临床科室下发申诉通知。

步骤7：相关临床科室针对认定不合理医疗行为的问题开展申诉。

步骤8：临床药学部针对认定不合理用药的问题协助进行申诉。

步骤9：医务部行风办组织多部门审核申诉材料。

步骤10：医务部行风办提交申诉材料至医疗"三监管"平台。

步骤11：医务部行风办向分管院领导提起最终认定问题整改通知的请示并向临床科室下发最终问题整改通知。

步骤12：临床相关科室整改并提交科室管理小组签字的整改单及整改措施；分管院领导审阅责任追究请示报告。

步骤13：医务部行风办将整改情况报告提交至医疗"三监管"平台并在院内公示不合理医疗行为案例；针对最终认定不合理用药案例，科室管理小组扣除当事医务人员不合理用药费用1倍的绩效。

3.医院医疗"三监管"内部控制建设

（1）制度建设

成立医疗"三监管"工作小组，建立部门联络员制度，制定督查及惩处机制，建立最终认定问题全院宣教及重点科室、重点人员谈话机制。

（2）职责分工

确立完善组织架构，明确工作职责。建立医疗副院长为组长，具体工作由医务部行风办牵头，医务部质控科、病案科、信息中心、临床药学部、财务部等多部门参与配合的协同工作机制。医务部行风办负责医疗"三监管"平台工作的总体安排和部署，包括自查申诉整改、院内培训、迎接省级执法大队检查、管理专家库等，落实奖惩措施；医务部质控科负责组织临床科室进行不合理住院费用、耗材、检验检查、不规范医疗文书、超抗菌药物处方权限线索的自查及申诉；医务部医务科负责超精麻药品权限及医师非法执业等问题的核实；医务部病案科负责提供相关住院患者病历；信息中心根据行风办反馈的医疗"三监管"平台疑似问题数据，提供相应数据明细，确保平台数据质量；临床药学部负责协助临床科室开展不合理药品使用的自查及申诉，并根据最终认定不合理用药问题中的具体情形加强处方点评；财务部负责提供疑似问题线索相关住院患者的费用明细表。

（3）控制矩阵

医疗"三监管"关于认定不合理用药问题的风险控制矩阵见表5.81。

表 5.81　医疗"三监管"关于认定不合理用药问题的风险控制矩阵

风险编号	风险描述	控制活动编号	控制描述	控制频率	控制文档	控制责任主体
R1	责任医师的申诉材料内容不规范，导致医院申述不成功被上级主管部门认定存在不合理医疗行为	C1	医务部行风办为确保申诉材料的准确性及完整性，在收到省卫健委下发的认定问题后，及时拟定申诉通知，在通知后附上认定问题申诉模板并沟通指导临床科室按要求提供申诉材料	按需	关于组织对医疗"三监管"认定问题进行申诉的通知	医务部行风办公室
R2	责任医师的申诉材料未经科室管理小组讨论并审核，导致医院申诉不成功被上级主管部门认定存在不合理医疗行为	C2	临床科室管理小组为保障申诉质效，确保诊疗规范，针对认定问题进行讨论，并在申诉材料上确认签字	按需	关于医疗"三监管"认定问题的申诉情况说明	科室管理小组

续表

风险编号	风险描述	控制活动编号	控制描述	控制频率	控制文档	控制责任主体
R3	上级主管部门责任追究通知下发后，科室不履职尽责未进行整改，导致同样的问题再次发生	C3	为确保科室知晓认定问题并进行整改，进一步规范医疗行为，科室管理小组收到整改通知后需填写整改措施并签字后反馈行风办	按需	某医院关于医疗"三监管"最终认定问题的院内整改通知	科室管理小组
R4	未经分管院领导审核即对相关医师实施责任追究，扣除相应绩效，违反医院工作流程，可能导致处理不当	C4	为避免责任追究不当，行风办需请示分管院领导确认对相关医师的院内处理是否得当	按需	关于对医疗"三监管"下发的认定问题实施责任追究的请示	分管院领导

4. 内部控制评议

（1）内部控制建设亮点

制度建设方面，某医院制定了《医疗"三监管"院内自查整改工作机制》，明确责任分工，形成多部门协同配合、院科两级自查自纠的横向协同、纵向深入的闭环管理体系及院内标准化的自查整改流程。形成认定问题申诉模板，在提供申诉材料目录的同时，要求科室管理小组必须针对认定问题进行讨论，并在申诉材料上确认签字，保障申诉质效。

总体来讲，某医院医疗"三监管"工作流程清晰，职责分工明确，惩防体系完整，风险得到有效控制。

（2）内部控制建设优化空间

某医院医疗"三监管"的闭环管理，主要是由医务部行风办组织相关职能部门及临床科室针对省卫生健康委下发的问题线索开展自查整改工作，多为事后倒查。下一步可以考虑如何做好前置工作，通过加强与临床药学部、医疗质控科的协作，强化处方点评、不合理检验检查、不合理耗材使用等点评工作，运用多途径开展临床科室宣教，将不合理医疗行为在源头处进行拦截，进一步减少问题线索的发生。

八、医疗纠纷内部控制

医疗纠纷管理应坚持预防为主、多元化解的原则。建立健全医院医疗安全管理制度，完善管理组织构架，营造患者安全文化是医疗纠纷管理的基础。以不良事件管理为抓手，提升医院主动及时识别、评估和处置潜在风险的能力，减少患者损害。促进医患之间有效沟通，及时妥善处理医疗纠纷，维护医患双方合法权益，梳理工作业务中可能存在的问题，提出改进措施并督促落实，妥善化解医患矛盾，构建和谐的医患关系，提高患者满意度。

（一）控制目标

提高医务人员根据事件等级在规定时间内的不良事件报告率，降低不良事件带来的损害后果，保障患者安全，减少医疗纠纷发生率。医务人员加强医患沟通，充分履行告知义务，降低因医患沟通不充分带来的医疗风险。充分评估医疗纠纷患方损失和医疗过程中存在的不足，妥善处理医疗纠纷，保障医患双方合法权益，避免医疗纠纷事件升级，不断反思改进，提高医疗照护质效。

（二）主要风险

医疗风险内部控制主要风险见表5.82。

表 5.82　医疗风险内部控制主要风险

序号	风险点描述	风险定级	影响内控目标的类型				
			经济活动合法合规	资产安全和使用有效	财务信息真实完整	有效防范舞弊和预防腐败	提高资源配置和使用效益
1	医务人员未及时报告医疗不良事件，职能部门未及时介入、妥善处理，可能会造成患者损害或医院损失扩大，造成纠纷风险增加，责任不清，后续内部持续改进和考核困难	重大	√				
2	特殊医患沟通告知和文书签署不充分，证据保存不当，造成告知义务履行举证困难	重要	√				
3	知情同意书修订流程不规范，导致文书内容不符合法律法规和临床实际需求	重要	√				
4	病历、物品封存流程不规范，患方资质审查不严格，可能导致相关鉴定、责任认定工作缺乏依据，增加纠纷处置难度	重要	√				
5	尸体处置及尸体解剖相关事宜告知不充分，错过尸检过程，可能导致后续鉴定程序、纠纷处理困难	重要	√				
6	投诉人资质审查不严，事实过程调查不清楚，讨论分析评估不充分，程序不当等均可能造成纠纷处理困难，扩大矛盾	重大	√				

续表

序号	风险点描述	风险定级	影响内控目标的类型				
			经济活动合法合规	资产安全和使用有效	财务信息真实完整	有效防范舞弊和预防腐败	提高资源配置和使用效益
7	纠纷问题未及时组织讨论、分析、改进，可能会造成医疗安全隐患存续，影响医疗质量安全，造成患者和医院损失	重大	√				

（三）关键控制活动

1.开展医疗不良事件分层分类管理，实现医疗风险预警

明确医疗质量安全不良事件定义、分级分类标准及处置流程，鼓励医务人员主动报告各类医疗不良事件，秉持强制报告与自愿报告相结合、保密性与公开性相结合、非处罚与处罚相结合、个案处理与持续改进相结合的管理原则，多部门协同开展医疗不良事件管理。不断优化报告途径，持续提升信息化管理水平，对潜在的医疗风险事件主动识别、提前介入、事事追踪、件件处置，降低患者伤害，保障患者安全。对差错不良事件深入开展院科联动根因分析、学习改进及警示教育，实现闭环管理。

2.促进医患之间有效沟通，纠纷风险化解前移

结合各专科特点，制定、修订各类医患沟通文书，主要围绕患者病情、医疗措施、诊疗风险、替代医疗方案及其他事项的告知，建立知情同意书签署规范流程。在医院分层分类实施医患沟通技能培训，开展术前规范化医患沟通管理专项工作，并与员工文化行为准则相结合，保障术前沟通的人员、内容、形式、文书规范。在各病房设置具备录音录像条件的医患沟通室，针对高风险病例开展"特殊病例医患沟通"管理，医务部门指导、参与、协助进行医患沟通，核查文书签署是否合规、音像资料保存是否完整，将纠纷风险化解前移。

3.医疗纠纷多元化解机制，构建和谐医患关系

建立医疗纠纷管理体系，打造涵盖医疗、法律、管理等专业背景的专职管理团队，设置专门的来访投诉接待场所，畅通患者表达意见和投诉的渠道。

建立一般来访接待、尸体处置与解剖、病历物品封存、患方权益告知等关键环节标准化流程，注重投诉人主体资质审查，沟通过程的取证、留证。规范开展医疗纠纷调查、处置工作，确保事实调查经过、评估分析讨论、责任主体划分清楚，严格按时反馈意见，完善台账记录。

建立医疗纠纷应急处置预案并演练，多部门、多单位联动，突发应急情况快速响应，防范矛盾升级及舆情。

4.注重问题分析改进，形成闭环管理

针对医疗纠纷中暴露出的问题，从多维度深入剖析，开展学习讨论及分析整改，由医务部门督促相关科室落实改进方案，建立长效监督和反馈机制，典型案例在全院进行多形式警示教育，形成医疗纠纷管理闭环。

（四）案例解析——某公立医院一般来访投诉接待管理内部控制建设

1.业务概况

某医院按照国家相关法律法规及行业管理要求，制定了《医疗投诉及接待管理制度》，明确医疗纠纷管理的工作职责及分工，规范医疗纠纷及投诉的接待和处理原则，关键环节处置流程化、标准化、规范化，设置专门的来访投诉接待场所，畅通患者表达意见和投诉的渠道。

某医院医疗纠纷及投诉接待实行"首诉负责制"。投诉接待人员积极受理各类来访、投诉，告知投诉人权益，引导投诉人按程序启动投诉流程，并遵循公平、公正、及时的原则，实事求是，依法处理。涉及医疗质量安全、可能危及患者健康的，优先采取积极措施，避免或者减轻对患者身体健康的损害。根据事件复杂程度，分别采取现场处理和在规定期限内按要求规范处理的方式。

2.医院一般来访投诉接待管理流程

一般来访投诉接待流程如图5.41所示。

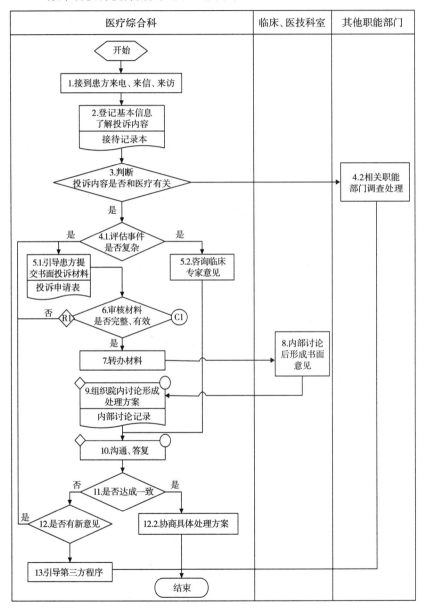

注: 本流程图管理依据《某医院医疗投诉及接待管理制度》绘制。

图5.41 一般来访投诉接待流程图

步骤1：接到患方来电、来信、来访。

步骤2：登记患方基本信息，了解患者诊疗情况及投诉内容。

步骤3：判断投诉信息是否与医疗相关，若相关，则需评估事件复杂程度，若不相关，则交由相关职能部门调查处理。

步骤4：评估事件复杂程度，若为复杂问题，则引导患方提交书面投诉意见及相关身份证明材料，若为简单问题则咨询临床专家意见后，直接答复患方。

步骤5：若为复杂问题，收到患方提交的书面材料后，需审核患方书面材料完整性、有效性，若材料有效完整，则将患方书面材料转发至相关科室，临床/医技科室启动科内调查程序，管理小组讨论后形成书面意见反馈医务部，并组织全院相关专家、当事人进行内部讨论、评估，形成处理方案。

步骤6：组织与患方的沟通、答复，若能够协商达成一致，则协商具体处理方案；若患方提交了新意见，则需引导进入第三方程序。

3.医院一般来访投诉接待管理内部控制建设

（1）控制矩阵

一般来访投诉接待风险控制矩阵见表5.83。

表5.83　一般来访投诉接待风险控制矩阵

风险编号	风险描述	控制活动编号	控制描述	控制频率	控制文档	控制责任主体
R1	患方主体不适格，身份证明材料及委托代理、法定代理手续不全，投诉材料内容不完整、不真实，可能会导致后续纠纷处理复杂化，影响纠纷解决的效果效率	C1	为确保患方主体资质及投诉材料的完整、真实，医疗综合科在收集患方提交的投诉材料时，核对患方代表的身份证明材料、授权委托材料或关系证明材料；并针对书面提出的就诊过程、患方疑问和诉求，要求患方在《患者投诉申请表》上签字捺手印确认，并核对	按需	患者投诉申请表	医疗综合科

续表

风险编号	风险描述	控制活动编号	控制描述	控制频率	控制文档	控制责任主体
R2	内部讨论的前期准备不充分，参会人员安排不合理，案例讨论未客观真实理清本质，未落实具体问题，可能对评估风险、制定处理方案不利	C2	为确保内部讨论质效，组织讨论的工作人员在前期组织工作中，充分准备讨论材料，通知每一位成员到场，提前确定内容主题、分析可能存在的问题；在讨论中客观评估风险，明确处理方案，对讨论意见准确记录在《内部讨论记录》，要求与会人员及时核对记录内容，并签字确认	按需	内部讨论记录	医疗综合科
R3	答复时限超期、安全保障不足、沟通告知取证、留证不充分，可能会导致被认为违反程序，发生暴力伤害事件，不利于纠纷顺利解决	C3	为确保时限内答复患方，医疗综合科在收到患方材料后及时推动相关工作，在《纠纷处理登记单》中做好登记建立台账，并签字确认；经办人员提前安排安保力量，确保现场秩序和安全；经办人员组织医患沟通时保留录音录像、签字文书等证据资料，并在《音视频下载登记表》中及时登记，相关资料妥善保存至少3年，及时归档		纠纷处理记录单、音视频下载登记表	医疗综合科

4.内部控制评议

（1）内部控制建设亮点

医院医疗纠纷管理组织架构完善，管理体系健全，从制度上明确职、权、责，确保管理工作有章可循、有法可依；工作流程清晰、详尽，从系统上减少人为因素导致的程序缺失或过错的可能性，确保程序完善，风险评估充分，处置方案妥当，工作质效高；严格按照投诉及纠纷处置流程执行，并及时完成档案台账，确保每个环节的时效性并有据可查，同时有利于后续管理需要的统计与分析。

（2）内部控制建设优化空间

进一步完善程序评价、监督、审查及激励机制，目前的流程中对各环节具体措施有了明确的规定，但缺乏环节质量控制和评价，如建立任务计划表、任务进度督促机制、结案后的过程评价，以及对相关专业支持力度和质效的评价与激励。

第十二节　科研业务内部控制

一、医院科研业务概述

医院科研业务是指在医院开展的，针对医院医学、教学、管理等各个业务领域的科学研究业务。医院的科研项目具有以下特点：一是研究对象具有特殊性，医学科研是以人类健康和疾病为研究对象，涉及人的健康、权益保护和伦理原则；二是研究项目的多学科综合性和复杂性，因此科研项目的管理涉及多部门的交叉协作；三是研究结果具有高度不确定性，因此对科研项目的管理既要坚持原则，又要适当灵活。

由于各个医院的发展定位、规模大小不同，科研项目的发展情况也参差不齐。根据《办法》，医院科研业务的内部控制包括项目申请、立项、执行、结题验收、成果保护与转化等阶段的管理，本节主要探讨医院科研项目的立项、实施和结题验收三大阶段的内部控制。

二、科研项目立项管理内部控制

科研项目立项管理，一方面是指项目负责人按照项目委托单位的要求申报科研项目的过程，一般包括项目申报、项目评审、立项批复等环节，以获得经费支持；另一方面是指科研项目实施前，根据法律法规、规范性文件和国际惯例等要求，需获得所在单位的批准立项后方可实施。

（一）控制目标

1.科研项目立项组织管理体系控制目标

确保相关委员会、部门和岗位的职责与权限明晰，科研项目申报管理规定明确、审核程序清晰，立项过程符合相关法律法规。

2.科研项目申报控制目标

科研项目申请书编写规范，立项依据明确，技术路线图准确，内容真实完整，不涉及保密信息；项目预算编制科学合理，符合项目开展的实际需求。

3.科研项目批准立项科学性审查控制目标

按国家管理办法进行科学性审查，强化对研究者提交方案的全面评估。若为高风险研究，严格把控评估论证，规范审核。

4.科研项目批准立项伦理审查控制目标

规范涉及人的生命科学和医学研究伦理审查，尊重和保护研究参与者的合法权益，保证伦理审查过程独立、客观、公正。

（二）主要风险

科研项目立项管理风险清单见表5.84。

表 5.84　科研项目立项管理风险清单

序号	风险点描述	风险定级	影响内控目标的类型				
			经济活动合法合规	资产安全和使用有效	财务信息真实完整	有效防范舞弊和预防腐败	提高资源配置和使用效益
1	未建立科研项目立项组织管理体系，未明确相关委员会、部门的职责，导致科研项目立项不符合相关要求	重大				√	√

续表

序号	风险点描述	风险定级	影响内控目标的类型				
			经济活动合法合规	资产安全和使用有效	财务信息真实完整	有效防范舞弊和预防腐败	提高资源配置和使用效益
2	科研项目申报管理规定不明确、审核程序不清晰，导致申报材料不真实不完整	重大				√	√
3	科研项目立项科学性审查不严格，研究风险评估不充分，导致研究参与者生命和健康可能受损	重大				√	√
4	科研研究项目立项伦理审查不严格，导致受试者合法权益未充分得到保障	重大				√	√

（三）关键控制活动

1.科研项目立项组织管理体系建设关键控制活动

（1）建立健全医院科研项目立项组织管理体系建设

医院科研项目立项组织管理体系建设主要涉及研究管理委员会、伦理（审查）委员会，设立或者指定专门部门负责管理。

（2）合理设置职责和分工

建立健全研究管理委员会、伦理（审查）委员会职责和分工。管理部门在委员会指导下，负责科研项目申报、实施前单位批准立项等工作。

2.科研项目申报关键控制活动

（1）建立科研项目申报的标准流程，保证项目申报符合相关规定。

（2）建立科研项目申报的审核机制，明确项目负责人、相关管理部门和院领导的职责，保证项目内容真实可靠。

3.科研项目批准立项科学性审查关键控制活动

（1）建立高风险研究的科学性审查专家库，明确专家的相应资质、责任和权利，建立健全科学性审查评审规则。

（2）明确高风险研究的范畴，完善高风险研究会议评审的内容及要点。

4.科研项目批准立项伦理审查关键控制活动

（1）制定研究项目批准立项伦理审查的标准操作规程，保证伦理审查过程独立、客观、公正。

（2）加强伦理审查委员会相关培训和能力提升，提高审查效率。

（四）案例解析——某公立医院研究者发起的临床研究项目立项管理内部控制建设

1.业务概况

医疗卫生机构开展的研究者发起的临床研究（以下简称"临床研究"），是指医疗卫生机构开展的、以人个体或群体（包括医疗健康信息）为研究对象，不以药品医疗器械（含体外诊断试剂）等产品注册为目的，研究疾病的诊断、治疗、康复、预后、病因、预防及健康维护等活动①。某医院作为国家卫生健康委委属委管医院，是国家开展临床研究规范管理试点工作的单位。

下面说明某医院批准研究者发起的临床研究项目立项管理内部控制建设情况。

2.研究者发起的临床研究项目立项管理流程

研究者发起的临床研究项目立项管理流程如图5.42所示。

---

① 国家卫生健康委员会.医疗卫生机构开展研究者发起的临床研究管理办法（试行）[EB/OL].（2022-07-18）[2024-04-14].https://www.zj.gov.cn/art/2022/7/18/art_1229530772_2411932.html

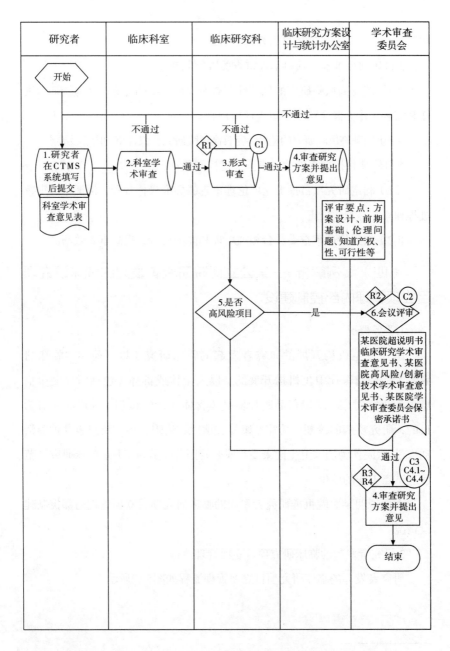

注：本流程图依据《某医院研究者发起的临床研究管理办法》《医疗卫生机构开展研究者发起的临床研究管理办法》。

图5.42　研究者发起的临床研究项目立项管理流程图

步骤1：由研究者在临床试验管理系统（clinical trial management system，CTMS）填写相关信息，生成科室学术审查意见表。

步骤2：临床科室对临床研究项目进行科室学术审查。

步骤3：临床研究科在CTMS对科室学术审查意见表中的审核结果及审查人员签字的完整性进行形式审查。

步骤4：临床研究方案设计与统计办公室对研究方案进行审查并提出方法学专业性意见。

步骤5：临床研究科对临床研究是否高风险项目进行判定。

步骤6：若是高风险项目，临床研究科组织专家进行科学性会议评审。

步骤7：非高风险项目和通过评审的高风险项目进入生物医学伦理申请流程。

备注：CTMS是某医院用于管理临床研究项目和临床新技术项目从研究者申请、管理部门预审查、科学性审查、伦理审查等环节的一站式电子化平台，减轻研究者负担，提升管理效率。

3.研究者发起的临床研究项目立项管理内部控制建设

（1）组织管理体系建设

某医院建立了临床研究管理委员会、生物医学伦理审查委员会，并设立临床研究管理部门对全院临床研究进行管理。制定《生物医学伦理工作制度》《某医院研究者发起的临床研究管理办法》等制度，明确了所有临床研究项目开展的条件、临床研究管理委员会和伦理审查委员会的权利与义务，医院临床研究项目批准立项的管理部门是临床研究管理部，研究者对受试者的诊治与安全、试验资料的真实性负责。

（2）职责分工

某医院批准临床研究项目立项主要涉及研究者、临床科室、临床研究科、临床研究方案设计与统计办公室、伦理办公室、学术审查专家、伦理审查专家。其中，研究者的主要职责是根据临床问题及科学性问题撰写研究方案，提出立项申请；临床科室对研究进行临床意义的专业性评审；临床研究科对科学性审查申请进行形式审查和协调组织院级科学性评审；临床研究方案设计与统计办公室对研究的方法学进行专业性评审；伦理办公室对伦理审查申请进行形式审查和协调组织伦理委员会审查；学术审查专家对研究的合理性、必要性、可行性，以及研究目的、干预措施、研究假设、研究方法、样本量、研究终点、研究安全性等进行全面的判断评估；伦理审查专家对研究独立开展伦理审查，确保临床研究符合伦理规范。

（3）控制矩阵

研究者发起的临床研究立项管理风险控制矩阵见表5.85。

表 5.85　研究者发起的临床研究立项管理风险控制矩阵

风险编号	风险描述	控制活动编号	控制描述	控制频率	控制文档	控制责任主体
R1	提交的科室学术审查意见表未签字或签字不完整，存在项目的科学性未充分评估的风险	C1	为避免科室未充分评估项目科学性的风险，每次临床科室进行科室学术审查后，临床研究科在CTMS上审核科室学术审查意见表中的审核结果及审核人员签字的完整性，在CTMS中点击"通过"或"驳回"，保障科室已评估项目研究内容科学性	按需	科室学术审查意见表、CTMS	临床研究科
R2	评审高风险临床研究项目时，存在项目内容泄露、学术评审专家廉洁风险及利益冲突，影响评审结果	C2	为避免出现项目评审不公，每次高风险临床研究项目会议评审时，评审专家根据方案设计、前期基础、伦理问题、知识产权、创新性、可行性等进行综合判断后在某医院超说明书临床研究学术审查意见书或某医院高风险/创新技术学术审查意见书上给出意见并签字，同时，每次签署学术审查委员会保密承诺书，从而保障项目评审的公正性以及科学性	按需	某医院超说明书临床研究学术审查意见书、某医院高风险/创新技术学术审查意见书、某医院学术审查委员会保密承诺书	学术审查专家

续表

风险编号	风险描述	控制活动编号	控制描述	控制频率	控制文档	控制责任主体
R3	对研究项目类型判别不清，可能造成审查不合格	C3	为确保研究项目类型判定准确，伦理办公室收到研究者提交的初始审查申请后2个工作日内对研究方案、知情同意书等初始审查文件进行形式审查，并在CTMS上出具受理结果，确保研究项目资料合格准确	按需	研究方案、知情同意书	伦理办公室
R4	评审委员存在廉洁风险和利益冲突，或未建立健全明确的议事决策规则，评审委员评审标准不统一，可能造成伦理评审意见分歧差异大，导致会议审查效率低下	C4.1	为确保评审的公平公正，降低廉洁风险，避免利益冲突，在成立或调整生物医学伦理审查委员会时，每位委员签署保密承诺书和利益冲突声明，并存档	按需	保密承诺书和利益冲突声明	生物医学伦理审查委员会
		C4.2	为确保评审委员统一审查标准，生物医学伦理评审单中注明了评审要点，三名委员收到初审材料后5个工作日内对提交材料在CTMS进行审查，出具书面审查结果后提交会议审查	按需	生物医学伦理审查评审单、伦理审查批件/通知单	生物医学伦理审查委员会

续表

风险编号	风险描述	控制活动编号	控制描述	控制频率	控制文档	控制责任主体
R4	评审委员存在廉洁风险和利益冲突，或未建立健全明确的议事决策规则，评审委员评审标准不统一，可能造成伦理评审意见分歧差异大，导致会议审查效率低下	C4.3	为确保评审的公平公正，每次会议评审时，主任委员询查参会委员是否与研究项目存在利益冲突，若存在，则该委员回避且不参与投票；为确保会议审查结果公平公正，制定了会议审查SOP，每次会议审评时，生物医学伦理审查委员会对提交材料进行审核，参会委员在生物医学伦理评审单上提出评审意见并签字，会后依据会议审查意见出具伦理审查批件/通知单，由主任委员签字后盖生物医学伦理审查委员会印章，再在CTMS上同步操作	按需	生物医学伦理复审评审单、生物医学伦理审查批件/通知单	生物医学伦理审查委员会
		C4.4	为确保评审委员统一审查标准，评审委员收到复审材料后5个工作日内，对研究者提交的复审材料在CTMS上以书面审查的形式进行复审并出具审查结果，生物医学伦理审查委员会依据书面审查意见出具伦理审查批件/通知单，由主任委员签字并盖生物医学伦理审查委员会印章	按需	生物医学伦理复审评审单、伦理审查批件/通知单	生物医学伦理审查委员会

（4）控制文档示例

某医院批准临床研究项目立项过程中涉及的控制文档主要有《科室学术审查意见表》《超说明书临床研究学术审查意见书》《学术审查委员会保密承诺书》。《科室学术审查意见表》表样见表5.86。

表 5.86　科室学术审查意见表

项目名称					
负责人		职称		科室	
经费来源	□纵向　□横向　□自拟（含院内基金） 基金名称（如有）： 经费卡号（如有）：				
研究设计	□非干预性（□前瞻性 □回顾性）　□干预性				
干预措施	□药品（是否进院：□是 □否；　是否超说明书：□是 □否） □器械/设备（是否上市：□是 □否；　是否侵入性：□是 □否； 是否超说明书：□是 □否） □医疗/生物技术　□干细胞/细胞临床研究 □食品　　　□化妆品　　□其他：				
研究内容摘要					

审查意见（不少于150字）：

审查结果：　□ 通过　　□ 不通过　　□ 修改后科室再审

科室学术审查小组签字：

年　　　月　　　日

备注：研究设计选择非干预性时，干预措施请勿选择；页面超出一页时必须双面打印。

4.内部控制评议

（1）内部控制建设亮点

组织体系建设方面，某医院建立专业委员会，并设立临床研究管理部门对全院临床研究项目进行批准立项管理，制定相关的管理办法对项目立项的条件、各参与部门与人员的职责、权限进行了明确，流程清晰，岗位职责分明，不相容职务实现分离，风险得到有效控制。

（2）内部控制建设优化空间

某医院临床研究项目批准立项的流程中，由于研究内容涉及的学科方向极多，临床科学性评估存在专业壁垒，无法固定科学性审查专家，应逐步完善科学性审查专家库成员并持续更新，制定科学性评审专家抽取细则。

三、科研项目实施管理内部控制

本书所称科研项目实施管理的内部控制，是指科研项目立项成功后，项目负责人按照立项预算和计划实施科研项目的过程，一般包括科研项目目标调整、科研项目重要内容和事项的变更、科研项目经费预算调整、科研项目经费使用和科研项目关键技术方案的变更等内容。科研项目实施过程中，经费管理应以立项过程中编制的预算为基础，同时参考项目内容及目标，涉及拨付及报销两部分。

（一）控制目标

1.科研项目实施组织管理组织体系控制目标

（1）建立科学合理、分工明确、有效协调的科研项目实施管理组织体系，建立健全符合国家法律法规和医院内部规章制度规定，符合医院科研发展实际且具有可操作性的科研项目实施管理制度和工作流程，确保医院科研项目实施管理工作有章可循，确保医院科研项目实施管理的组织领导和工作协调机制落实到位，科研项目实施管理规范高效。

（2）建立部门和科室间沟通协调机制，确保科研项目实施过程中各部门之间沟通协调顺畅，确保科研项目资金使用合法合规，提高资金使用效率。

2.科研项目实施过程管理控制目标

（1）确保科研项目在实施过程中数据资料的真实和完整，确保科研项目/科研合同按计划进行。

（2）建立科研项目实施过程的监督机制，确保科研项目预算资金使用规范，提高科研资金使用效率，确保资源优化、配置合理。

（3）建立科研项目实施过程信息化建设，将科研项目信息系统与业务流程整合，减少人为因素对管理制度执行的影响，创建更加透明的科研项目实施管理模式，推进科研项目顺利实施，确保科研项目实施的科学性和规范性。

3.科研项目经费管理控制目标

（1）根据项目考核及经费使用情况拨付，提高经费使用率。

（2）严格按照审批通过的预算金额和用途安排各项支出，杜绝无预算、超预算支出。防止项目无关支出、签订虚假合同等导致经费被套取挪用或学术不端的情况发生。

（3）通过信息化建设，完善报销档案管理，实现报销全流程可追溯，报销数据实时分析预警，确保科研经费使用合法合规。

（二）主要风险

科研项目实施业务风险清单见表5.87。

表 5.87 科研项目实施业务风险清单

序号	风险点描述	风险定级	影响内控目标的类型				
			经济活动合法合规	资产安全和使用有效	财务信息真实完整	有效防范舞弊和预防腐败	提高资源配置和使用效益
1	科研项目实施过程中存在重大风险或科研资源配置不合理未被及时叫停或终止，造成公共资源极大浪费	重要	√	√		√	√

续表

序号	风险点描述	风险定级	影响内控目标的类型				
			经济活动合法合规	资产安全和使用有效	财务信息真实完整	有效防范舞弊和预防腐败	提高资源配置和使用效益
2	未建立院内科研项目实施管理制度,未明确管理岗位职责,可能导致不相容岗位未分离,发生舞弊行为	重大	√			√	
3	未建立科学合理的科研项目实施管理体系和工作流程,各职能部门间协作不畅通,科研实施管理不到位、业务办理不合规,可能影响科研项目的真实性和规范性	重要	√	√		√	√
4	未建立健全明确的议事决策规则,过程审查标准不统一,存在利益冲突,可能造成科研项目信息泄露、评审结果不公等不良后果	重大	√			√	√
5	科研系统信息化建设滞后,可能导致科研项目实施过程资料未提交或提交审查不及时等,不能准确反映科研项目真实进展,不符合过程管理审查要求	重要	√				√
6	经费拨付过程中出现拨付错误等风险,降低经费预算管理效果,影响项目进展,危害经费安全	重要		√			√
7	支出预算条目外或与研究无关的项目、签订虚假合同、存在事实合同、伪造发票,合同或报销相关审批单,导致科研经费被套取挪用	重大	√	√	√	√	√

（三）关键控制活动

1.科研项目实施组织管理体系关键控制活动

（1）建立医院科研项目实施体系，制定医院科研项目实施管理制度和工作流程，明确科研项目实施管理环节各岗位职权与责任，详细规定科研项目实施过程的审查形式和审查要素，对各个工作程序受理时间进行规定，降低流程缺陷，确保科研项目实施规范高效。

（2）建立科研项目实施过程的决策、执行和监督授权机制，明确不同岗位审批权限和岗位职责，明确科研项目实施的业务管理部门，确保有效履行各方职能，提升科研项目实施中的管理效率，确保科研项目在院内的实施内容和立项一致。

（3）建立科研项目全过程管理沟通协调机制，明确科研实施过程涉及的职能部门，建立和优化科学合理、高效协作、可操作的管理工作流程。

2.科研项目实施管理关键控制活动

（1）建立科研项目利益冲突管理制度，项目负责人申报科研项目时签署利益冲突声明并存入项目资料，工作人员签署利益冲突声明存档办公室档案资料。

（2）建立科研项目事中监督管理机制，按照立项目标及时比对实施过程可能的偏移，定期审查科研项目执行合同或计划任务书情况和年度经费决算进度，督促项目负责人按计划提交研究进展报告，对正在进行的科研项目执行情况和目标任务完成情况进行检查或评估，确保科研项目实施规范科学。

（3）健全科研项目的信息更新维护工作，利用信息系统对正在实施的科研项目进行跟踪，确保科研项目提交的资料及时、真实、准确，结题验收资料及流程签批资料真实准确、资料归档保存完整合规。

3.科研项目经费管理关键控制活动

（1）经费拨付采取多部门逐级审批。首笔经费，集体决策后由财务部门负责实际拨付。定期经费拨付，在项目年度考核通过后，由项目主管部门、项目分管院领导、财务分管院领导审批后，由财务部门负责实际拨付。

（2）对经费报销申请进行多部门逐级审批。项目负责人初审后，项目管理岗进行相关性、合理性审核，科研会计进行合规性及资料完整性审核，并由项目主管部门负责人及项目分管院领导进行多级复核。

（3）推进科研项目经费管理信息化建设，利用信息系统保障财务信息准确，避免财务信息传递过程中的人为错误；完善经费报销资料档案管理，对所有资料实现线上存档，确保科研经费使用合理合规、资料完整可追溯。

（四）案例解析——某医院专项基金项目经费管理内部控制建设

1.业务概况

为深入贯彻实施创新驱动发展战略，加快建设世界一流学科，推进学科卓越发展，某医院通过设立专项基金，以院拨经费鼓励和支持医院各学科以临床为导向，持续开展系列化、高水平研究，加快建设高水平人才团队，进一步提升医院核心竞争力。该基金下设多个项目类别，下面以某类项目经费报销流程为例说明科研项目经费管理内部控制建设情况。

2.科研项目经费报销流程

步骤1：项目组利用线上报销系统提交报销资料。

步骤2：项目负责人对提交资料进行线上审核。

步骤3：项目主管部门项目管理岗对报销资料进行相关性审核，审核通过后由部长进行复审。

步骤4：财务部科研会计在信息系统对报销资料进行财务合规性审核。

步骤5：项目分管院领导进行审签。

步骤6：经办人打印纸质报销单并亲笔签名，提交纸质资料。

步骤7：财务部接收并复核纸质报销资料。

步骤8：财务复核通过后，利用财务系统进行数据处理。

步骤9：财务部出纳支付经费。

专项基金项目经费报销流程如图5.43所示。

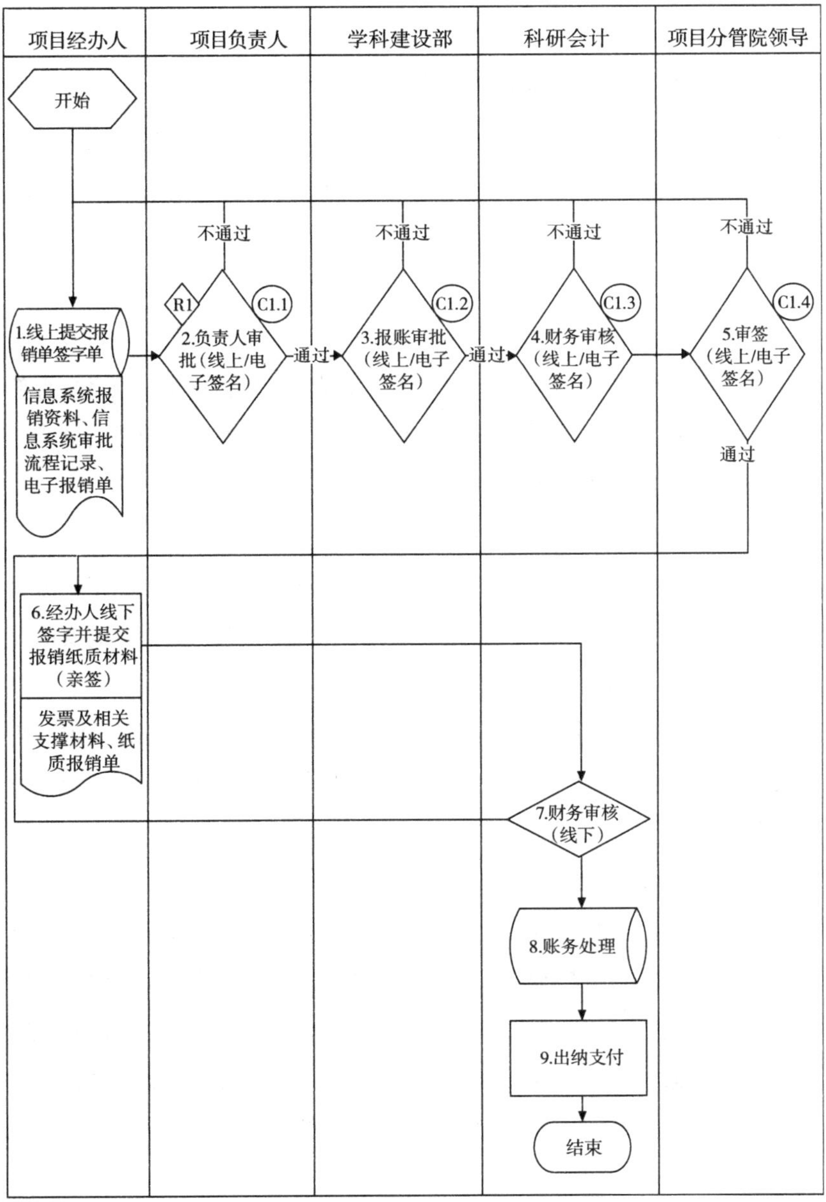

注：本流程图管理依据《专项基金项目管理办法》《专项基金项目服务指南》(内部制度)绘制。本流程仅适用于某医院科研项目管理。

图5.43　专项基金项目经费报销流程图

3.科研项目经费报销流程内部控制建设

（1）制度建设

医院制定了《专项基金项目管理办法》，明确项目实施过程中的"项目负责人负责制"、经费"纳入医院财务统一管理、按年度拨款、专项核算、专款专用"的管理原则、预算制定与调整、结余经费的处理等内容。

（2）职责分工

项目经费报销业务主要涉及项目组、项目分管职能部门、项目分管院领导、财务部。其中，项目负责人对经费报销的真实性负责；项目主管部门应对报销的相关性及合理性进行审核；财务部应对报销的财务合规性、票据的完备性与有效性进行审查。

（3）信息化建设

医院将报销业务流程固化为一张张表单、一组组数据，通过审批流程予以串联，实现人员、项目、标准、经费、票据、资料、过程、制度的标准化、统一化、精准化。

不同的经费类型对应不同的报销要求（制度），不同的报销要求对应不同的资料准备（表单），通过特定的审批节点（流程），经过各级岗位的审批（职责分工），按照各自的权责侧重进行审核/复核（控制），实现对经费报销的风险核查和控制。

通过资料提交与存储功能、流程管理功能，对报销资料、审批意见、业务流程经过、业务流程结果以及对应的操作相关信息（账号、时间、平台等）进行结构化记录；通过权限管理功能，对相关信息的查看/使用/编辑权限、流程审批权限等进行职责区分；通过电子签名功能，结合账号、手机号码、微信/企业微信认证，实现符合法律规定的无纸化审核。

（4）控制矩阵

专项基金项目经费报销风险控制矩阵见表5.88。

表 5.88 专项基金项目经费报销风险控制矩阵

风险编号	风险描述	控制活动编号	控制描述	控制频率	控制文档	控制责任主体
R1	项目实施阶段，支出预算条目外的项目或支出与研究内容无关的项目，签订虚假合同，存在事实合同，拆分报销，报销虚假发票，冒签合同或经费报销相关审批单，导致科研经费被套取、挪用或学术不端的情况发生	C1.1	为防止项目负责人审核不严或不审核报销资料导致科研经费被套取、挪用，报销经办人在每次进行报销时，都需要在纸质报销单亲笔签名；同时，项目负责人在每笔报销提交后，都通过系统进行电子审批，阅览所有报销资料后，完成电子签名流程	每次	纸质报销单及相关支撑材料，电子报销单	项目组负责人
		C1.2	为防止经费被挪取或套用，项目管理岗对系统中提交的每笔报销申请进行合理性和合规性审核并发表意见，通过CA服务完成电子签名	每次	电子报销单，审批流程记录	项目管理岗
		C1.3	为防止经费被挪取或套用，科研会计对系统中提交的每笔报销申请进行财务合规性审核并发表意见，通过CA服务完成电子签名	每次	电子报销单，审批流程记录	科研会计
		C1.4	为防止经费被挪取或套用，项目分管院领导对系统中提交的每笔报销申请进行合理性和合规性复核并发表意见，通过CA服务完成电子签名	每次	电子报销单，审批流程记录	项目分管院领导

（5）控制文档示例

电子报销单示例如图5.44所示。

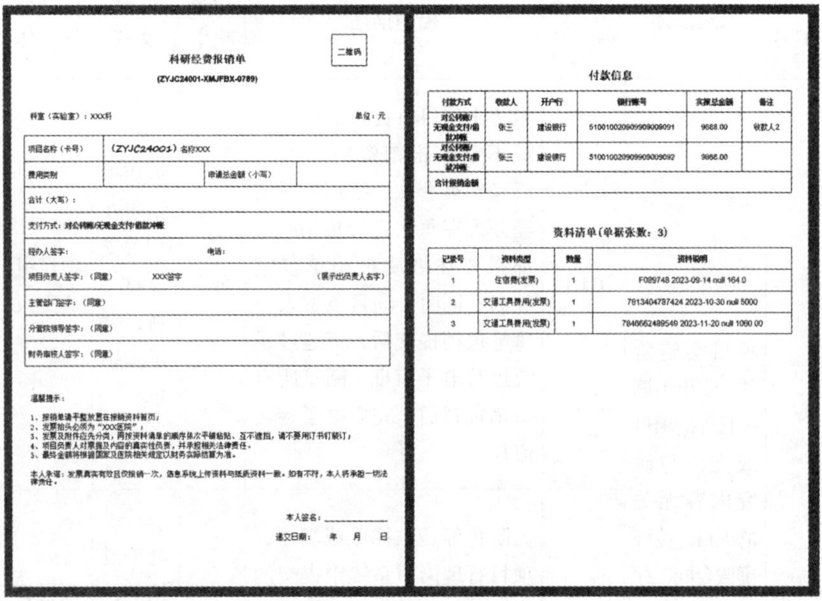

科研经费报销单

(ZYJC24001-XMJFBX-0789)

二维码

科室（实验室）：XXX科　　单位：元

项目名称（卡号）	(ZYJC24001) 名称XXX		
费用类别		申请总金额（小写）	
合计（大写）：			
支付方式：对公转账/无现金支付/借款冲账			
经办人签字：		电话：	
项目负责人签字：（同意）　XXX签字			（展示出负责人名字）
主管部门签字：（同意）			
分管院领导签字：（同意）			
财务审核人签字：（同意）			

温馨提示：

1、报销单请平整放置在报销资料首页；
2、发票抬头必须为"XXX医院"；
3、发票及附件应先分类，再按资料清单的顺序依次平铺粘贴、互不遮挡，请不要用订书钉装订；
4、项目负责人对票据及内容的真实性负责，并承担相关法律责任。
5、最终金额将根据国家及医院相关规定以财务实际结算为准。

本人承诺：发票真实有效且仅报销一次，信息系统上传资料与纸质资料一致。如有不符，本人将承担一切法律责任。

本人签名：__________

递交日期：　年　月　日

付款信息

付款方式	收款人	开户行	银行账号	实报总金额	备注
对公转账/无现金支付/借款冲账	张三	建设银行	510010020909909009091	9688.00	收款人2
对公转账/无现金支付/借款冲账	张三	建设银行	510010020909909009092	9868.00	
合计报销金额					

资料清单(单据张数：3)

记录号	资料类型	数量	资料说明
1	住宿费(发票)	1	F089748 2023-09-14 null 164.0
2	交通工具费用(发票)	1	7813404787424 2023-10-30 null 5000
3	交通工具费用(发票)	1	7846662489549 2023-11-20 null 1060.00

图5.44　电子报销单示例

4.内部控制评议

（1）内部控制建设亮点

制度建设方面，《专项基金管理办法》明确管理原则目标，在对全周期管理中各个关键环节的风险进行全面控制的基础上，落实“项目负责人负责制”，切实推进“放、管、服”。

执行层面，采用自研项目管理信息系统，对项目从立项到结题的全过程进行线上信息化管理。针对经费报销流程，要求所有资料上传信息系统，并通过发票识别验真、各类票据自动识别的方式高效提取信息。一方面，通过构建完善的项目资料体系，摆脱由于项目报销经办人流动性高带来的资料易丢失、不完备、难追溯的问题，并通过账号体系和权限体系，达成对报销资料的完善管理保存，降低纸质资料保存转交等过程带来的风险；另一方面，采用自研流程引擎，准确记录报销申请的时间、信息，各个审批节点的完成时间、责任人、审批意见，并记录包括通过、驳回或撤销等情况在内的所有报销申请，实现经费报销的全流程、全信息可追溯。此外，通过多部门协同，实现经费报销业务流程的不断优化，从最初的经办人多次往返部门，到线上流程与财务部门衔接后的"只跑一次"，再到电子签名上线后的时效性提升及纸质资料转交次数的减少，在保证内部控制完善性的基础上，持续降低项目组负担、提高管理配合度，从而进一步提高管理效率和成效，降低风险。

信息系统建设及信息化管理，可以有效提高审签效率，通过最大程度服务项目组，拓展管理部门的干预空间，在降低管理流程负担的基础上，保证项目经费管理的风险处于较低水平，为真正实现"项目负责人负责制"提供管理工具与经验积累。

（2）内部控制建设优化空间

项目管理信息化建设仍然处于建立摸索阶段，在解决老问题的同时又会带来新风险，因此，在后续优化过程中，必须要全面完整地梳理管理体系的整体风险，为持续利用的新技术、新手段提供相应的控制措施。新功能的上线与调试可能带来一定的业务影响，需要及时处理遇到的问题，并持续优化。对于经费报销过程中产生的数据以及信息的利用仍处于初级阶段，后续应考虑基于数据的风险预警与防控，切实提升项目管理的内部控制水平，降低管理风险，保障资产安全。

此外，补齐上游流程中合同签订、项目成果的管理模块，加强各模块的信息联动，可以提升经费报销过程中的信息准确度与操作易用性，降低人为操作带来的风险。

（五）案例解析——某医院大型科研仪器设备开放共享管理

1.业务概况

某医院为研究型医院的代表，其科研基地及依托其产出的科研成果在国内外享有盛誉。经过近30年的发展，该科研基地有科研实验室面积逾20万平方米，共有10余个国家级平台、40余个省部级平台、90余个实体科研机构。科研设备总资产达到18 000台（件），总价值逾11亿元，其中大型科研仪器设备250台件，价值近5亿元，60%分布于PI实验室中，40%为公共平台设备，通过有效管理措施，年平均使用时间机时从800机时到超过1000机时。

下面以某医院大型科研仪器设备开放共享管理为例说明某医院院内开放共享内控控制建设情况。

2.科研实验室大型科研仪器开放共享流程

科研实验室大型科研仪器开放共享流程如图5.45所示。

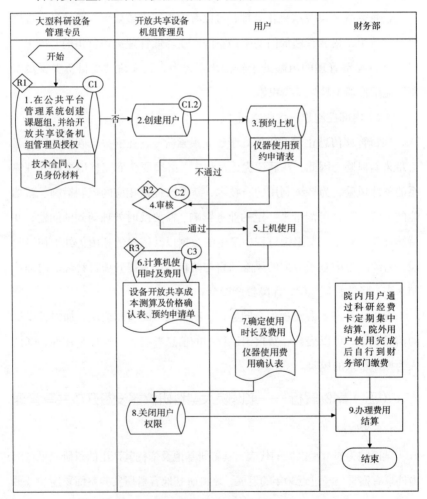

注：本流程图管理依据《大型科研仪器设备开放共享管理办法》《大型科研仪器设备开放共享收费管理办法》绘制。

图5.45 科研实验室大型科研仪器开放共享流程图

步骤1：科研实验室管理部大型科研设备管理专员在管理系统创建课题组，并给开放共享设备机组管理员授权。

步骤2：开放共享设备机组管理员针对用户在管理系统中创建用户账号。

步骤3：用户在管理系统中预约上机。

步骤4：开放共享设备机组管理员审核用户的预约申请。

步骤6：用户上机使用。

步骤7：使用完毕后，系统自动计算使用机时及费用。

步骤8：用户确认使用机时及费用。

步骤9：开放共享设备机组管理员关闭用户权限。

步骤9：财务部办理设备使用的费用结算。

3.科研实验室大型科研仪器开放共享内部控制建设

（1）制度建设

为进一步规范医院大型科研仪器设备管理，切实推进大型科研仪器设备开放共享，提高使用效益，某医院根据《国务院关于国家重大科研基础设施和开放大型科研仪器向社会开放的意见》等文件精神，特制符合某医院似实际情况的《科研设备专家委员会工作流程及职责》《大型科研仪器设备开放共享管理办法》《大型科研仪器设备开放共享管理办法》《公共实验技术平台运行收费管理办法（试行）》《首席研究者实验室大型科研仪器设备开放共享收费管理办法（试行）》，分别明确了科研设备论证要点及开放共享要求、大型科研仪器设备开放共享流程、公共平台开放共享收费流程。

（2）控制矩阵

科研实验室大型科研仪器开放共享风险控制矩阵见表5.89。

表 5.89　科研实验室大型科研仪器开放共享风险控制矩阵

风险编号	风险描述	控制活动编号	控制描述	控制频率	控制文档	控制责任主体
R1	机组人员或用户身份虚假、技术合同不合规，可能导致医院利益受损	C1.1	为确保大型科研仪器开放共享机组和用户身份真实、符合医院利益，科研实验室管理部大型科研设备管理专员每次接到公共平台管理系统课题组创建申请时，需根据开放共享机组和用户人事资料、技术合同，对人员身份的真实性、资料的完整性等进行审核，在公共平台管理系统创建课题组、授权课题组管理员	按需	技术合同、人员身份材料	科研实验室管理部
		C1.2	为确保大型科研仪器开放共享使用机组身份真实，机组每次在公共平台管理系统创建课题组后，需根据用户人事资料、技术合同，在公共平台管理系统为院外用户创建账号	按需	技术合同、人员身份材料	机组
R2	用户上机预约不符合技术合同、不符合机组开放时间安排，可能导致大型科研仪器设备使用过载，影响设备功能，增加设备运维成本	C2	为确保大型科研仪器开放共享院外用户合理使用、符合医院利益，机组每次接到公共平台管理系统上机预约申请时，需根据签订的技术合同，对院外用户上机预约时间及机器可使用时间安排进行审核，在公共平台管理系统对上机预约予以确认	按需	预约申请表	机组

续表

风险编号	风险描述	控制活动编号	控制描述	控制频率	控制文档	控制责任主体
R3	开放共享设备的成本费用测算不准确，导致收费不合理，进而导致医院经济利益受损	C3	为确保开放共享设备的价格测算合理，医院进行测试时要覆盖设备折旧成本、耗材成本、维护成本、能耗成本、空间成本、人员成本、管理费用等，经各设备负责人及实验室主任确认后，嵌入信息系统中。设备使用人员发起预约申请时就已知晓收费单价，使用完成后，系统根据预约使用时长自动计算费用	按需	设备开放共享成本测算及价格确认表、预约申请表	机组

（3）控制文档示例

设备开放共享成本测算及价格确认表见表5.90。

表 5.90   设备开放共享成本测算及价格确认表

设备开放共享
成本测算及价格确认表

实验室名称：

设备基础信息（机组填写）

设备名称	品牌型号	资产属性	设备资产号	设备位置
设备原值（万元）	设备功率（kW）	占用面积（m²）	每小时人员操作时间（min）	固定耗材成本（元/小时）
固定耗材成本测算说明			其他收费项	

成本测算及机组确认（自动测算）

	维护成本（元/小时）	能耗成本（元/小时）	空间成本（元/小时）	人员成本（元/小时）
0.00	0.00	0.00	0.00	0.00
成本价格（元/小时）（不含其他收费项）	院内（不含人力）	院内（含人力）	院外校内（含人力）	校外（含人力）
	0.00	0.00	0.00	0.00
机组定价（元/小时）	机组确认最终定价	机组确认最终定价	机组确认最终定价	机组确认最终定价
设备负责人及实验室主任确认	日期：			

4.内部控制评议

（1）内部控制建设亮点

制度建设方面，某医院制定了科研仪器设备从论证到激励端的开放共享制度，明确科研设备论证流程及监管要求，建立开放共享渠道，并明确定价规则及收计费方式，规范的流程控制各个环节，使某科研设备的开放共享工作在依法依规的前提下有序开展。

在执行方面，某医院开放共享环节实行系统化管理，开放共享平台将覆盖从人员角色管理、设备预约信息管理、设备价格管理、用户申请查看、预约计费等，一直到结算的全流程管理。针对院内用户，简化预约流程，院内用户无须提前缴款，可直接预约使用设备，定期集中结算，院外用户则通过系统申请进行开放使用付费，给某院内外科研工作者带来便利，盘活资产，提升设备使用效益。

（2）内部控制建设优化空间

某医院在推动科研设备开放共享的进程中，虽然已经初步建立了内部的控制与管理制度，但尚缺乏一套完善的后期效果跟踪及管理体系，这在一定程度上影响了设备开放共享效率和使用服务质量的持续优化。

通过物联网平台可以实现更大范围的信息共享和资源对接，比如实时监测设备使用状况、收集用户反馈信息、引入大数据分析等手段，构建起全方位、立体化的科研设备开放共享后效管理体系，以实现科研设备效能的最大化，促进科研工作的高效开展。同时，也应积极倡导良好的科研设备共享文化，形成良性循环，共同推进我国科研设施与仪器向社会开放共享的深入实施。

四、科研项目结题验收管理内部控制

本书所称科研项目结题验收管理，指医院对科研项目/科研合同的研究成果、研究目标、考核指标完成情况、效益情况进行评估和验收或综合性评价，重点包括项目任务完成情况和经费管理使用情况等方面，以确定科研项目/科研合同执行是否达到预期目标的行为。

（一）控制目标

1.科研项目结题验收管理组织体系控制目标

（1）建立健全科研项目结题验收和绩效评价内部管理制度，确保科研项目结题验收和绩效评价管理工作符合国家法律法规和医院内部规章制度规定、流程规范有序、资料档案完整可靠。

（2）完善科研项目全生命周期管理机制，确保科研项目结题验收和绩效评价及时高效，按期开展结题验收或进行结项处理，防止科研经费长期闲置沉淀，客观评价绩效情况和成果效益，充分发挥科研经费使用效能。

（3）建立分工明确、高效协调的部门间沟通联动、共同监管机制，确保科研项目结题验收和绩效评价管理的组织和协调落到实处，科研项目结题验收和绩效评价工作合规、高效、有序开展。

2.科研项目结题验收实施控制目标

（1）强化科研项目动态跟踪管理，完善科研项目定期梳理、自查自检、结题验收提前通知、沟通反馈机制，确保科研项目/科研合同按计划进行结题验收和绩效评价。

（2）建立科研项目结题验收和绩效评价相关管理制度和标准工作流程，确保科研项目结题验收的审核、评审/评价、结算等有序开展，且符合国家相关法规和医院内部管理要求。

（3）确保科研项目结题验收和绩效评价的申报、评审/评价、结算、审批等相关资料准确完整、有据可循，符合科研项目/科研合同管理及医院档案管理要求。

3.科研项目结题验收质量控制目标

确保项目负责人提交材料真实有效，经费数据真实准确，资金使用规范；提高结题验收和绩效评价专家的专业化水平；促进结题验收和绩效评价结果应用，提高结题验收和绩效评价质量。

4.科研项目结题验收提高资源配置效率控制目标

提高结题验收和绩效评价信息化水平，在保证结题验收和绩效评价质量的前提下，利用系统控制，降低全手工审核导致误差的概率，大幅提高业务效率，最大程度利用医院资源。

5.科研项目结题验收防范舞弊和预防腐败控制目标

严格科研项目结题验收和绩效评价流程，堵住漏洞，达到防范舞弊和预防腐败的目的。

（二）主要风险

科研项目结题验收业务风险清单见表5.91。

表 5.91　科研项目结题验收业务风险清单

序号	风险点描述	风险定级	影响内控目标的类型				
			经济活动合法合规	资产安全和使用有效	财务信息真实完整	有效防范舞弊和预防腐败	提高资源配置和使用效益
1	未建立院内科研项目结题验收和绩效评价相关管理制度，未明确职关键岗位职责，可能导致不相容岗位未分离，医院受到处罚，蒙受损失	重大	√	√	√	√	√
2	结题验收和绩效评价未明确岗位职责，结题验收和绩效评价申请、立项、执行等不相容岗位未分离，存在利益冲突，影响结题验收和绩效评价决策和执行，可能导致结题验收和绩效评价结果不公平公正，发生舞弊行为，造成医院资源浪费	重大	√	√	√	√	√
3	未设置科学合理的验收和绩效评价管理流程，可能导致验收不及时、部门间协作不畅通，结题验收和绩效评价流程办理不合规，科研经费使用效能低下	重要	√	√		√	√

续表

序号	风险点描述	风险定级	影响内控目标的类型				
			经济活动合法合规	资产安全和使用有效	财务信息真实完整	有效防范舞弊和预防腐败	提高资源配置和使用效益
4	未设置明确合理的科研项目结题验收和绩效评价要求和审核标准，科研管理部门未按照规定进行管理和监督，导致所提交资料不完整、不真实，不能准确客观反映项目进展，不符合结题验收和绩效评价要求，程序不合规，结题验收和绩效评价形式化，造成医院资源浪费	重要	√	√	√	√	√
5	未建立良好的评审纪律，专家遴选不科学、不公平、存在利益冲突，评分原则不科学、不明确，可能导致泄密、徇私舞弊、评审/评价结果不公正等不良后果	重要		√		√	√
6	科研项目结题验收和绩效评价资料管理不规范、未按规定及时整理归档，可能导致验收资料缺失或资料管理不规范、不安全等	重要	√		√	√	

（三）关键控制活动

1.科研项目结题验收管理组织体系关键控制活动

建立健全科研项目结题验收和绩效评价管理制度，明确科研项目结题验收和绩评价的决策机制、执行机制和监督机制，明确科研项目结题验和绩效评价收涉及的牵头和配合部门，包括项目负责人所在部门、科研管理部门、财务部门、内部审计等的职责及分工，建立和优化科学合理、高效协同的管理组织体系。

2.科研项目结题验收关键控制活动

明确结题验收和绩效评价各环节职能部门工作人员分工及职权与责任，实现不相容岗位分离，做好监督复核工作，减少设计缺陷；建立结题验收和绩效评价项目的申请与审核标准，确保科研项目结题验收和绩效评价科学合理、客观公正；建立良好的评审/评价、专家库遴选和退出、信息公示、审计监督机制，严格评审纪律，确保科研项目结题验收和绩效评价公平公正、评审结论客观准确；持续建设和完善信息化系统，实现相关部门结题项目信息传递与更新的实时性、完整性。

3.科研项目结题验收质量关键控制活动

明确各岗位职责权限，确保科研项目结题验收和绩效评价立项、执行和审核等不相容岗位相分离。实施授权审批控制，明确权限范围、审批程序和相应责任，各岗位按照规定的授权和程序，对科研项目结题验收和绩效评价事项的真实性、合理性和相关资料的完整性进行审查和复核。建立分类别、分层级的结题验收和绩效评价机制，最大化利用医院资源，提高评价效率。建立健全专家库选取和退出机制，制定科研管理部门结题验收和绩效评价关键岗位轮岗政策和结题审计政策。

4.科研项目结题验收防范舞弊和预防腐败控制活动

明确结题验收和绩效评价关键岗位，建立健全绩效评价关键岗位的轮岗和专项审计制度；建立健全结题验收和绩效评价专家管理制度，科学设置专家库，建立专家选取、退出和监督机制，建立评价专家抽取和回避机制，界定不同岗位权责利，防范舞弊和预防腐败。

（四）案例解析——某公立医院横向科技合同管理内部控制建设

1.业务概况

某医院作为国家卫生健康委委属委管医院，属中央级预算单位。为规范横向科技合同管理以防控相关风险，确保横向科技合同结题验收合规有序开展，根据上级有关文件精神同时结合实际情况，某医院制定《某医院横向科技合同管理办法》，梳理了医院横向科技合同结题验收管理的基本要求，具体如下。

（1）横向科技合同实施完成（即合同目标任务和经费双到位）后，项目负责人应按结题验收相关规定要求提交《结题登记表》及附件材料，科研主管部门对结题申请材料进行逐级审核，审核通过的予以办理结题，财务部对合同剩余经费办理结转。

（2）横向科技合同因特殊原因不能按约履行或不再计划继续履行的，由项目负责人提交签字版情况说明及必要附件材料，申请签订补充/终止协议；经科研主管部门审核同意终止的，合同终止后科研主管部门办理结题手续视为结题。

（3）横向科技合同无故逾期半年以上未办理结题，且项目负责人未提交情况说明或未申请签订补充/终止协议的，科研主管部门将通知财务部，暂停该横向科技合同经费的使用。

2.医院横向科技合同结题流程

步骤1：由项目负责人向科研主管部门提出结题申请，提交《结题登记表》及附件材料。

步骤2：科研主管部门对结题申请材料进行逐级审核，确认技术目标、经费到账等具体目标任务完成情况，并在《结题登记表》签署审核意见，对审核通过的合同办理结题手续，并对科管系统中的项目状态及时进行更新。

步骤3：财务部收到科研主管部门同意结题的意见/文件后，对合同经费情况进行核对，并对合同结余经费办理结转。

步骤4：科研主管部门整理结题相关资料，与该合同其他资料一并移交档案科归档。

横向科技合同跟踪管理与结题归档流程如图5.46所示。

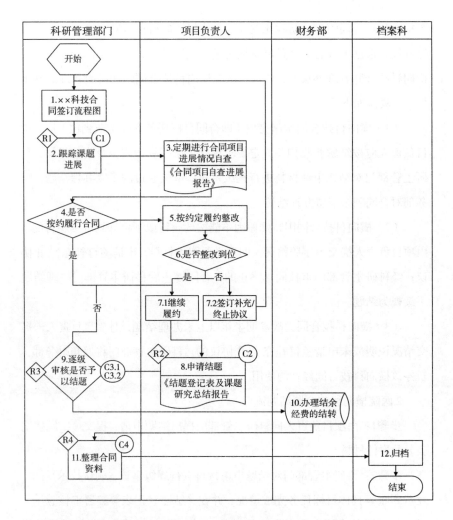

注：本流程图管理依据《某医院横向科技合同管理办法》绘制。

图5.46　横向科技合同跟踪管理与结题归档流程图

3.医院横向科技合同结题内部控制建设

（1）制度建设

某医院制定了一系列科研项目管理的制度。其中，《某医院横向科技合同管理办法》是管控横向科技合同结题验收业务的主要制度依据。该制度明确了提出横向科技合同结题申请需满足的条件、结题申请资料及要求、结题审批及结余经费结转办理的标准及办理程序等。

（2）职责分工

某医院横向科技合同结题业务主要涉及项目负责人、科研管理部门、财务部。其中，项目负责人的主要职责是如实、完整提供结题申请及相关附件材料并对所提交材料的真实性、完整性等进行承诺并签字确认；科研管理部门的主要职责是负责审核横向科技合同的履行情况、合同目标完成情况，核对《横向科技合同结题登记表》信息内容并就是否同意结题给予核定意见；财务部的主要职责是负责核对横向科技合同的经费情况，并按照结题流程和规定办理结余经费结转，见表5.92。

表 5.92　医院横向科技合同结题不相容职务分离表

岗位职责	结题申请	结题初审	结题复审	结余经费结转
结题申请		×	×	×
结题初审	×			×
结题复审	×	×		×
结余经费结转	×	×	×	

（3）控制矩阵表

横向科技合同跟踪管理与结题归档风险控制矩阵见表5.93。

表 5.93　横向科技合同跟踪管理与结题归档风险控制矩阵

风险编号	风险描述	控制活动编号	控制描述	控制频率	控制文档	控制责任主体
R1	未对合同执行情况进行跟踪管理/跟踪管理流于形式，因未及时发现实施过程中的问题/隐患导致合同无法按计划执行或出现重大纰漏	C1	为确保横向科技合同按约定规范执行、完成既定目标任务，科研管理部门结合医院相关规定，每半年对科研管理系统中处于执行期的横向科技合同进行梳理，结合合同约定跟进合同重要任务目标完成进度及质量，并通过通知、邮件、短信等向课题组反馈跟踪管理意见/整改要求、通知结题等	每半年一次	邮件、短信形式的管理意见/整改要求、结题通知	科研管理部门

续表

风险编号	风险描述	控制活动编号	控制描述	控制频率	控制文档	控制责任主体
R2	项目负责人提交的结题申请材料不属实、不完整，因合同实际未达到结题要求，可能导致科研主管部门对是否予以结题产生误判	C2	为确保横向科技合同结题符合相关规定，项目负责人需如实填写《结题登记表》并提供必要的结题报告、附件支撑材料等，同时对所提交的结题申请材料的真实性、完整性等进行承诺，并在《结题登记表》进行签字确认	按需	结题登记表	项目负责人
R3	科研主管部门管理人员未严格按规定进行审核，可能导致未达到结题条件合同结题，实施过程中重大问题被掩盖，滋生腐败等不良后果	C3.1	为确保合同结题合规有序，科研主管部门管理人员每次接到结题申请时，应按照相关规定，结合横向科技合同具体约定，对《结题登记表》、结题报告及附件材料进行审核，并对经费情况进行初步审核，根据项目执行情况判定是否建议结题并在《结题登记表》签署相关意见并签字	按需	结题登记表	科研管理部门管理人员
	科研主管部门负责人未按规定对结题申请进行全面复核，可能导致未达到结题条件合同结题，实施过程中重大问题被掩盖，滋生腐败等不良后果	C3.2	为确保合同结题规范有序，避免不良问题发生，科研主管部门负责人每次接到结题申请时，应按照相关规定，结合横向科技合同具体约定，对《结题登记表》、结题报告及附件材料、经费情况进行复审，就是否同意结题在《结题登记表》签署相关意见并签字，并通知初审管理人员对科研管理系统横向科技合同状态进行更新登记	按需	结题登记表、科管系统记录	科研管理部门负责人

续表

风险编号	风险描述	控制活动编号	控制描述	控制频率	控制文档	控制责任主体
R4	财务部未按规定和程序办理结余经费结转，可能导致经费使用不当/项目无法正常实施	C4	为保证结余经费结转办理符合规定，财务部每次收到科研主管部门签批通过的结题登记文件/意见后，应按照相关规定对横向科技合同的经费情况进行核定，并对符合要求的合同结余经费办理结转，形成审签通过的经费结转凭证	按需	经费结转凭证	财务部

（4）控制文档示例

某医院横向科技合同结题登记见表5.94。

表 5.94　某医院横向科技合同结题登记表

项目名称		合同编号	
项目负责人		承担科室	
起止时间		结题时间	
合作单位		联系人	
		联系电话	
合同经费（万元）		到位经费（万元）	

项目执行情况（请在相应栏中打"√"或"×"）

项目成果形式	□样机；□产品；□专利；□著作权；□SCI论文；□报告； □其他：	
项目结题后，该项目结余经费转入结余经费本	项目经费本编号（转出）	结余经费本编号（转入）

结题报告（请附必要支撑附件材料）

续表

项目负责人承诺: 1.本登记表中所填写的各栏目内容真实、准确。 2.提供的佐证资料真实、可靠,研究成果事实存在。 3.成果的知识产权明细完整,未剽窃他人成果、未侵犯他人的知识产权。 若发生与上述承诺相违背的事实,由本项目负责人承担全部法律责任。 项目负责人(签字): 年　　　月　　　日	
科研管理××部××科意见	已办理结题手续,请财务部老师按照相关规定办理结余经费的结转。 经办人(签字): 年　　　月　　　日

4.内部控制评议

(1)内部控制建设亮点

制度建设方面,某医院制定了《某医院横向科技合同管理办法》,明确了横向科技合同结题申请提出基本条件、申请材料要求、申请审核要点及标准及审批程序、结余经费结转办理条件及程序,结题业务的申请、审批、结转职责实现分离,通过表单的形式预先将内控控制的理念融入横向科技合同跟踪管理与结题流程中,规范横向科技合同结题业务开展。

(2)内部控制建设优化空间

某医院横向科技合同结题业务流程中,结题申请、结题审核、结余经费结转流程可进一步建立优化完善相应模块的信息化建设和进一步强化结题验收涉及相关信息管理系统间的对接,以提升审批效率、确保审签留痕和降低舞弊风险。

第十三节　教学业务内部控制

教学是公立医院的重要组成部分,与医疗、科研工作相辅相成、相互促进。教学是医学人才培养和学科建设的基础，是提高医护人员医疗技术水平和医院医疗质量的重要手段，也是建设现代化医院的重要保障。科技进步与技术创新是医院发展的关键，只有严格遵循科教兴医的方针，构建良好的教学体系才能不断增强医院核心竞争力，进而推动公立医院可持续发展。

一、公立医院教学业务概述

（一）公立医院教学业务的内涵

教学业务是指与培养学生直接相关的教学活动组织、管理、课堂教学和实践教学的实施、教学质量监控与评价等相关业务，以及与培养学生具有重要联系的支撑性、辅助性保障业务活动，如学生管理、后勤保障、图书资料管理等。医学是理论性与实践性结合强的应用学科，我国多数公立医院是高等院校的附属医院，公立医院的教育功能直接影响医学教育和卫生事业的发展。公立医院作为主要的临床教学基地，主要负责组织医学生的临床实践教学活动，这是医学生把所学的基础医学理论知识向实践转化的重要环节，是从课堂走向病房，由医学生向真正医务人员转化的重要阶段。

公立医院教学管理是根据医院的教学总体目标及临床实践教学要求，通过系统科学的管理手段将临床实践有关的内容、环境、管理、质量保障等教学要素按照整体系统设计的方式进行有机组合而形成的一种模式；通过对教学过程进行计划、组织、指挥、协调、控制来维护公立医院的正常教学秩序，优化教学资源配置，并建立教学管理、教学运行、教学质量控制及临床实践训练等教学体系，促进医学生的医学知识与临床技能有效结合，以获得职业所需的技能、态度和行为，进而达到公立医院既定的人才培养目标的过程。

（二）公立医院教学业务的特点

1. 教学主体

公立医院教学工作的主体是一群普遍具有高学历、高素质、丰富专业技术知识的医务工作者，包括临床带教教师、指导医师和研究生导师。临床带教教师是指经临床教学基地和相关院校核准，承担临床教学和人才培养任务的执业医师；指导医师是指经相关医疗机构核准，承担试用期医学毕业生指导任务的执业医师；研究生导师是指具有较深学术造诣和科研能力，经临床教学基地推荐，由相关院校遴选的具有指导培养研究生资格的医务人员。公立医院的医务工作者是影响教学质量的主要因素，其临床教学水平、职称分布结构、科研能力强弱等因素决定着一所公立医院的教学水平，只有培养出高素质、强能力、宽基础的带教医务工作者，才有利于推动公立医院的教学工作由弱变强。

2. 教学对象

公立医院教学工作的对象主要是各类实习学生，包括了本科生、研究生、住院医师规范化培训学员和进修人员。本科生的临床教学活动包括临床见习、临床实习、毕业实习等实践教学活动，其主要培养目标是让医学生掌握基本理论、基础知识和基本技能。研究生教学主要以培养临床高级专门人才为目标，注重临床思维能力和科研能力的培养。住院医师规范化培训是医学生毕业后教育的重要组成部分，主要是以临床实践培训为主要内容，是医学临床专家形成过程的关键。进修是在职医务人员为不断补充新知识、新理论、新技术和新方法，通过参加公立医院开设的专题课程、培训班、学术交流活动等形式不断更新知识的终身学习过程，具有周期短、实用性强、见效快的特点。

3. 教学目的

公立医院教学的职能是为医疗服务和医学研究提供人才保障，公立医院教学工作的根本目的是要培养医德高尚、业务过硬、勤奋好学的高素质医学人才，进而提供高质量的医疗服务和开展高水平的科学研究，为人民提供更好的卫生保健服务。

4.教学特点

（1）系统性。公立医院教学工作需对组成临床实践教学各个阶段的各要素（如实践教学内容、手段、环境、保障）进行系统整体设计。

（2）动态性。公立医院教学体系的内容和结构会根据国家医学人才培养目标适时调整，是不断反馈、调整和完善的动态过程。

（3）复杂性。医学是研究人体的科学，人体本身形态结构和生理功能复杂，要从"整体人""全方位"的角度全面思考如何组织与实施教学过程。

（4）实践性。医学是一门实践性很强的应用科学，公立医院教学工作的开展主要在床旁进行，医务工作者必须通过医疗实践加深对医学知识的理解，学习诊断与治疗知识、临床思维与技能，进而提高应用医学知识和医疗技能的能力。

（5）多元性。公立医院教学活动的参与人员多元化，临床教学对象不仅包含了全日制本科生、研究生和海外留学生，还有很多社会培训人员和在职进修人员。由于参与对象所学专业不同，临床医学、医学技术、护理、中医、药剂等不同专业的教学目标和内容均有所不同，教学内容也是多元化的。

（6）兼职性。公立医院不仅承担临床教学工作，还要承担大量的医疗工作，多数医务人员扮演着岗位多面手，从事教学工作的教师是临床医务人员兼任的。

（三）公立医院教学工作的主要内容

根据临床教学对象和阶段，医学教育可分为在校教育、毕业后教育和继续教育。在校教育指医学生在医学院校学习基本理论、基本知识和基本技能，毕业后教育指医学生在掌握基本临床实践技能和理论的基础上接受的正规的专业化培养，为独立从事某一临床专业工作打基础的过程，可分为住院医师规范化培训和研究生教育两类。继续教育指在完成上述阶段后，为了自身进步需求及工作需要不断积累自己领域的新技术和新知识的过程。

二、公立医院教学业务内部控制

（一）控制目标

公立医院教学业务内部控制的目标是在符合国家相关法律法规和教育政策的情况下，遵循教育教学活动的规律，围绕医学教育人才培养目标，以规范教学管理、提升教学质量为重点，通过建立健全院内教学体系与管理制度、明确院内教学业务管理机构和相关岗位的设置及其职责权限、优化教学工作流程与教学资源配置、建立教学质量监控与评价体系等各种措施，降低教学风险，确保院内教学工作有章可循、有据可依、平稳运行、规范有序。

（二）主要风险

院内教学业务风险清单见表5.95。

表 5.95　院内教学业务风险清单

序号	风险点描述	风险定级	影响内控目标的类型				
			经济活动合法合规	资产安全和使用有效	财务信息真实完整	有效防范舞弊和预防腐败	提高资源配置和使用效益
1	教学体系与组织架构不完善，未明确职能部门在教育工作中的职能，可能导致教学工作中出现互相推诿的情况，工作效率低下	重大	√			√	√
2	未建立院内教学管理制度，或制度之间缺乏衔接和支撑，可能导致教学工作混乱	重要		√			√

续表

序号	风险点描述	风险定级	影响内控目标的类型				
			经济活动合法合规	资产安全和使用有效	财务信息真实完整	有效防范舞弊和预防腐败	提高资源配置和使用效益
3	院内教学人员没有明确有效的职责分工和制衡机制，可能导致舞弊行为发生	重大				√	√
4	教师队伍教学素质与能力不足，影响教学效果或出现师德师风问题	重大	√				√
5	教学经费管理与使用不规范，可能造成资金浪费	重要	√	√	√	√	√
6	缺乏有效的质量监控与评价体系，可能无法发现教学质量中的问题以采取措施提高教学质量	重要	√	√			√

（三）关键控制活动

1.完善教学体系组织构架

完善和改进教学组织机构，提高运行效率，建立教学业务的决策机制、工作机制、审核机制和监督机制。可构建"教学管理领导小组—专家委员会—管理部门—教研室—带教师资"五级管理模式的线型组织机构，由分管院长全面负责教学工作，成立"本科教育""研究生教育""毕业后教育""教学督导"等专委会；设置教务部、学工部、研究生部、毕业后培训部教学管理部门和教学管理人员，明确各部门负责人及教学管理人员的职责，各司其职，层层落实，做好临床实践教学活动规划和临床实践管理工作；设立教研室、教学主任、实践教学专职岗和教学秘书，定期召开教学会议，明确从事临床训练、指导与考核工作的职责，按教学计划实施教学工作。

2. 健全教学管理制度，优化管理工作流程

建立健全各项教学管理制度，从医学生/学员招录、轮转、考核、考勤、档案、经费、党务、思政教育、应急预案等全方位保证教学工作有抓手。建立部门间沟通协调合作机制，各教研室按照教学计划高质量地完成教学任务，医院定期对教学进度、教学内容、教学效果进行检查与考核，确保教学工作的正规化、规范化、制度化，全面提升教学质量。

3. 加强教师队伍建设

建立素质过硬的教师队伍是提高教学质量的先决条件，可建立教学激励机制，将教师带教与晋升晋级、导师增列挂钩，或根据教师实际承担的教学工作情况发放教学津贴，利用阶段性教学评价奖励与年度表彰相结合等形式激发医务人员从事教学工作的热情。加强对教师教学方法与教学技能培训和考核，分层组建教师队伍，如组建负责小讲座、病历讨论、教学查房的主讲教师、负责日常带教的带教老师、负责技能培训和全程教学的精英教师等。

4. 加强对教学经费的使用管理

根据学校、医院财务管理的有关规定，科学规划、统一管理，制定教学经费使用办法，明确使用范围、费用标准、使用与审批流程，按批复预算使用教学经费，专款专用，提高资金使用效益，促进教育教学事业的发展。

5. 建立教学考核评价体系和质量监控体系

围绕人才培养目标，建立完善的教学考核评价体系、检查制度和学生评教制度，强化约束机制，将教学考评结果与职称晋升与业绩考核挂钩，按照教学活动→质量评价→信息反馈→教学指导→教学改进提升的思路，以学生发展为本、以培养质量为核心、以精细化过程控制为抓手，对教学活动实行全过程有效监控和评价（图5.47）。

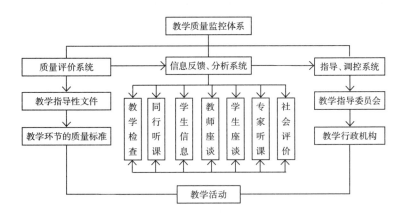

图5.47　教学质量监控体系

（四）案例解析——某医院教学业务内部控制

1. 医院教学业务概况

某医院是中国西部的国家三级甲等综合医院，其所属的医学院是中国高等医学教育的国家级示范基地，医学院的医学教育体系完备，已构建了覆盖在校教育、毕业后教育、继续教育于一体的以胜任力为导向的卓越医学生培养体系。但其教学业务涉及的人员类别多、学历层次多、具体教学业务复杂，如日常教学过程管理、教学计划管理、实践考核与考试管理等，需分析每个教学管理项目的组织维度和流程维度，按项目的业务流程进行具体设计，根据教学管理项目的环节和流程确定控制点，从组织和流程两个方面制定相应的内控措施，并建立完善的信息沟通与监督机制。新时代加快医学教育创新发展是各医院在教学过程中遇到的重要挑战，这里以某医院医教研协同推进卓越医学创新人才培养模式为例说明其教学业务内部控制建设情况。

2. 医院教学业务存在的风险

加快面向人民健康领域的科技创新，建立优质高效的医疗卫生服务体系，核心是培养卓越医学创新人才，关键要有一流的医学教育。某医院围绕卓越医学创新人才培养的理念，以八年制和"4+2+3"本硕博贯通式人才培养项目为重点，培养具有"职业素养力、临床胜任力、科研创新力和国际竞争力"兼备的卓越医生和医师科学家，通过系统梳理人才培养目标，完善教学体制机制，发现其主要面临以下四个方面的风险。

（1）医学院与附属医院两个独立管理主体，面临医院及临床医师以医疗为先、教学为辅，在教学方面投入的资源与时间不足的风险。

（2）职业素养培育、专业基础与临床实践教学结合不足，面临实践教学中医患沟通、临床操作等综合能力培养不够的风险。

（3）科研平台对学生早期开放不足，面临科研训练中对于前沿科学方法、科研思维和双创能力培养不够的风险。

（4）国际化培养经费短缺、平台少、模式单一，面临培养学生的国际前沿视野和国际竞争力不足的风险。

3.医院教学业务关键控制措施

（1）建立医学院与附属医院"院院合一"体制，落实医教研协同育人机制

为了保障医教研协同育人，防范人、财、物重复配置浪费资源的风险，某学院与某医院创建了"两块牌子、一套班子"，教研室/科室/研究室"三室一体"的管理体制，全面实现人、财、物统一管理，医疗、科研资源全力保障教学，教学工作指令畅通、执行有力。

（2）构建以整合为策略的课程体系，实现理论知识向职业素养力的转化

为了保障医学理论向职业素养力转化，防范教学目标脱离职业素养的风险，某医院在本科生培养的早中阶段，实施高质量医学人文整合课程、基础—临床器官系统整合课程、科研素养整合课程和"医学+"跨学科课程。

（3）构建以卓越临床胜任力为导向的实践教学体系，提升学生临床实践能力

为了保障培养卓越临床医师，防范教学内容脱离医疗行业发展的风险，某医院在国内首创了"实践教学专职教学岗"制度，每年专项投入逾

千万元，全力支持临床医师全脱产从事临床实践带教，从教学查房、病例讨论、手术操作、技能训练等九环节实施精细化的实习教学，对科室和带习教师实行"双督导"，激发教师带教和教学研究热情。

（4）构建以解决临床问题为导向的科研创新能力培养体系，优化学生临床科研思维和实践能力

为了保障医学创新人才培养，防范出现"卡脖子"的重大技术风险，某医院创建了本科生入校配导师、大一进实验室、中低年级进入多学科交叉团队的"三早"科研实践模式。依托学校学院高水平科研平台和医工融合导师团队，某医院每年投入200万元设立"本科生双创基金"，通过大创项目、学术社团、双创竞赛等实践载体，进行本研贯通、以解决临床问题为导向的科研伦理、思维和能力培养，将创新文化植入学生基因。

（5）构建以国际竞争力为导向的多元化国际培养体系，拓宽学生国际视野

为了保障培养一批具有国际视野的高层次人才，防范未来医疗发展话语权失衡的风险，某医院构建完备经费资助制度，与国际顶尖院校合作搭建平台，建立送出去请进来并重的国际交流体系，通过设立教育发展基金，组织国际课程周、国际交流营等多元化的交流项目，支持学生赴境外参加国际会议口头报告、中长期境外临床实习、科研训练以及联合培养，有力提升了学生的国际竞争力。

4.医院内部控制效果评议

（1）内部控制建设亮点

某医院通过创建医学院与附属医院"院院合一"体制，构建以整合为策略的课程体系、以卓越临床胜任力为导向的实践教学体系、以解决临床问题为导向的科研创新能力培养体系、以国际竞争力为导向的多元化国际培养体系；经过十余年的探索实践，实现了从医学院和附属医院职能侧重各异向人财物统一的全方位保障机制转变，从注重理论知识传授向"知识+实践+创新"复合型人才培养模式转变，从仅重视课程学分和论文发表向

医患沟通、临床操作、科研能力、国际交流等多维度评价体系转变，从单一学科导师模式向"医学+"多学科交叉大师领衔导师团队模式转变，从以参加国际会议、短期学习为主向联合培养、海外实习等多元化国际培养模式转变。

（2）内部控制建设优化空间

国内外医疗领域持续改革，对于职业规范、职业素养、职业精神的内涵日益丰富，某医院在教学过程中，在医学知识、临床技能、科研创新、国际视野等职业胜任力培养的基础上，还应当重视法律法规、医疗政策、行业规范、职业精神等综合素质的培养，实现培育与医疗行业共谋发展的高层次人才，应对医疗领域持续发展变革的挑战。

（五）案例解析二——H医学院学生奖学金评定工作内部控制建设

1.H医学院学生奖学金评定工作概述

H医学院和H医院同属S大学，学院、医院实行院院合一的管理模式。H医院设学生工作部负责学生奖学金的评定工作，该工作由S大学统筹管理。

奖学金评选机制是指奖学金在分配、评选、发放等过程中所严格遵守的规则、制度及逻辑。奖学金从设立到发放中间要经历奖学金立项、信息发布、个人申请、资格审核、评选评审、人选确定、公示申诉等众多环节，每个环节的合理性和规范性都决定了奖学金制度的公平公正性，任何环节中出现问题，对整个奖学金制度的公正性都具有极大影响。奖学金评定制度的根本目的是奖励品学兼优或在其他方面有突出表现的学生，以激励整体进步，而其制度的公正性、配置的有效性、评价指标的精确性正是保证激励作用发挥的基础。

2.学生评奖评优工作流程

学生评奖评优工作流程如图5.48所示。

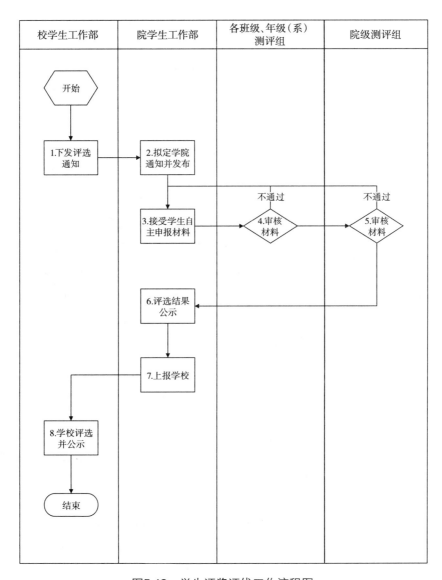

图5.48 学生评奖评优工作流程图

步骤1：学校下发各类评奖评优通知到学院。

步骤2：院学生工作部根据学校评选的要求向各年级（系）发布通知，让每一个学生知晓评选奖项。

步骤3：院学生工作部接收学生自主申报提交的申请和证明材料。

步骤4：各年级（系）测评组进行材料审核排序返还申请人确认。

步骤5：院级测评组审核。

步骤6：各班级、各年级（系）公示评选排序结果。

步骤7：将排序结果上报学校。

步骤8：学校最终评选并公示获奖名单。

3.H医学院学生评奖评优工作内部控制建设

（1）制度建设

H医学院实行公开、公正的评选机制，建立评选规则和标准，制定《H医学院医学生胜任力测评体系》，明确评选的依据和流程，强化评选程序的监督和管理，防止"暗箱操作"等不透明行为的发生，确保评选过程的透明性和公正性。医学生胜任力是指医学生经过专业训练后胜任未来医疗服务岗位所必须具有的知识、能力和素养的综合，具体包括知识、技能、伦理、沟通、人文和发展等。H医学院基于中共中央、国务院印发的《深化新时代教育评价改革总体方案》，以促进学生德智体美劳全面发展为核心目标，基于"全球医学教育最基本要求"等医学教育国际标准以及实行近20年的医学生综合测评体系实施方案，制定《H医学院医学生胜任力测评体系》。具体包括以下内容，见表5.96。

表 5.96　测评维度

胜任力领域	胜任力内容	主要测评点
医学职业素养	医学职业道德和伦理行为	积极参与志愿服务活动； 具有同情心，实习中的教师或病人评价
	人际关系能力	积极参与各类社会活动和学生群团与社团组织； 热心为同学服务； 具有良好的人际关系
医学能力素养	维持高专业水准所需的职业发展能力	积极参与学术科技活动，在科技文章、课题、专利等方面取得的成绩； 具有较高的英文水平，积极参与各类国际交流和出国出境交流活动； 有良好的运动习惯和高尚的生活情趣，体育测试成绩合格

续表

胜任力领域	胜任力内容	主要测评点
医学知识	社会人文与自然科学基础知识；公共卫生知识；医学专业知识	课程考试成绩；选修考核成绩；具有良好的阅读习惯
临床技能	临床技能	临床技能训练与临床实习成绩

　　测评总分=专业学习成绩分65%+综合素质评价35%。专业学习成绩总分100分，成绩=∑（指导教学计划中该学年内必修课程成绩人该课程学分）/∑教学计划中该学年内必修课程学分。该成绩分值以学生第一次修读本课程成绩为准（包含不及格成绩），最终该部分成绩乘以65%。综合素质评价=德育评价50%+智育评价人20%+体育评价人10%+美育评价人10%+劳育评价人10%。综合素质评价以思想政治素质评价为核心，以培养又红又专、全面发展的当代大学生为目标，从德、智、体、美、劳五个维度进行综合考评，育人为本，以德为先，坚持知识学习与人格培养并重，采用定量与定性，过程纪实与申报评议相结合的方式。该成绩由班级测评组依据学生综合能力加减分标准进行统计，经班级、年级（系）测评组审核，院级测评组认定。每部分加分按照固定分值进行直接加分，超过上限分值按照上限分值进行计算。

　　（2）组织领导

　　学院设置院级、年级（系）、班级三级测评工作组织。负责完成对全院所有学生在校期间全过程的胜任力测评的各项工作。

　　院级测评组由学院主管学生工作的党委副书记任组长，秘书单位设在学生工作部，组员包括：主管教学工作的副院长、学生工作部部长、教务部部长、各年级（系）辅导员、院学生分团委书记、院学生分团委副书记、院学生会主席、各年级（系）学生会主席、团总支书记。工作任务包含：①制定、修改和解释学院学生胜任力测评办法；②组织开展学院学生胜任力测评工作，对各年级（系）测评组开展工作指导和监督；③审核各年级（系）测评组测评结果，汇总并在全院公示；④根据特别需要，审批各类临时加减分项目，登记并予以公布；⑤接受并处理学生投诉。

年级（系）测评组由各年级（系）辅导员担任，秘书单位设在年级（系）学生会联合办公室，组员包括：年级（系）学生团总支书记、学生会主席、各班班长和两名学生代表。工作任务包括：①组织开展本年级（系）的学生胜任力测评工作；②审核各班级测评组测评结果，汇总并在年级（系）公示，将测评结果上报院级测评组；③根据各年级（系）的具体实际情况，修改、认定测评条例和学生特别荣誉，上报院级测评组审核同意后在本年级（系）实施；④接受并处理学生投诉。

班级测评组由班长担任组长，学习委员任秘书，组员包括全体班委和两名学生代表。工作任务包括：①组织开展本班学生胜任力测评工作；②汇总本班每名同学的测评结果并在班级内公示，将测评结果上报年级（系）测评组；③充分听取学生意见，收集并上报学生对于胜任力测评的意见和建议。

（3）建立监督机制防范风险

H医学院建立学生申诉制度，给予学生公正的申诉渠道，确保学生权益得到保护。加强评价结果的及时反馈，设立评定结果公示期限。同时，建立有效的奖学金管理机制，对获奖学生进行跟踪和评估，确保奖学金的合理使用和效益。加强对奖学金使用情况的监督，防止出现违规行为，确保奖学金的公正分配。开展定期或不定期的奖学金复核工作，对奖学金的评定核查和复审，防止"重评轻管"现象的发生。鼓励学生和教师参与监督评选过程，提供举报渠道，及时发现和处理不正当行为。

4.内部控制评议

（1）内部控制建设亮点

H医学院制定了《医学生胜任力测评体系》，采用德智体美劳过程性评价办法，完善德育评价、严格学业标准、强化体育评价、改进美育评价、加强劳动教育评价。设立院级、年级（系）、班级三级测评工作组织，明确各级测评组织职责，加强评选过程监管，为开展工作提供了有力保障和支撑。在《医学生胜任力测评体系》中明确各环节工作流程，岗位职责分明，采用分级审核、互相审核制度，使工作风险得到有效控制。

（2）内部控制建设优化空间

H医学院需根据每学年的情况，及时调整测评细则。且由于各年级（系）实际情况可能存在一定差异，应当在统一的评价框架内，适当地允许各年级（系）根据本年级情况在学院允许的情况下做出调整。

第十四节 医联体业务内部控制

一、医联体业务概述

医联体是在一个区域内将三级或者二级医院、基层医疗机构进行资源整合，形成的医疗联合体。根据组织模式划分为城市医疗集团、县域医共体、跨区域专科联盟、远程医疗协作网。根据组成机构之间的关系划分为紧密型医联体和松散型医联体。根据组成机构的层级划分为横向医联体和纵向医联体。开展医联体建设，有利于调整优化医疗资源结构布局，促进医疗卫生工作重心下移和资源下沉，提升基层服务能力，更好实施分级诊疗和满足群众健康需求。

二、医联体业务内部控制建设

（一）控制目标

1.医联体业务管理组织体系控制目标

建立健全医联体管理制度，明确医联体管理机构和相关岗位的设置及职责权限，建立内部协调协作机制，确保医联体管理工作有章可循，使医联体管理规范有序。

2.医联体业务实施控制目标

（1）合作对象的考察全面规范。严格根据考察流程和指标，对合作对象进行全面评价，确保合作对象可靠可选，降低运营风险。

（2）规范医联体内人员任用。根据人员选拔标准对候选者进行考核，严格执行选拔流程，流程公开透明，全程接受监督，确保选出德才兼备的人员。

（3）建立健全医联体内绩效分配体系。建立科学合理的医联体内考核体系和绩效分配体系，确保分配科学合理，激发维护医联体内工作人员积极性。

（4）健全医联体财务管理制度。加强医联体资金管理，降低财务核算风险，加强财务风险预警和分析管理，确保财务预算科学，财务管理流程便捷，赋能医联体运营。

3.医联体业务信息管理控制目标

推进医联体业务信息化建设，利用信息数据支撑财务管理、预算预测、运营规划、风险预警等，提高医联体业务的管理效率。

（二）主要风险

1.医联体业务相关政策滞后的风险

一方面，医联体建设在全国仍处于试点和探索阶段。另一方面，医联体建设牵涉政府、医院和群众等多方面利益主体，仅政府层面就涉及卫生健康委、物价局、发展改革委、医保局、编制办、财政局和人社局等各部门，相关政策出台前要考虑各方面的利益。因此，若医联体相关政策不能及时出台，问题出现时将无章可循。

2.信息化建设支撑不足的风险

目前，医联体内各家机构的信息系统之间相互独立、兼容性差，很少有形成统一的信息系统。医联体内各医院的绩效考核方案大多从服务质量和岗位工作量两个维度出发，大数据时代医院对财务绩效的精细化发展提出了要求，而当前财务信息系统尚未实现医联体内涵盖收费、成本核算、门诊住院、OA、人事医保管理、医护工作站等系统的一体化集成管理，不利于医联体内全面预算绩效管理工作的进行。如果医联体不提高重视，加大投入建设内部控制智能决策系统，很难及时提供有价值的数据支撑管理。

3.财务核算风险

医联体运营的过程中财务核算难度加大，主要体现在以下几个方面：第一，会计核算的主体在本单位的基础上，又要对合作单位涉及的相关内容进行核算；第二，从财务制度来看，既要满足自身财务发展需求，也要满足医联体模式下财务制度的一致性；第三，财务报告内容越来越复杂，医联体建立后财务报告在核算的过程中需要综合考量公立医院内部相关的资产负债、债权债务，还需要对合作医联体单位进行资金收支等业务上的核销。

4.缺乏成熟财务管理制度和运行机制的风险

医联体改革从2017年开始启动施行，我国财务管理制度基本上还是以改革之前的规制作为基本参照，对于医联体成立后相关的财务管理规制和会计法律法规并没有进行有效的改革。因此，医联体模式与财务管理规制关联和衔接度还不成熟。运行机制不同导致医联体运营内部主要是依靠自觉性来完成医院与合作单位的管理约定，由于缺乏刚性约束，财务风险较大。

5.医联体内绩效分配不合理的风险

各医联体单位有不同的利益诉求，例如下级医院同上级医院合作的目的，是想借助上级医院的品牌效应和专家资源提高患者服务量、增加收入水平、提升医院品牌；上级医院和各级医院建立医联体关系的目的，除推动公益性医联体建设以外，也出于经济利益的驱使，意在将院内占据床位、资源耗费等问题通过优化疾病和患者结构得以解决，将效益不高的病人转向下级单位，提高医院的经济效益。这种定位没有问题，但是由于医联体内许多层级医院的财政投入、薪酬分配标准分属于省、市两个不同级别的政府机构管理，相关的利益分配机制难以发挥作用，再加上各医疗单位业务同质化严重但利益共同点不足，存在"竞合关系"，造成医联体内的各级医疗单位之间存在利益博弈。

医联体内存在"多法人"，且内部章程缺乏实质的"责权利"明晰界定，约束力不强，协调关系难处理，医联体牵头单位没有考核、任免、绩效分配的权力，很难真正实现"财务集中控制，经营权力下放"。

6.医联体内人员选拔任用的风险

由于医联体干部选拔任用工作所囊括的范围极大，对医联体干部选拔任用工作的管理要求极高。现阶段的医联体干部选拔任用工作管理模式与管理体制自身存在着诸多积弊与问题，不能适应新时代对医联体干部选拔任用工作管理的实际需要，不利于医联体内各级医院的可持续健康发展。

7.医联体合作签约主体的风险

《国务院办公厅关于推进医疗联合体建设和发展的指导意见》要求"各地要根据本地区分级诊疗制度建设实际情况，因地制宜、分类指导，充分考虑医疗机构地域分布、功能定位、服务能力、业务关系、合作意愿等因素，探索分区域、分层次组建多种形式的医联体。根据社会办医疗机构意愿，可将其纳入医联体。"虽然文件提到可将社会办医纳入医联体，但是符合哪些标准可以纳入、纳入的基本要求及相关政策保障并未提及。

医联体建设的本意是推动医疗资源下沉，帮助基层医疗水平提升。对于合作主体的选择应该十分谨慎，特别是针对社会办医的医疗机构。社会办医类医疗机构往往存在逐利性，与大型公立医院的合作，有些纯粹是为了授牌和挂名，以及进行市场推广和营销。另一方面，因社会办医与公立医院资产属性、管理体制、经营方式等的不同，在一定程度上加大了其与公立医院磨合的难度。如果医联体合作签约主体选择社会办医疗机构，可能会对医联体的整体稳定性造成影响。

8.医联体内医疗责任划分不明确的风险

医疗风险是阻碍医师多点执业的主要因素。在多点执业过程中，由于制度设计不完善，风险责任分担不明确，医师对产生医疗纠纷的顾虑也会增加。医生在多点执业过程中如发生医疗事故，第一执业机构、医生本人和所在行医机构三方如何协调和分担责任风险相关法律制度尚没有明确规定。病人在医联体之间转诊中若出现医疗纠纷，患者及家属倾向于选择上级医院来承担赔偿或补偿责任，因其规模更大。

（三）医联体业务的关键控制活动

1.建立完善的医联体管理机制

医联体牵头医院负责建立医联体议事决策机制、工作机制、审核机制、监督机制；建立健全医联体相关工作管理制度，涵盖医联体诊疗服务与收费、资源与信息共享、绩效与利益分配等内容。

2.确定归口管理部门及其职责权限

各成员单位要明确医联体相关业务的归口管理部门及其职责权限。建立风险评估机制，确保法律法规、规章制度及医联体经营管理政策的贯彻执行，促进医联体平稳运行和健康发展。

3.加强信息化建设

随着信息化建设在医疗集团的深入推进，医疗集团的财务核算和经济管理人员要在夯实原来财务会计工作的同时，将重点转移到决策支持、预算预测、运营规划、内部控制评价等方面，最终为医疗集团的战略、经营决策提供参考依据。同时，随着信息化水平不断提高，医疗集团还需借助大数据和智能化打造医内部控制智能运营决策系统，为管理控制、决策、风险管理、绩效评价提供更具有价值的数据。在内部控制和数据采集方面实现从财务数据到业务数据的扩展，从内部数据到外部数据的扩展，从结构化数据到非结构化数据的扩展。

4.建立风险预警系统，控制财务风险

风险预警系统能够在一定程度上对财务风险进行检测、预报及分析。医联体模式下风险预警系统，能够在医联体财务模式转换的过程中从总体上反映医联体的基本财务状况，还能通过建立财务风险预警模型，对财务模式转变过程中产生的财务风险进行有效地甄别和判断，发出预警信号，帮助医联体财务管理者及时地采取有效措施，有针对性地控制风险。

5.加强资金风险管控

第一，制定内部控制和内部监督制度，明确财务内部岗位职责，减少由于责任不明而出现的财务风险；第二，建立完善的资金管控一体化信息体系，保证医联体模式下资金的动态监督和管理，有效地保证资金的安全性及利用的高效性，最大限度地将资金管控透明化，保证内部资金分配、内部资产投入过程中公立医院与合作单位的合理比例，从而提升资金管控水平，有效地降低财务风险；第三，建立集中管理、分户核算、统筹管理的资金管理制度，提升现有资金的周转率，有效地做到资金内部互相融通，在提升财务管理水平的过程中达到控制财务风险的目标。

6.建立医联体内人员选拔机制

推行规范化的医联体干部任用模式以及干部选拔模式。建立医联体人员选拔标准，建立客观评价指标体系。完善选拔程序，选拔任用流程规范，每一环节都有相应的规章制度指导。一般要经过实名提议—筛选动议—民主推荐—综合考察—讨论决定—公示任职6个阶段。强化目标考核，根据医联体的工作计划，制定人员岗位考核目标，根据考核结果，动态调整人员任用。实行按需设岗、按岗聘用。建立能上能下、能进能出的灵活用人机制。创新人事管理制度，完善与医联体相适应的职称晋升办法，实行科学评价，拓展医务人员职业发展空间。

7.完善医联体内绩效分配体制机制

建立健全利益共享、责任共担机制，改变原有的利益补偿渠道和人、财、物等各项管理权限，各级参与医院的利益分配额应与医联体整体综合技术水平正相关，保证医联体总体综合技术水平增加的收益要大于为其增加的成本，医联体内部的利益分配要能体现各参与医院在医联体中的重要程度，重点关注医联体总体综合技术水平的发展及其成本的节约，结合实际情况以实现医联体帕累托最优利益为目标。

8.建立完善的合作主体考察流程和制度

加强对合作主体的考察，建立评价体系，严格按照评价指标筛选。完善评价流程和制度，对于评价不合格的医院不予合作，对于评价较低的医院谨慎合作，对于已签约医院要持续追踪评价，实现动态评价退出机制，保证合作不损害医联体的利益和品牌。严格遵照国家、地方政府相关文件要求，在符合双方合作意愿的基础上，确保公立医院资产不流失，合作不损害公立医院利益的情况下，严格把控社会办医疗机构的合作内容和合作形式。

9.引入商业保险模式，完善医疗责任风险保障体系

建立医疗责任保险制度和医疗意外保险制度，完善医生的医疗责任风险保障体系，引入商业保险模式，为多点执业的医师购买医疗责任险。建立完善的医疗责任风险保障体系，可以在发生医疗风险和医疗事故时有效保障医院、医师和患者三方的权益，也是推动医师多点执业，促进优质医疗资源下沉的有效措施。

（四）案例解析——某医院医联体内部控制建设

1.某医院及其医联体基本情况

某医院（牵头医院）是某市一家三甲综合医院，现有56所医联体成员单位，其医联体模式包含紧密型、松散型和半松散型。

紧密型医联体主要是医疗集团，由某医院牵头，含6家二级医院（W医院、J医院、L医院、T医院、F医院、K医院）、4家一级医疗机构。医疗集团由市政府牵头组建，医疗集团旗下的医疗机构法人均由牵头医院法人担任，除1家二级医疗机构有独立编制外，其余的人事、财务和运营管理由牵头医院统筹安排。医疗集团的建设模式有三类。一是院管院办，二级以下医疗机构从开办到运营由牵头医院负责，相当于牵头医院的内设机构和分院。二是联合兼并，F医院的法人由某医院法人担任，F医院的原法人担任执行院长。三是社会各方协作，T医院是PPP模式下的新型办医模式，其硬件建设由社会资本方出资完成，人事、设备等由某医院统一安排和采购，

社会资本方和医疗集团方共同组建运营公司负责T医院的运营，根据业务量和收益进行利益分配。

松散型医联体为专科联盟，某医院发挥学科优势，组建了妇产专科联盟。建立专科联盟后，患者双向转诊可享受绿色通道优先诊疗，医联体之间实现病例信息互享。

半松散型医联体是某医院与区域内医院签订合作协议，某医院的医生到对口业务科室坐诊、查房、会诊等，基层医疗机构的医生到某医院进修学习。

2.某医院医联体存在的主要风险

（1）医联体建设方向不明确的风险

某市仍在探索适宜的医联体建设方案，对医联体内部的建设目标和功能定位没有详细的指导方向，医联体成员单位不明确自身的定位和职责，无序竞争的现象在医联体内依然存在，医疗资源不能合理配置。例如，医疗集团的核心医院开设有康复医学科和盆底治疗中心，医疗集团内某社区卫生服务中心也开设有相关诊疗项目，该社区卫生中心仅与核心医院相距一公里，服务群体重合。

在医联体专科建设上，某市未能对优势专科进行整合，在政策上没有对专科进行"打包"合作的指引性规范。某医院医联体开展的专科联盟仅有妇产学科。某医院拥有7个省级重点专科，这些学科暂未开展专科联盟。

（2）医疗集团核心医院存在运行风险

医疗集团旗下除W医院外，其他二级医院仍处于开办初期，收益远不及成本。项目资金投入主要由核心医院金融贷款及社会资本融入，缺少政府财政补偿，在项目工期紧张时，由核心医院的经济收入进行拨付补偿，给核心医院带来了巨大的经济压力和运行风险。

某医院半松散型医联体成员单位的行政、编制独立，彼此独立运营，仅在某部分医疗活动中开展合作。合作内容包括核心医院对下级医疗机构的技术帮扶、科研指导、教学查房、远程会诊、学术讲座等。某医院医师到下级机构帮扶期间的待遇由医院从人才培养经费中支出，这增加了某医院的额外成本。下级医疗机构作为获益方，在帮扶成果转化为实际收入方面尚未有明确的利益分配机制。

（3）人财物改革的风险

人员管理涉及编制问题，F医院拥有独立的事业单位编制，如实行某医院医疗集团统一管理，则其编制数需要纳入某医院编制总量，由于医疗集团其他成员单位均无独立人员编制，倘若F医院的编制纳入X医院统一管理，则会发生编制总量调剂到各个医疗集团成员单位职工使用的情况，对F医院编制使用造成冲击。目前相关部门未对此作出明确批示。此外，需要明确职工的劳动关系归属问题，职工与X医院还是F医院签署劳动合同。

统一财务管理涉及成本控制、预算编制、业务核算、支付流程和收入管理等方面。某医院和F医院分别是差额拨款和全额拨款的事业单位，其运营和管理方式存在较大差别。统一法人后，两家医院的财务管理制度需进行整合统一。然而，在制度整合的过程中，出现了原始资料获取难、固定资产入账难、计量标准不一致和核算流程有差别等问题。在收入管理上，某医院在部分收入和支出方面有自己的决定权，F医院则是执行"收支两条线"，两者在业务收入管理上有着不同的规则。

资产设备一体化是医院重组的难点和风险所在。产权统一不是简单转移，要经过复杂的流程，医疗设备的投入和折旧直接关系到医疗成本的核算，在产权移交期间产权变更将给成本核算带来巨大的工作量和风险。

（4）信息化水平落后制约了医联体发展的风险

某市各级医院使用的医务系统几乎处于"孤岛"状态，同一套系统仅限医院内网使用，转诊后原来的就诊信息和病例不能通过信息化手段传输调阅，临床检查结果互相不能认可，给患者带来额外的经济负担，导致患者转诊的积极性降低，制约了医联体间的协作发展。

某医院医联体内部，即便是同一法人管理的医院，也没有统一的智慧医院平台。某医院的信息化水平相对较高，在智能导诊、预约诊疗、远程会诊和在线问诊等信息建设上略有成效，但旗下的大多数医院尚未开展上述智慧医院的建设。

3.优化对策

（1）建立健全医联体运行机制和绩效考核体系

一是明确医联体各成员单位的功能定位，确定考核项目，根据功能定位制订针对性的分工合作内容。对医联体内部分工协作的收费项目和非收费项目进行分类，开展成本核算，估算服务量和项目价值，量化核心医院对下级医疗机构在人才建设、技术帮扶和行政管理的帮扶投入，另外，围绕成员单位在医联体开展的活动做好台账，定期对各单位医疗服务效率进行统计分析和效果评估。二是在横向和纵向上进行医联体分工协作效率对比，做好质量控制。对双向转诊数量、转诊指标和患者满意度等方面进行质控评分，并及时反馈。

（2）完善医联体内部利益分配机制

约定牵头医院对成员单位的管理收益收取方式。牵头医院为医联体成员单位投入的管理、人才和技术每年产生了大量的额外成本。牵头医院对基层单位收取一定管理费用，可调动牵头医院持续输出品牌的积极性。至于管理费用的数额，可在目标绩效考核的指标统计下，按照被帮扶单位情况分类确定并动态调整。

（3）加强医疗集团内人财物一体化管理

一是成立人力资源中心。在人员管理方面，将医疗集团成员单位的职工纳入统一管理，在人力资源系统数据库中增加人员信息，对外发布统一的招聘公告，职工与牵头医院签署劳动合同，由牵头医院派遣至各个成员单位的岗位工作。在培训、职称晋升和岗位管理上实行统一调配。对于在编职工，按"老人老办法、新人新政策"进行过渡性安排。二是成立财务管理中心。组建财务集中核算信息平台，将业务流程融入财务管理，对成员单位的业务进行核算，继而生成各个单位的财务报表。通过集中核算，分析各单位的运营活动，降低单位的经营成本，最大限度地获得规模化经济效益。可实行集团内一站式结算，病人转诊不需另外结算，而是通过

"一张发票"打包支付。 三是成立后勤保障中心。建立医疗集团药械采购机制，实行药品、耗材、医疗器械一体化采购与配送，为医疗集团内处方流动做好保障。医疗集团内部可按照资产处置相关规定，将闲置设备、设施流转到急需的医疗卫生机构，实现医疗设备共享。

（4）提高医联体内信息一体化水平

一是在医联体内打造信息平台，达到信息共享、信息互认。继续完善以电子病历为核心，集成PACS、RIS、手麻、院感、物资供应、财务等的平台。推动医联体内医疗、财务、人事、公共卫生服务、慢病管理、药品供应和绩效考核等工作数据共享管理。 二是推行"互联网+基本公共卫生服务+慢病管理"模式。推动电子病例与健康档案深度融合，打造医生与签约家庭互动的桥梁，基于健康诊疗数据连接千家万户，提高基层医疗机构的服务水平和覆盖人群。 三是依托信息化实行"延伸处方"，整合医务信息系统，将医联体上级医院处方药延伸至基层，建立药品统一配备配送机制，实现药品使用上下联动。

第十五节　互联网医疗业务内部控制

一、互联网医疗业务概述

互联网医疗业务是借助互联网手段，满足患者疾病或健康需要的诊疗与咨询业务。2018年4月，国务院办公厅印发《国务院办公厅关于促进"互联网+医疗健康"发展的意见》，鼓励医疗机构应用互联网等信息技术拓展医疗服务空间，满足人民群众多层次、多元化的医疗健康需求。

互联网医疗业务的开展须遵循《互联网诊疗管理办法（试行）》《互联网医院管理办法（试行）》《互联网诊疗监管细则（试行）》等规定，做好业务服务范围与开展资源的控制。业务服务范围控制主要包括业务上线流程控制与业务实施过程控制。业务开展资源控制主要包含时间资源控制、空间资源控制、人力资源控制、软硬件资源控制、可持续发展资源控制。

二、互联网医疗业务服务范围控制

（一）控制目标

互联网医疗业务服务范围界限清晰，业务上线启动流程规范，业务实施过程关键节点控制有效。

（二）主要风险

互联网医疗业务服务范围主要风险见表5.97。

表 5.97　互联网医疗业务服务范围主要风险

序号	风险点描述	风险定级	影响内控目标的类型				
			经济活动合法合规	资产安全和使用有效	财务信息真实完整有效	有效防范舞弊和预防腐败	提高资源配置和使用效益
1	未明确业务服务范围	重要	√	√			√
2	未明确业务上线流程	重要	√	√		√	√
3	未对业务运行过程进行监督	重要	√	√	√	√	

（三）关键控制活动

1.制定业务服务范围标准

明确互联网医疗业务范围，厘清各业务服务边界，细化线上复诊与线上咨询的业务内涵，并区分二者服务范畴。其中线上复诊业务服务范畴：

为外院（其他实体医院、诊所、互联网医院等）诊疗后但诊断仍未明确的患者提供线上医嘱开具服务，为本院诊疗（门诊或住院）后需要定期复查的患者提供延续性诊疗服务。线上咨询业务范畴：为糖尿病、高血压等慢性病患者提供日常疾病管理与生活指导服务，为特殊药品使用患者或多类药品共用患者提供药物使用服务。

2.合理设置不同业务管理岗位

针对互联网医疗业务，设立专门的管理部门，或在现有部门中增设相应管理岗位。如可单独设置互联网医疗业务管理办公室，吸纳医生、护士、药师等专业技术人员，共同管理线上业务。亦可单独设置互联网医疗业务管理部门，由管理类人员负责日常运营工作，并与医务部、护理部、药剂科等相关临床或医技管理部门协同管理。另外，还可考虑在临床专科和医务部、护理部管理部门以及超声科、放射科等医技科室增设互联网医疗业务控制岗位，以实现协同管理。

3.规范新增业务上线流程

在新增业务上线前，严格比对诊疗目录，对新增业务服务内涵及其业务收费等进行充分论证，并强化相关部门在关键步骤的审核控制流程。

（四）案例解析——某公立医院互联网医疗业务服务范围控制

1.业务概况

某公立医院互联网医院为其实体医院的线上延伸，服务涵盖线上复诊业务及线上咨询业务。为实现精细化管理，该医院设置了独立的互联网医疗业务管理部门，即互联网医院管理办公室（以下简称"互联网办"），并组织院内相关职能部门与业务主管部门，明确了各类业务上线规范，界定了线上服务范围，并对线上运营环节实施了监督。

2.互联网医疗业务服务范围管理流程

互联网医疗新增业务上线流程如图5.49所示。

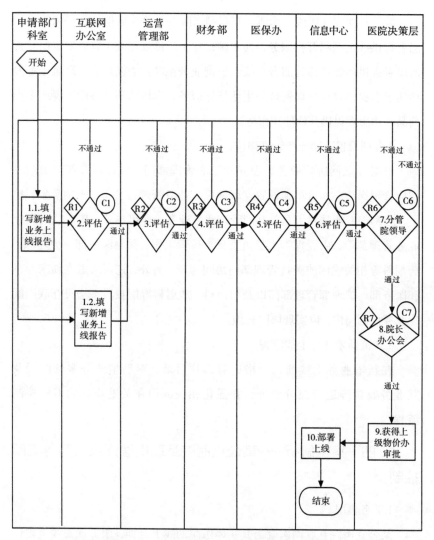

注：本流程图管理依据《某医院互联网医院管理办法》《某医院互联网医院新增业务管理规范》（内部制度）。

图5.49　互联网医疗新增业务上线流程图

步骤1.1：相关业务部门、科室撰写新增业务上线报告。

步骤1.2：互联网办撰写新增业务上线报告。

步骤2：互联网办检查拟新增业务服务范围与医院现有业务服务范围的区别，评估上线的必要性。

步骤3~6：运营管理部、财务部、医保办、信息中心对新增业务进行评估。

步骤7：分管院领导审阅各部门综合评估调研报告。

步骤8~9：院长办公会对新增业务上线前所有材料进行讨论，对新业务上线可能带来的影响进行预估，讨论通过后呈报上级物价办进行审批。

步骤10：信息中心部署上线。

互联网医疗业务开展流程如图5.50所示。

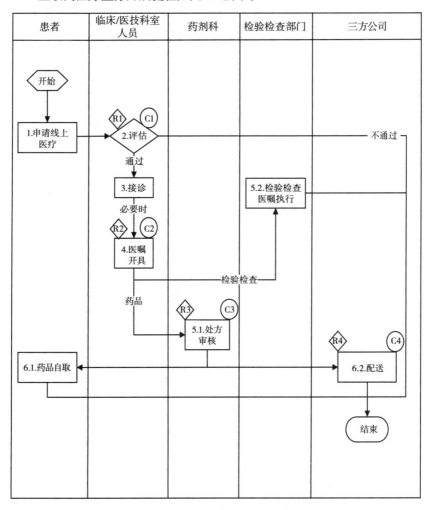

图5.50　互联网医疗业务开展流程图

步骤1：患者根据需要，查看相应业务、医务人员服务范围，申请线上医疗（线上复诊或线上咨询）。

步骤2～3：相关临床医师、医技科室工作人员对患者需求进行评估，对满足条件者，进行接诊。

步骤4：线上咨询患者，医务人员评估接诊解决患者问题即结束；线上复诊患者，根据其病情需要，医师可为其开具医嘱。

步骤5.1、6.1、6.2：医师开具药品医嘱，药剂科进行处方审核，患者可选择线下自取药品或快递配送药品。

步骤5.2：医师开具检验检查医嘱，患者可至相应检验检查室完成检查。

3.互联网医疗业务服务范围内部控制建设

（1）分工控制

在新增业务上线与开展流程控制中，该医院各部门各环节的职责分工明确。

在新增业务上线时，互联网办主要评估业务的必要性与风险性，确认拟上线新业务是否在医院诊疗目录内，以及新业务服务范围与医院现有业务服务范围的差异。运营管理部侧重评估医院运营体系的支撑能力和资源配备能力，财务部则审核报价与服务内容的匹配度和合理度，医保办主要审核新增业务项目医嘱是否在医保目录范围内，信息中心主要负责评估业务实现的技术可行性并开发上线。

在互联网医疗业务开展过程中，线上复诊业务主要由医师承担，护理咨询、营养咨询业务由相关护士、营养师提供支持。业务主体管理部门（如医务部、护理部、营养科等）对业务开展主体的行为进行监督；互联网办对诊疗沟通全过程进行跟踪，协调相关业务主体管理部门与诊后服务支撑科室（如财务部、医保办等）以及负责药品配送的三方公司；药剂科对药品医嘱的合法合规性进行审核；财务部对线上支付渠道的通畅与安全进行监督；医保办对检验检查药品医嘱可报销范围与比例进行控制；三方物流公司负责实施药品配送。

（2）系统控制

某医院执业范围不含"儿童""口腔"等专业，系统限制了有此类需求的患者。考虑线上诊疗环境的特殊性，互联网医疗业务通过系统增加患者身份确认流程，选择性地服务部分患者。线上业务主要面向常见病、慢性病的复诊患者，为此，线上诊疗系统增设了控制，查验患者既往检验检查、病历、就诊医院等相关信息。

此外，在业务实施主体人员的控制方面，系统区分不同类型的人员分别进行授权，如医师授予咨询解答权限及医嘱开具权限，而护士、营养师仅授予咨询解答权限。

本案例线上诊疗业务系统与当地省级互联网医疗业务监管系统完成了对接，实时接受上级部门监督。

（3）控制矩阵

互联网医疗新增业务上线流程风险控制矩阵见表5.98。

表 5.98　互联网医疗新增业务上线流程风险控制矩阵

风险编号	风险描述	控制活动编号	控制描述	控制频率	控制文档	控制责任主体
R1	新增业务可能不适宜线上开展或在线上开展具有较大风险	C1	为保证新增业务线上开展流程的规范合理，互联网办在收到或撰写新增业务上线报告时，需评估拟上线新业务是否符合医院诊疗目录，评估新增业务服务范围与现有业务服务范围的差异，并考虑线上诊疗环境的特殊性，充分评估上线的风险；对于风险较大的业务，需请医务部、护理部等诊疗业务主管部门共同讨论，通过后交由运营管理部进行论证	按需/按年	评估讨论会会议纪要	互联网办
R2	新增业务可能存在同医院主要发展方向与患者需求不一致的情况	C2	为保证线上诊疗业务与医院整体发展方向相一致，保证其对科室学科发展有益，对患者有益，运营管理部需评估现有人力对于新增业务的支撑力度；新增业务所需的医嘱等配套功能齐全程度；上线后对现有业务以及医院整体业务的影响；新增业务投入成本与产出效益；评估通过后由财务部评估报价	按需/按年	论证报告	运营管理部

续表

风险编号	风险描述	控制活动编号	控制描述	控制频率	控制文档	控制责任主体
R3	新增上线业务可能超出医院诊疗目录	C3	为保证新增业务价格设置的合理合法性，财务部需审核新增业务具体服务内容，与院内已有业务条目进行比对，核查报价的合理性；通过后由医保办进行评估	按需/按年	论证报告	财务部
R4	新增上线业务可能超出医保报销目录或存在骗保风险	C4	为保证新增业务上线后顺利开展，维护患者、医院、国家权益，医保办须将新增业务与国家医保报销目录进行比对，完善系统设置，必要时组织专家进行评估，审核通过后由信息中心评估	按需/按年	论证报告	医保办
R5	新增业务可能存在现有技术无法实现的情况，或上线后对医院现有业务系统、财务系统或医保报销系统影响较大的情况	C5	为保证医院业务整体平稳运行，信息中心需对新增业务系统实现的技术可行性进行评估，并对医院业务系统、财务系统或医保系统的影响进行评估，通过后交由分管院领导进行审核	按需/按年	技术方案	信息中心

续表

风险编号	风险描述	控制活动编号	控制描述	控制频率	控制文档	控制责任主体
R6	新增上线业务可能存在与医院发展方向不一致，对医院长期发展无益的情况	C6	为保证新增业务符合医院发展方向，分管院领导在收到财务部、医保办、信息中心等的评估报告后，需对新增业务未来发展趋势进行预估，对医院投入产出比进行预估，通过后召开院长办公会进行讨论	按需/按年	初评意见	分管院领导
R7	可能存在职能部门、单个分管院领导对新增业务上线影响评估不全面的情况	C7	为保证新增业务符合医院整体发展战略，保证新增业务后续影响评估全面，院长办公会收到分管领导提案后，组织业务开展主体部门与相应临床科室共同讨论，重点对新增业务诊疗内容与价格的匹配度，线上开展的风险性，整体投入产出比以及未来影响进行评估，通过后呈递上级物价办审批，获批后由信息中心部署上线	按需/按年	院办公会纪要	院长办公会
R1	可能存在患者资料提交不全，描述不到位或医务人员评估不全面的情况	C1	为保证线上诊疗的安全性，医务人员接诊前须严格查阅患者资料，接诊后发现不适宜线上处理的申请须及时终止，合理解释或引导其线下就诊；诊疗中须再次查验患者基本情况，必要时要求其补充检验检查报告或既往病历等，利用图文、语音、视频、电话等多种方式了解患者病情及本次就诊目的，给出合理建议或开具医嘱，再由相关科室执行医嘱	按每诊例次	—	医务人员

续表

风险编号	风险描述	控制活动编号	控制描述	控制频率	控制文档	控制责任主体
R2	可能存在医务人员过度检查，或违规开具药品处方的情况	C2	为保证线上诊疗质量，保证患者合理就医权益与医院利益，医务部、护理部等相关业务主体管理部门须强化人员管理意识，加强医德医风教育，设置患者投诉反馈通道，强化医疗行风建设，加强线上诊疗权限管控	按诊疗例次、按季度	投诉记录表	医务部、护理部等相关业务主体管理部门、行风办、信息中心
R3	可能存在药师审方严谨度不高，专业能力不强的情况；药师与药物厂商之间可能存在利益输送的情况	C3	为保证线上诊疗的安全性，处方的合理性，药剂科牵头成立药师管理委员会，对药品目录、药品上下架等进行管控，定期开展药师培训与警示教育，定期对不合理处方进行通报，对与药物厂商存在利益输送的医务人员等进行查处	按季度	培训记录、通报记录	药剂科
R4	物流公司与互联网医院平台可能存在利益输送的情况	C4	为保证线上诊疗的延续性，保证药品配送的安全性，保护患者利益，互联网办组织相关职能管理部门成立互联网医院管理委员会，明确划分医院、物流公司权益，在互联网医院平台接入多家物流公司，形成竞争，对于各家物流配送报价透明公开；每年召开总结大会优化流程，梳理差错；重新评估物流公司业务能力	按需/按年	药品配送讨论会会议纪要	互联网医院管理委员会

4.内部控制评议

（1）内部控制建设亮点

新增业务上线流程清晰，评估全面深入，有效避免了单个部门评估不全面的情况。各个评估环节，均组织专题会议进行论证，确保评估过程客观公正。业务执行过程中，明确划分执行人员服务范畴，并通过系统分类授权进行控制，保证了线上服务的安全性。

（2）内部控制建设优化空间

目前新增业务上线过程未能做到不相容岗位分离，业务申请部门可能同时为业务审核部门，特别是申请人为互联网医疗业务运营部门成员时，可能存在申请人为了完成部门考核指标而新增许多服务内容相似的业务，从而导致服务内涵相同而实际收费不相同的情况，损坏患者利益与医院形象。线上业务运营需增设业务评估委员会，由职能部门代表和临床科室代表组成，避免发生"一言堂"现象。

业务执行过程中，部分患者对于线上服务范围不了解，对于医务人员权限不清楚，无法区分复诊与咨询业务的具体差异，导致部分需要开具医嘱的患者申请了咨询业务，从而反复产生拒诊或投诉的情况，浪费诊疗资源。医院应将复诊业务、咨询业务可提供的服务内涵进行明确，通过系统在患者申请时予以引导。

三、互联网医疗业务开展资源控制

（一）控制目标

互联网医疗业务资源（包括时间资源、空间资源、人力资源、软硬件资源以及可持续发展资源）实现高效运用。医务人员服务时间得到有效利用，空间资源得到充分利用，人力资源得到合理配置，软硬件资源可有效支撑业务发展，同时，患者满意度等可持续发展资源亦得到提升。

（二）主要风险

互联网医疗业务开展资源主要风险见表5.99。

表 5.99   互联网医疗业务开展资源主要风险

序号	风险点描述	风险定级	影响内控目标的类型				
			经济活动合法合规	资产安全和使用有效	财务信息真实完整	有效防范舞弊和预防腐败	提高资源配置和使用效益
1	未明确提供互联网诊疗时间资源、空间资源	一般					√
2	未合理配置互联网医疗开展的软硬件资源	重要	√				√
3	未合理配置互联网医疗业务人力资源	重要	√			√	√
4	可持续发展资源未得到合理控制	重要	√		√	√	

（三）关键控制活动

1.建立健全业务资源控制体系。互联网医院业务资源同线下业务进行区分，单独建立控制体系。明确线上资源利用率，定期进行盘点，做好资源储备；建立体系内各部门资源协调机制，做好资源整体评估工作。

2.科学合理设置资源管理部门与岗位，建立人力资源长效培训机制。根据各资源使用效率，专设资源管理部门或岗位；根据诊疗名目，专设人力管理岗，统筹医生、护士、药师、业务管理人员，并建立专职岗位人员培训机制，确保相关人员岗位胜任力，促进线上线下业务协同开展；综合评估社会环境变化与患者需求变化，灵活调动人力资源。

3.合理设置时间空间资源管理规则。调研市场平台互联网医疗服务时间，根据本院诊疗人力、线下门诊安排、手术安排等，合理设置线上服务时间，匹配服务价格；调研医务人员需求、院内门诊空间及住院床位等，根据医院实际情况提供线上专属运营空间，增加线上诊疗延续性服务空间。

4.合理配置软硬件资源。在软硬件投入使用前，按照国家相关标准进行招标；使用过程中定期进行软硬件功能测试，实时监控软件运行效率，定期评估硬件支撑程度与损耗效能；使用过程中根据业务发展需要进行迭代升级，系统迭代升级需符合国家相关管理条例，并在相应管理部门备案，合理合法获取患者信息；软硬件资源的控制还需配置信息专员，信息专员对其稳定性与系统兼容性等进行评估，并实时监测网络安全风险。

5.重视互联网医疗可持续发展资源。从患者需求出发，关注线上诊疗质量，关注患者就医体验，设置患者反馈与投诉渠道，提升患者满意度，提升可持续发展动力；关注线上医务人员行医"环境"，提供安全高效、方便快捷的诊疗平台，提高线上诊疗质量与效率，设置医务人员申诉反馈渠道，维护互联网诊疗秩序。

（四）案例解析——某公立医院可持续发展资源管理

1.业务概况

某医院互联网医疗使用患者熟悉的公共平台（如微信）进行诊疗，主要提供碎片时间问诊与固定时间问诊两种服务，允许医务人员在任意空间进行接诊，允许所有符合线上诊疗资质的医务人员上线执业。该医院将医患诊疗体验视为可持续发展资源，通过建立互联网诊疗申诉/投诉处理渠道提升服务质效。

2.互联网医疗业务申诉/投诉处置流程

互联网医疗业务申诉/投诉处置流程如图5.51所示。

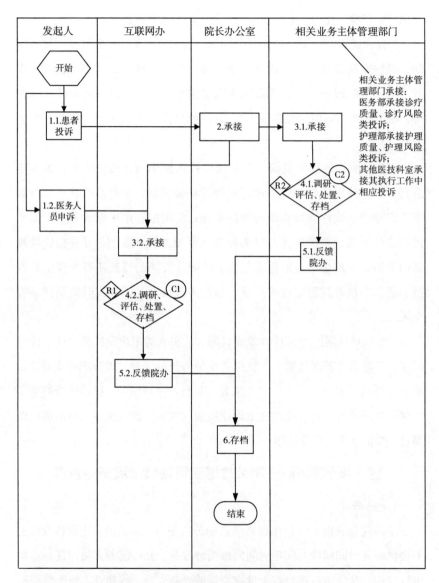

注：本流程图管理依据《某医院互联网医院申诉与反管理规范》绘制。

图5.51 互联网医疗业务申诉/投诉处置流程图

患者发起。

步骤1.1：患者对诊疗活动不满意，发起投诉。

步骤2.1：院长办公室接收投诉，根据投诉内容与主体，分发至互联网办或相关业务主体管理部门。

步骤3.1、3.2：相关业务主体管理部门/互联网办承接投诉。

步骤4.1、4.2：相关业务主体管理部门/互联网办接收投诉后，进行调研评估，联系医患双方核实情况，进行处置并存档。

步骤5.1、5.2：承接院长办公室所分发的投诉，需将处置情况反馈至院长办公室存档。

步骤6：院长办公室存档。

医务人员发起。

步骤1.2：医务人员对患者无理要求或者其他干扰线上诊疗的情况发起申诉。

步骤3.2、4.2：互联网办接收申诉，进行调研评估，处置并存档。

步骤5.2：根据申诉内容、性质、渠道来源等，视情况提交院长办公室存档。

步骤6：院长办公室存档。

3.互联网医疗业务申诉/投诉处置流程内部控制建设

（1）组织架构

该医院重视医患诊疗满意度，将其视为互联网诊疗可持续发展的主要动力，增设互联网诊疗申诉/投诉处理渠道，并配置专属调查处置小组，由院长办公室、互联网办、医务部、护理部、门诊部患者服务中心、信息中心等相关业务主体管理部门、互联网医院平台搭建部门、线上诊疗环境监测部门骨干成员组成。调查处置小组根据患者投诉/医务人员申诉内容进行多方调研，召开专题会进行讨论，并按月进行总结。处理过程中视情节严重程度与影响范围形成书面报告，并建立反馈与案例汇编机制，第一时间将调研处置结果反馈发起人，增加患者信任感与医务人员归属感；定期汇总案例并到科室实地宣讲，以点带面，维护医院形象，促使互联网医疗业务可持续发展。

（2）控制矩阵

互联网医疗业务申诉/投诉处置控制矩阵见表5.100。

表 5.100   互联网医疗业务申诉／投诉处置控制矩阵

风险编号	风险描述	控制活动编号	控制描述	控制频率	控制文档	控制责任主体
R1	调研评估时可能存在主观偏向医务人员或患者一方的情况	C1	为保证医患权益，营造风清气正的线上诊疗环境，互联网办对于患者投诉、医生申诉，建立处置流程与规范，明确划分医、患等主体责任与过错；及时调取诊疗记录核实情况，与医患双方进行沟通，必要时组织相关部门召开专题会讨论，促使双方满意；做好记录与反馈，视情况呈报院长办公室进行存档	按需	申诉系统、投诉处置反馈表	互联网办
R2	调研评估时可能存在主观偏向业务主体人员或患者一方的情况	C2	为保证医患权益，维护医院形象，相关业务主体管理部门收到院长办公室下发的投诉文件后，及时调取相关诊疗记录核查医嘱执行情况，明确双方责任与过错，做好沟通协调与记录，在规定时间内反馈院长办公室	按需	处置记录表	相关业务主体管理部门

4.内部控制评议

（1）内部控制建设亮点

该医院将医患诊疗体验视为可持续发展资源，在秉承以患者为中心的理念下，同步考虑医务人员诊疗感受，患者作为诊疗发起方，医务人员作为诊疗承接方，均可对诊疗过程发起反馈，这一举措可有效平衡双方诊疗权益。线上诊疗因"非面对面"沟通，双方理解可能出现偏差，互联网办等部门作为第三方，可复核线上诊疗资料，调研评估各方权益，进行补充解释，有效提升医患诊疗体验。

（2）内部控制建设优化空间

在患者投诉处置方面，业务推进成员兼任患者投诉处理人员，可能存在偏颇现象。为提高投诉处理的公正性，投诉调研过程可考虑引入第三方参与。

第六章

公立医院内部控制监督与评价

第一节　内部控制监督与评价概述

一、内部控制监督

《规范》规定，单位应当建立健全内部监督制度，明确各相关部门或岗位在内部监督中的职责权限，规定内部监督的程序和要求，对内部控制建立与实施情况进行内部监督检查和自我评价。内部监督应当与内部控制的建立和实施保持相对独立，各单位也应当根据本单位实际情况确定内部监督检查的方法、范围和频率。

2020年，国家卫生健康委员会和国家中医药管理局出台的《办法》指出，内部控制监督，是指内部审计部门、内部纪检监察等部门对医院内部控制建立和实施情况进行的监督。医院内部审计部门和纪检监察部门应当制定内部控制监督制度，明确监督的职责、权限、程序和要求等。《办法》中明确，医院由内部审计部门或确定其他部门牵头负责本单位风险评估和内部控制评价工作，制定相关制度；组织开展风险评估；制定内部控

制评价方案并实施，编写评价报告等。医院内部纪检监察部门负责本单位
廉洁风险防控工作，建立廉洁风险防控机制，开展内部权力运行监控；建
立重点人员、重要岗位和关键环节廉洁风险信息收集和评估等制度。

2023年，财政部等四部门印发了《关于进一步加强公立医院内部控制
建设的指导意见》，此指导意见中提到公立医院应建立健全内部控制评价
办法，定期对内部控制体系建立与实施情况进行自我评价，科学评价内部
控制的有效性；应完善内部控制监督的联动机制，将内部控制建立及实施
情况与内部审计、纪检监察等其他内部监督机制有效联动，充分利用党和
国家各项监督体系成果，形成监督合力。

二、内部控制评价

根据《规范》的要求，内部控制评价是指单位负责人指定专门部门或
专人负责对单位内部控制的有效性进行评价并出具单位内部控制自我评价
报告的过程。《办法》给出了内部控制评价方向上的指引，进一步明确了
医院内部控制评价分为内部控制设计有效性评价和内部控制运行有效性
评价。

内部控制设计有效性评价应当关注以下几方面。

（1）内部控制的设计是否符合《规范》等规定要求。

（2）是否覆盖本单位经济活动及相关业务活动、是否涵盖所有内部
控制关键岗位、关键部门及相关工作人员和工作任务。

（3）是否对重要经济活动及其重大风险给予足够关注，并建立相应的
控制措施。

（4）是否重点关注关键部门和岗位、重大政策落实、重点专项执行和
高风险领域。

（5）是否根据国家相关政策、单位经济活动的调整和自身条件的变
化，适时调整内部控制的关键控制点和控制措施。

内部控制运行有效性评价应当关注以下几方面。

（1）各项经济活动及相关业务活动在评价期内是否按照规定得到持续、一致的执行。

（2）内部控制机制、内部管理制度、岗位责任制、内部控制措施是否得到有效执行。

（3）执行业务控制的相关人员是否具备必要的权限、资格和能力。

（4）相关内部控制是否有效防范了重大差错和重大风险的发生。

医院内部控制评价报告至少应当包括：真实性声明、评价工作总体情况、评价依据、评价范围、评价程序和方法、风险及其认定、风险整改及对重大风险拟采取的控制措施、评价结论等内容。

第二节　公立医院内部控制评价

一、公立医院内部控制评价的目标

公立医院内部控制评价的目标是为了评价公立医院内部控制设计以及执行的有效性，即能否达到内部控制目标，公立医院内部控制的目标主要包括：保证医院经济活动合法合规、资产安全和使用有效、财务信息真实完整，有效防范舞弊和预防腐败、提高资源配置和使用效益。

二、公立医院内部控制评价的原则

（1）全面性原则。内部控制应当贯穿单位经济活动的决策、执行和监督全过程，实现对经济活动的全面控制。内部控制评价也应当尽量实现公立医院单位层面和业务层面经济活动的全覆盖。

（2）重要性原则。在全面评价的基础上，内部控制评价也应当关注单位重要经济活动和经济活动中的重大风险，特别是涉及高风险岗位和高集权的重点领域。

（3）适应性原则。内部控制评价应当适应公立医院的实际运行情况，

不可千篇一律，并需要随着医院外部环境的变化、单位经济活动的调整和
管理要求的提高不断完善。

三、公立医院内部控制评价的程序

公立医院应根据医院业务性质、业务范围、管理架构、经济活动、风
险水平及其所处的内外部环境确定内部控制自我评价的方式、范围、程序
和频率，公立医院内部控制评价程序一般包括制定评价工作方案、组成评
价工作组、组织内部控制自我评价、开展审计复核评价、认定控制缺陷、
汇总评价结果以及编报评价报告等。

四、内部控制缺陷认定

（一）内部控制缺陷的定义及其分类

内部控制缺陷是指内部控制过程存在的缺点或不足，这种缺点或不足
直接导致了内部控制无法为控制目标的实现提供合理保证。内部控制缺陷
是评价内部控制有效性的负向维度。

按照内部控制缺陷成因或来源，分为设计缺陷和运行缺陷。设计缺
陷，是指内部控制设计不科学、不适当，即使正常运行也难以实现控制目
标。运行缺陷，是指内部控制设计比较科学、适当，但在实际运行过程中
没有严格按照设计意图执行，导致内部控制运行与设计相脱节，未能有效
实施控制，实现控制目标。

按照内部控制缺陷对财务报告目标和其他内部控制目标实现影响的具
体表现形式，分为财务报告内部控制缺陷和非财务报告内部控制缺陷。财务
报告内部控制缺陷是指对财务报告真实性和完整性产生直接影响的控制缺
陷，一般可分为财务报表缺陷、会计基础工作缺陷和信息系统控制缺陷等。

非财务报告内部控制缺陷，是指虽然不直接影响财务报告的真实性和
完整性，但对经营管理的合法合规、资产安全、运营效率和效果等控制目

标的实现存在不利影响的控制缺陷。

按照内部控制缺陷的性质和影响程度，分为重大缺陷、重要缺陷和一般缺陷。重大缺陷，是指一个或者多个控制缺陷的组合不能及时防止、发现并纠正，可能导致组织严重偏离控制目标。重要缺陷，是指一个或者多个控制缺陷的组合不能及时防止、发现并纠正，其严重程度和经济后果低于重大缺陷，但仍有可能导致组织偏离控制目标。一般缺陷，是指除重大缺陷、重要缺陷之外的其他缺陷。

（二）内部控制缺陷认定的一般程序

内部控制缺陷认定是一个过程，一般分为建立标准、识别缺陷、认定缺陷三个步骤。

1.建立内部控制缺陷认定标准

《规范》中没有明晰如何确定内部控制缺陷认定标准，公立医院可基于医院管理层的风险偏好、风险容忍度，并参考与医院收入、资产规模相近的医疗卫生行业上市公司缺陷认定标准，制定适宜的公立医院内部控制缺陷认定办法，以顺利推进医院内部控制评价。缺陷认定标准也应随着具体目标变化做出相应的调整。

2.识别内部控制缺陷

在内部控制缺陷的识别阶段，首先要确定风险偏好和风险容忍度。一般情况下，根据定性、定量或者定性及定量相结合的方法，从内部控制的设计及执行两个层面，将敞口风险与相关的风险容忍度去对比识别。不同公立医院内部控制想达到的预期目标和其风险容忍度相对应，而敞口风险和内部控制的实际效果相关。敞口风险一般分为内部控制建设不健全形成的纯粹敞口风险（设计层面）和内部控制未有效控制形成的剩余风险（执行层面）两种。核查敞口风险应当采取"自下而上"的方式，会涉及公立医院各个组织层级。

3.认定内部控制缺陷

根据制定的内部控制缺陷认定标准，公立医院内审部门可初步判断识别的内部控制缺陷的性质和影响程度，给出建议的认定水平和等级划分，并报院领导决策认定重大缺陷、重要缺陷或一般缺陷。

（三）内部控制缺陷认定标准

1.财务报告内部控制缺陷认定标准

针对内部控制缺陷认定标准，各公立医院可结合自身规模、行业特征、风险偏好和风险容忍度等因素制定。以《某公立医院内部控制缺陷认定标准》为例，其在财务报告和非财务报告两个层面分别从定性和定量两个不同的角度，对内部控制缺陷认定标准进行了明确。

财务报告内部控制缺陷评价定量标准见表6.1。

表 6.1　财务报告内部控制缺陷评价定量标准

缺陷等级	定量标准	
	资产总额潜在错报	收入总额潜在错报
一般缺陷	潜在影响≤资产总额的0.1%	潜在影响≤收入总额的0.1%
重要缺陷	资产总额的0.1%<潜在影响≤资产总额的0.5%	收入总额的0.1%<潜在影响≤收入总额的0.5%
重大缺陷	潜在影响>资产总额的0.5%	潜在影响>收入总额的0.5%

财务报告内部控制缺陷评价定性标准见表6.2。

表 6.2　财务报告内部控制缺陷评价定性标准

缺陷等级	定性标准
一般缺陷	重大缺陷、重要缺陷以外的其他控制缺陷
重要缺陷	未依照公认会计准则选择和应用会计政策； 未建立反舞弊程序和控制措施； 对于非常规或特殊交易的账务处理没有建立相应的控制机制或没有实施且没有相应的补偿性机制； 对于期末财务报告过程的控制存在一项或多项缺陷且不能合理保证编制的财务报表达到真实、准确的目标
重大缺陷	医院领导或中层管理人员的舞弊行为对财务报告真实可靠性造成重大影响； 医院更正已上报上级主管部门的财务报告； 注册会计师发现的却未被医院内部控制识别的当期财务报告的重大错报

2.非财务报告内部控制缺陷认定标准

非财务报告内部控制缺陷评价定量标准见表6.3。

表 6.3 非财务报告内部控制缺陷评价定量标准

缺陷等级	定量标准
一般缺陷	直接财产损失≤100万元
重要缺陷	100万元＜直接财产损失≤1 000万元
重大缺陷	直接财产损失＞1 000万元

非财务报告内部控制缺陷评价的定性标准见表6.4。

表 6.4 非财务报告内部控制缺陷评价定性标准

缺陷等级	定性标准
一般缺陷	重大缺陷、重要缺陷以外的其他控制缺陷
重要缺陷	①重要业务制度或流程存在的缺陷；决策程序出现重大失误；关键岗位人员流失严重；内部监督发现的重要缺陷未及时整改；其他对医院产生较大负面影响的情形。 ②医院中层管理人员、员工存在串谋舞弊行为，给医院造成较大经济损失及负面影响
重大缺陷	①违反国家法律法规或规范性文件、医院法人治理结构不健全导致重大决策程序不科学、内部控制系统性失效、重大缺陷不能得到整改，其他对医院负面影响重大的情形。 ②医院在资产管理、信息披露、医疗质量与安全、环境保护等方面发生重大违法违规事件和责任事故，给医院造成重大损失和不利影响，或者遭受重大行政监管处罚。 ③医院领导的舞弊行为给医院造成重大经济损失及负面影响

五、某公立医院内部控制评价案例

截至2022年底，某公立医院制定了《内部控制建设实施办法》《内控缺陷认定标准》等制度，并完成了预算管理、收支管理、资产管理、采购管理、基建项目管理、信息系统管理、医疗业务管理、人力资源管理、科研管理、营养膳食管理几大业务板块的内控建设工作，识别风险和制定控制措施，绘制了业务流程图和控制矩阵。为优化内控体系，基于相关业务制度以及流程图和控制矩阵，某公立医院每年开展一次内部控制评价工作，评价过程主要分为制定评价工作方案、组成评价工作组、组织内部控制自我评价、开展审计复核评价、认定内控缺陷、汇总评价结果、编制评价报告。

（一）制定评价工作方案

在评价方案中，需要明确评价的基础、范围及对象、组织方式、实施进度、工作任务分工等内容。以某公立医院2023年内控评价实务为例，2023年的内控评价主要分为部门自评和审计复核评价。第一阶段，预算管理、收支管理、资产管理、采购管理、基建项目管理、信息系统管理、医疗业务管理、人力资源管理、科研管理、营养膳食管理10个业务板块内控建设牵头部门进行自评；第二阶段，审计处复核测试底稿，牵头汇总内控缺陷及认定缺陷成因，撰写内控评价报告。评价工作方案还强调了审计处负责组织协调，各部门负责人是本部门内部控制自我评价工作的第一责任人，对本部门内部控制自我评价底稿的真实性负责。

某公立医院2023年度内控评价分工见表6.5。

表 6.5　某公立医院 2023 年度内控评价分工表

序号	评价业务板块	三级流程牵头部门
1	预算管理	财务部
2	收支管理	财务部
3	资产管理	国有资产管理部、院办
4	采购管理	设备物资部
5	基建项目管理	基建运行部
6	信息系统管理	信息中心
7	医疗业务管理	医保办
8	人力资源管理	人力资源部
9	科研管理	科技部、临床研究管理部
10	营养膳食管理	膳食中心、营养科

（二）组成评价工作组

评价工作组应与医院内部控制建设工作组保持独立。评价工作组成员一般由医院内审部门、参与日常监督等相关部门参与，必要时可聘请第三方专家或具备资质的中介机构参与。

（三）组织内部控制自我评价

评价工作组设计了统一的测试底稿模板如图6.1所示，各业务板块牵头部门可根据穿行测试和控制测试的对象设计测试程序、按抽样规则抽样、实施样本测试、根据测试情况如实填写测试工作底稿并明确所测试控制活动是否有效。

某医院内部控制活动测试工作底稿

测试工作底稿编号： 业务流程： 子流程：		测试人： 测试日期： 复核人： 复核日期：	

	控制编号	控制类别	控制频率	控制描述
控制活动：	C1.1	手工控制	每日数次	
	C1.2	手工控制	每日数次	
	C1.3	手工控制	每日数次	

测试样本	样本总体： 样本量：	样本选取期间： 抽样规则：	
测试程序：			
样本选取以及测试方法说明：			

样本编号	控制文档				C1.1		C1.2	C1.3	
					测试步骤a	测试步骤b	测试步骤a	测试步骤a	测试步骤b
	关键信息1	关键信息2	关键信息3	关键信息4	Y/N	Y/N	Y/N	Y/N	Y/N
1									
2									
3									
...									
注释标记解释：									

测试结果说明	
最终测试结论	

图6.1　某公立医院内部控制测试工作底稿

各业务板块牵头部门填报内部控制自我评价底稿应真实、完整、不得瞒报和虚报，具体步骤如下。

1.以内控手册的风险控制矩阵中的关键控制点为对象，取得样本总体，并通过适当抽样方法选取一定数量样本作为测试对象；抽样量主要根据控制频率直接判断，见表6.6。抽样方法主要根据业务的特点进行选择，见表6.7。

表 6.6　某公立医院内部控制测试样本抽样量

控制性质	控制执行频率	最低测试样本量（个）
手工	每天多次	＞25（25～60）
手工	每天	＞25（25～40）
手工	经常但不是每天一次	控制实施次数的10%和25孰低
手工	每周一次	＞5（5～15）
手工	每月一次	＞2（2～5）
手工	每季度/年度一次	＞2/1
应用系统控制	—	如果IT一般控制有效，则1个；否则＞25个
IT一般控制	—	和上述手工和系统测试样本量一致

表 6.7　某公立医院内部控制测试抽样方法

随机抽样	随机选取，通常是采用电脑来完成（统计学抽样）
连续抽样	如果所有数据的总数是可知的，一个系统的抽样可能更合理，比如抽取第*n*个数据为样本 例如：总数为150，抽样数量为16，则需要从每9个（150/16=9）抽取一个样本。假定是从第7个开始，样本即为 7、16、25、34、43、52、61、70、79、88、97、106、115、124、133、142
重要性抽样	对样本总体情况审核后，按照重要性原则进行抽样，判断依据是定性（交易的重要性）或是定量（金额较大或数量较多）

2.控制测试文档中针对每项待测试关键控制点设计测试程序，明确所需测试的具体属性和工作步骤。

3.通过询问、观察、审阅和检查以及重新执行等方式进行测试，以印证相关控制执行情况。

4.在测试文档中记录测试结果，留存相关可验证的佐证文档。

以差旅费报销流程为例，控制活动描述为"为保证国际国内差旅费报销符合国家规定及医院要求，经办人员需填写职工出差申报表，提交部门负责人、分管院领导签字审批，报销时会计人员需审核会议及培训通知、职工出差申报表、住宿及交通费票据，按照标准报销"。测试程序设计为"获取测试期内职工出差申报表、会议及培训通知和原始票据及其他报销资料，检查以下事项：①检查职工出差所需签批是否齐全。②检查报销材料是否完备并符合标准。"

（四）开展审计复核评价

审计处针对纳入本次评价范围的每一个业务板块的每一个控制活动，逐一查看相关过程文档，复核内部控制活动测试工作底稿，主要关注控制活动的总体确定是否合理，测试步骤是否完整，测试步骤能否达到测试目的，抽样是否符合抽样规则，测试过程中所获取的证据是否充分，测试底稿记录要点是否遗漏，结论下定是否妥当等。在复核过程中，审计处就其中的一些内部控制设计、执行情况或控制问题进行专题讨论，对特别的事项进行个别访谈，最后界定每一个控制活动的有效性，并在底稿中填写"最终测试结论"。

（五）认定内控缺陷

针对测试无效的控制活动，根据内控缺陷认定的一般程序，评价工作组从成因上将其分类为设计缺陷和执行缺陷，并提出改进建议，同时从缺陷可能造成的影响程度，提出缺陷等级认定建议。

（六）汇总评价结果

评价工作组人员将在其工作底稿中记录的评价所实施的程序及有关结果提交至审计处，由审计处汇总评价结果。对于存在缺陷的测试底稿，需返回责任部门签字确认。经确认的所有缺陷纳入内部控制缺陷认定汇总表。

（七）编制评价报告

审计处根据内部控制评价工作底稿和内部控制缺陷汇总表等资料，按照规定的程序和要求，编制内部控制评价报告。在评价报告中，审计处还需从医院层面、部门层面和内审层面提出有针对性的内部控制优化建议。内部控制评价报告报医院内部控制领导小组审阅后在适当范围内公开。

第三节　公立医院廉洁风险防控建设

习近平总书记强调，腐败是危害党的生命力和战斗力的最大毒瘤。反腐败是最彻底的自我革命。医疗领域腐败是民生关切的重要问题，不仅会削弱人民群众对医疗卫生系统的信任，严重影响到人民群众的幸福感、获得感、满足感，更会因腐败带来的不公平竞争，阻碍医疗卫生事业的健康发展。近年来，国家持续整治群众身边的腐败和作风问题，严肃案件查处。习近平总书记在十九届中央纪委四次全会上发表的重要讲话中强调，要坚决查处医疗机构内外勾结欺诈骗保行为，建立和强化长效监管机制。十九届中央纪委五次全会强调，持续纠治教育医疗等领域腐败和作风问题。习近平总书记在十九届中央纪委六次全会强调，集中纠治教育医疗等领域群众反映强烈的突出问题。近年来，医疗卫生领域反腐败力度持续加大，公立医院持续推进腐败治理已是新形势下的必然要求。

廉洁风险防控是有效遏制腐败增量的重要举措，也是践行全面从严治党的必然路径，本节以某医院的廉洁风险防控体制机制建设为例，探讨公立医院廉洁风险防控的建设与思考。

一、廉洁风险防控体制机制构建背景

由于医疗领域资金密集、事涉民生，其腐败问题影响重大。同时，医疗领域具有高度的专业性，信息不对称问题突出，外部监督很难奏效，国家高度重视医疗机构的廉洁风险防控工作。公立医院是中国医疗服务体系的主体，也是解决基本医疗、缓解人民群众看病就医困难的主体，在医疗领域中具有突出的地位，其廉洁风险防控的开展及成效更是备受关注。早在2012年，原卫生部、国家中医药管理局就联合发布的《关于加强公立医疗机构廉洁风险防控的指导意见》就提出要探索建立公立医院廉洁风险防控机制，2014年，国家卫生和计划生育委员会在《国家卫生计生委贯彻落实<建立健全惩治和预防腐败体系2013—2017年工作规划>的实施办法的通知》中明确提出，"在公立医疗卫生机构和计划生育服务机构推行廉洁风险防控工作"。在这样的背景下，某医院于2012年起，从组织架构、制度规范、文化建设、操作实践四个方面入手，通过近10年的努力，逐步构建较为完善的廉洁风险防控体制机制，并形成了可推广的模式。

二、廉洁风险防控的组织架构

要良好开展并稳步推进廉洁风险防控工作，首先需要有良好的组织架构保障。为全面加强医院党风廉洁建设和反腐败工作，某医院设立了"负总责"和"抓落实"的廉洁风险防控领导架构和执行架构。

在领导架构层面，某医院成立了医院廉洁风险防控领导小组，是医院廉洁风险防控工作的最高领导力量，体现了医院党委对廉洁风险防控工作的高度重视。同步成立了领导小组办公室，该领导小组办公室设在纪委办（监察处），负责廉洁风险防控工作的督促指导、监督检查与日常协调组织。也明确了办公室工作规则、成员单位主要职责、主要任务及工作机制，确保统筹推进医院党风廉政建设和反腐败工作。除此之外，该领导小组还每年定期研究部署廉洁风险防控工作，促使其被纳入党委重要议事日程以及医院发展总体规划。

在执行架构层面，院纪委是医院廉洁风险防控执行体系的核心，负责向党委提出年度廉洁风险防控工作要点建议方案，协助党委召开年度党风廉政建设工作会议，研究部署医院党风廉政建设和反腐败整体工作。同时，结合医院党支部建立在部门/科室及三级学科上的特点，构建由院纪委统一领导、纪委委员分片联系、支部纪检委员扎根基层的院纪委统筹管理、职能部门分工负责、临床科室细节保障的廉洁风险防控执行架构，充分发挥支部的战斗堡垒作用和党员、纪检干部的先锋模范带头作用，将执行层深入到基层各个角落，确保相关决策部署、重要文件精神传达到每一个职工。

三、廉洁风险防控中的责任划分

在职责划分方面，重点需形成院党委全面监督、院纪委专责监督、党政齐抓共管、分工负责的责任落实机制。

（一）院党委全面监督，层层压实责任

院党委立足于在党内监督中的全面监督职责，统筹领导廉洁风险防控工作，坚持党建与业务同谋划、同部署、同推进、同考核，层层传导压力。院党委印发《落实全面从严治党主体责任和监督责任实施细则》，制定四张责任清单——党委主体责任清单、纪委监督责任清单、党委书记第一责任人责任清单、党委班子其他成员"一岗双责"责任清单；印发《全面从严治党工作任务分解表》，对各党总支、党支部，部门/科室的主要工作、重点内容做出明确要求。年底要求党委、纪委、党委班子成员及责任单位依据两份文件所规定的全面从严治党工作任务对照检查，提交完成清单，确保责任履行到位。同时，院纪委协助院党委拟定并组织全院部门/科室负责人、党总支/党支部书记签署《全面从严治党责任书》，落实各部门

/科室负责人和党总支/党支部书记第一责任人责任，坚持"党政同责"和"一岗双责"。通过细化各级各类主体责任，不断完善医院全面从严治党工作体制机制。

（二）院纪委履行"监督专责"，不越位不缺位

中共中央办公厅印发的《关于加强公立医院党的建设工作的意见》及国家卫生健康委办公厅印发的《关于印发公立医院章程范本的通知》均明确指出医院纪委要全面履行监督执纪问责职责。某医院纪委要根据党中央及上级决策部署，转职能、转方式、转作风，每年分析研判行业、医院党风廉政建设和反腐败工作形势，并向院党委专题报告。协助党委开展党风廉政建设和反腐败工作，督促院领导班子、各部门/科室负责人、党总支、党支部书记落实党风廉政建设等相关工作任务，经常性开展规纪法教育，规范广大党员、干部行为，加大纪律审查力度，严肃查处违纪违法案件，加强结果应用。不断加强纪检监察干部队伍自身建设，规范权力行使，管控"治权之权"，为医院高质量发展提供坚强保障。

四、廉洁风险防控的防控对象

医院的权力类型大致可分为职务权力、职业权力两类。职务权力是指职能部门管理过程中产生的权力，职业权力是指医务人员在职业行为中产生的权力。

（一）职务权力

对于医院职能部门及后勤部处等关键管理科室，其重要权力流程行使、关键角色的决策、重点环节的把控均存在廉洁风险，具体表现为决策权、基建权、人事权、财务权、采购权等权力点。决策权，主要需强化对"三重一大"事项民主决策制度落实情况的监控；基建权，要强化对"项目法人制""工程招投标制""工程监理制""合同管理制"落实情况的监控，实行工程造价跟踪审计，重点防范招投标和资金管理使用中的廉洁

风险；采购权，要重点加强药品、设备、试剂、耗材等物资采购的监管，加强对公开招标、邀请招标、询价采购和单一来源采购的管理，强化对采购范围、采购程序、采购环节和结果的监控；人事权，要强化对干部任用、人员招聘、职称评审、编制管理、转岗和执业资格管理的监控；财务权，要强化对资金集中统一管理、执行财务内控制度和基建项目、大额购置、专项资金等重点支出的监控。

（二）职业权力

通过以标准化结构化指标集的方式规范和约束医务廉洁风险职业权力，具体包括处方权、用药权、检查权、医用耗材选择权和治疗权、信息统计查询等。处方权，要以临床路径管理为抓手，加强临床诊疗管理，强化对入径标准、路径管理和路径变异的监控；用药权，要强化对临床用药药品来源、基本药物使用、抗菌药物使用、超限处方、不合理处方、贵重药物和单品种药物用药数量的监控；检查权，要强化对大型医疗设备检查阳性率、检查权限和重复检查的监控；医用耗材选择权和治疗权，要强化对医用耗材和试剂来源、采购、资质、出入库、使用的监控；收费方面，要强化对医疗收费标准、项目执行情况和超标准超范围收费、分解项目收费、重复收费的监控；信息统计查询方面，要健全医疗机构统方管理制度，加强对药房、信息中心（科）等重点部门人员管理和医疗机构信息系统药品、高值耗材统计功能管理，严格数据提取审批程序及使用场景，加强对软件信息公司人员行为规范，防止商业目的统方。通过对职业权力进行风险防控，促使医疗领域从业人员能够合规用权，及时提醒与纠正相关人员可能发生的职业权力风险，有力遏制乱开药、过度检查、违规收费、商业目的统方、收受"回扣"等以权谋私的行为，进而提高服务质量，提升患者满意度。

五、廉洁风险防控的防控方法

针对公立医院运营中可能发生的职务权力和职业权力廉洁风险，某医院纪委在院党委的领导下，坚持全面从严治党战略方针，以"不敢腐""不能腐""不想腐"的"三不腐"理论为指导，把廉洁风险防控做深做细做透，以高质量的监督执纪问责为医院发展保驾护航。

（一）抓早抓小、防微杜渐

1. 明确底线行为，早期介入处理

为强化行为管理，某医院制定了《某医院关于干部廉洁从业防止利益冲突的管理规定》（以下简称《防止利益冲突的管理规定》）及《某医院贯彻落实医疗卫生行风建设"九不准"实施细则》，这两项制度列举了院管干部与医院人员的禁止性行为，强化了对权力的监督与约束。具体来说，禁止性行为包括干部利用职权为配偶、子女及其配偶谋取私利和提供便利条件；将个人收入与药品和医学检查收入挂钩；违规接受社会捐赠；违规私自采购使用医药产品等等。随着2021年11月国家卫生健康委、国家医保局、国家中医药局联合发布《关于印发医疗机构工作人员廉洁从业九项准则的通知》，医院也积极跟进进行内容解读和宣讲，确保院内每位人员应知尽知。

同时，医院纪委始终坚持把纪律挺在前面，精准运用好"四种形态"，严肃违纪违法案件查办，杜绝宽松软。建立纪检监察机关与其他部门/科室的联动机制，出台各相关单位之间问题线索处置、移送的机制；建立监督执纪定期沟通会商通报办法，切实提高线索处置的针对性、实效性和科学性。分析研判行业腐败案件及医院问题线索情况，结合廉洁风险防控专项工作确定的风险等级，明确医院重点领域、关键环节，为精准执纪提供依据。同时，强化结果运用，在院内评优评先、职称晋升、干部选拔等方面把好廉洁关，谨慎出具廉洁意见。

2. 保持纪律刚性，彰显纪律温度

严肃纪律处理，对于发现的苗头性、倾向性问题，早发现、早提醒、早纠正。医院制定下发的《某医院缺陷处理办法》和《某医院纪律处分类型及处分执行情况对照表（试行）》（以下简称《纪律处分情况对照表》）是该处理体系的重要制度文件。《缺陷处理办法》对综合缺陷、医

疗缺陷、教学缺陷、科研缺陷四个大类的缺陷事件与处理方式进行了详细规定。《纪律处分情况对照表》则在上级有关规定的基础上，结合医院实际，详细列出了五种党纪处分和四种政纪处分的生成过程、后果影响、申诉及复议流程等相关内容。不仅保障处理到位，同时保障后续执行到位，保证纪律刚性约束。

同时，院纪委重视发挥以案为鉴、以案促改、以案促治作用，以身边人身边事开展"同级同类"警示教育，达到"查处一案，治理一片"的效果。一是在全院范围内通报查处案件，加强全院职工规矩意识；二是向当事人所在部门/科室制发纪律检查建议书和监察建议书，加强纪律提醒；三是走访关心受处分人员，引导教育其真诚悔过。同时，建立健全以案促改常态化机制，纪检监察机关加强与组织、财务、审计、行风等部门的协作配合，推动行政、后勤、临床医技科室、科研、院属企业等相关领域严格监管。坚持严管与厚爱并重，落实"三个区分开来"，制定《容错纠错工作实施办法》，保障党员、干部干事创业的积极性、主动性、创造性，鼓励干部担当作为，促进医院事业发展。

（二）以权为核，强化监管

某医院坚持以"用制度管人、用流程管事"的思想来指导廉洁风险防控工作的开展。在构建廉洁风险防控体制机制的过程中，某医院逐渐形成了一套行之有效的操作实践办法，主要包括全面清权确权晒权、开展廉洁风险防控年度专项工作、"四定五督"、企业"药械阳光推介"管理等内容。

1.全面清权、确权、晒权

廉洁风险防控的基础是对风险点的精准把握，某医院从2012年开始，通过全面清权确权晒权，让业务专家"自报家门"，全面了解医院廉洁风险点底数和重点环节的管控情况，为后续开展针对性防控奠定基础。整个清权确权晒权过程可分为三个步骤。首先是"清权"，由各部门、各科室集思广益，从权力运行、制度机制等方面，认真梳理每个岗位职权运行中的廉洁风险和关键环节，重点查找权力过于集中、自由裁量幅度过大、规章制度不健全、监督制约机制不完善造成的廉洁风险点。然后是"确权"，由各部门、各科室依照查找出的廉洁风险点发生可能性的大小、频率的强弱、危害程度的高低等因素，组织集体评议与讨论，最终确定廉洁风险点的内容与等级。最后是"晒权"，各部门、科室需要将确定的廉洁风险点在部门内部公示，收集内部人员对于廉洁风险防控的意见和建议。当完成清权确权晒权后，各个部门、科室的廉洁风险点已经暴露无遗。之后某医院对存在风险的工作流程进行针对性的优化，制定具体管用的防控规则，并将这些制度逐一落实。廉洁风险梳理流程如图6.2所示。

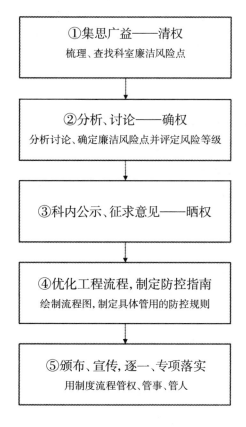

图6.2　廉洁风险梳理流程图

2. 专项形式推进年度廉洁风险防控工作

为将廉洁风险防控工作延伸到管理末梢、责任压实到行权个人，某医院纪委在对医院职务权力和职业权力进行全面梳理的基础上，提出"廉洁风险防控与业务工作融合梳理"的防控思路，并确定了院内部门、科室为单位，一个部门/科室每年针对一个问题确定一个主题开展一个专项的"四个一"年度廉洁风险防控专项工作机制。在开展年度专项工作时，院内每个单位需要对权力事项进行廉洁风险点查找和风险等级的动态评估，防控措施动态修订，做到年初有计划、年终有总结，通过排查廉洁风险隐患，建章立制、规范流程、分权制衡，将廉洁风险"排雷"和"补漏洞"相结合。同时，每个单位梳理廉洁风险防控的举措也是院纪委监督检查的重点，如支部曾梳理过该廉洁风险点，但在后续监督及问题线索中出现同类问题，则该单位负责人将会受到严肃处理。该项工作也作为指标之一纳入了支部的年度考核中。

3. "四定五督"

廉洁风险防控是个系统工程，需要系统的工作模式。某医院以"四定五督"工作法为抓手，筑牢廉洁风险"防火墙"，扎紧制度的"笼子"，为医院高质量发展提供有力保障。

"四定"：即定责，梳理并明确各部门、科室职能责任清单，以此为抓手将责任落实到人头；定事，明确风险易发高发事项，以专项工作为依托聚焦并强化监督检查；定时，明确各项工作的任务时间节点，抓关键点、敏感点、实效性；定量，明确各阶段工作标准，动态实现工作具体化、过程纪实化、成效数据化。其中，定责、定事是对工作在空间上的要求，即要求廉洁风险防控精准定位到具体的人和事；定时、定量是对工作在时间上的要求，即要求廉洁风险防控工作做到时间节点明确化、成效可量化。

"五督"：即源头监督，紧抓思想闸门总开关，靠前监督严把人财物入口关；制度监督，盯紧权力运行阶段的制度制约，强化制度机制建设；程序监督，围绕审批流程、决策流程开展实时监督，确保业务流程和工作程序合规合法；人员监督，聚焦"关键少数"，抓核心抓关键抓重点，督促有权必有责、有责要担当，用权受监督、失责必追究；结果监督，聚焦"三重一大"等事项，有针对性地开展抽查，从结果倒排工作的不足与薄弱环节。"五督"工作法聚焦重点人、重点事，为权力运行的全过程监督提供了保障。

4. 企业"药械阳光推介"

医疗腐败不仅仅是个别医生、干部自甘堕落的结果，和部分药械企业的不良工作风气也密切相关。某医院高度重视合作企业管理工作，自2018年开始开展以"三定一记"为核心的药械阳光推介制度及系列工作，并在实践中不断深化改进，开发了电子登记程序，开创了具有特色的药械推介和学术交流备案登记制度。阳光推介的核心为预约制+"三定一记"，即定时间、定地点、定人员、有记录。要求科室指定专人进行预约登记工作，企业如需推广新知识、新技术、新产品或外单位委托企业联系学术交流，需先到科室进行预约登记，包括企业名称、宣讲人员、宣讲内容、宣讲对象或事项来源、企业名称、联系人员、沟通内容、学术交流文件（邀请函、会议通知）等；科室对登记的宣讲内容或学术交流活动及沟通内容进行评估筛查后，由科室确定时间、地点、参与人员，通知企业人员前来宣讲或沟通，做好记录并通过医院"阳光推介"平台做好登记。同时，某医院在2019年举办的首届全国公立医院廉洁风险防控研讨会上前瞻性地提出构建"亲清"共赢的新型医企合作关系，吹起行业清廉之风。

（三）文化引领、浸润无声

廉洁文化建设是廉洁风险防控取得成效的重要基础。某医院针对利益相关群体，根据其与自身的不同关系与不同特性，针对性开展教育。具体来说，某医院构建了以医院人员、供应商、同行为对象，三位一体的廉洁文化建设模式。

1. 面向医院人员

针对医院内不同的人员构成，在廉洁教育上需要有不同的侧重，使得教育对象有获得感。

（1）"一把手"及领导干部

作为公立医院的掌舵人，"一把手"等院党政班子对廉洁风险防控的重视程度关系重大。通过院纪委书记在党委常委会、党政联席会、理论学习中心组专题学习会、民主生活会上传达学习党中央及上级重要决策部署、重要文件精神，组织收看警示教育片等加强廉洁教育，提升廉洁风险防控意识。

加强对院管干部的管理教育监督，新任干部上任前由院纪委书记开展任前廉洁谈话，强调职务权力约束和职责担当。以正反教育加强干部教育，组织新任干部赴法纪教育基地参观、听取服刑人员现身说法，筑牢拒腐防变的思想防线；组织干部赴家风馆参观，引导廉洁奉公树新风。同时，结合每年不同单位的廉洁风险形势，选取相应单位的负责人在全院干部前述责述廉并接受质询，通过"红脸出汗""咬耳扯袖"，进一步强化廉洁风险防控及管理意识。

（2）重点领域、关键岗位人员

针对医院重点领域、关键岗位人员，除参与全院党风廉洁教育活动外，还要开展针对性的教育宣传、廉洁提醒。一是由院纪委书记、分管院领导、纪委副书记、监察处处长、部门/科室负责人对相关人员开展谈心谈话，强调纪法红线，对苗头性、倾向性问题，早发现、早提醒、早纠正。二是向不同部门/科室、不同岗位人员提供针对性的学习教育资料，收集不同领域违规违纪违法案例进行点对点警示教育。三是参加、列席部门/科室相关会议，做党风廉政建设和反腐败相关专题教育。

（3）全院职工

针对医院职工，最重要的工作是通过正反两方面的针对性教育，帮助职工筑牢"不想腐"的精神堤坝。依托院内线上平台，每周固定向全院职工推送党中央及上级重要文件精神及决策部署、节假日廉洁提醒、警示教育案例、规纪法解读、廉洁从业学习材料等内容，引导职工在日常工作、生活中知敬畏、存戒惧、守底线。同时，院纪委不定期邀请专家、领导、学者就医疗领域党风廉政建设和反腐败新形势新任务新要求、《医疗机构工作人员廉洁从业九项准则》等重要文件做主题授课，强化理论武装，夯实清正廉洁思想根基。此外，对新进员工作廉洁从业主题培训，并要求科室组织新进员工签署廉洁从业承诺书，为职工系好"廉洁从业第一颗扣子"。

2. 面向合作厂商

定期召开生产商和供应商大会，通报违规违纪合作企业典型案例，并宣讲国家和医院管理制度中的"红线"条款，让供应商明确行为"底线"，强化震慑效应。同时，与企业代表就保护行业规范方面双方应如何协作共赢进行讨论，形成双方都认同的廉洁行为规范。向供应商调研医院的廉洁建设情况也是近年来某医院的创新举措之一，通过反向调研，了解医院廉洁建设还需进一步关注和改进之处，更好助力"亲清"医企关系构建和维系。

3. 面向医疗同行

面向同行，某医院积极创造医疗机构间学习交流的机会，向着遏制医疗腐败、营造风清气正的行业氛围而努力。某医院通过廉洁风险防控研讨会、反医疗腐败研讨会等形式，组织各个医疗机构进行沟通交流，形成廉洁共识，共商廉洁经验。同时，某医院还积极传播自己的廉洁风险防控理念与经验，为下级医疗机构或民营医疗机构开展培训，推动基层医院廉洁风险防控工作水平的整体提升。